JN039175

こころに寄り添うということ

子どもと家族の成長を支える心理臨床

松谷克彦・吉沢伸一　編著

Ψ
金剛出版

推薦の辞

「こころに寄り添うということ——子どもと家族の成長を支える心理臨床——」の発刊が意味するもの

幼稚園に母親と手をつないで通園する子どもの嬉しそうな様子や公園で元気に走り回る小学生を見ていると，日本の家庭や学校での子育て，この地域社会の子どもを取り巻く状況はうまくいっていて，とりたてて問題とするようなことはなさそうに思う方も多いだろう。また，世界の国々のなかで最貧国といわれている地域の子どもたちの毎日の食事さえ満足に食べられない状況や戦禍のなかでおびえて暮らしている子どもたちの生活についてのメディアの報道に接すると，私たち日本人もひと昔前は同じような状態であったことを思い起そうとせず，日本はなんと豊かで幸せな国か，この国で教育を受け，成長して行ける子どもたちには素晴らしい未来が待っていると思い込んでおられるかたもいるかもしれない。

たしかに30年前まではそのような見解も成り立った。しかしこの30年のグローバル経済の進展，ITといわれる技術開発，効率性生産性のみに振り回されるようになった社会経済構造の変化などによって人々の生活様式や社会価値観はじわじわと変容してきた。日本人の日々の生活もその渦に巻き込まれ始めていると言われる。

ふだん普通に生活している状況ではその微妙な社会状況の変化を危機的に捉える向きは未だない。いや，つとめてそのような動向を感知すまいと防衛的になっているのかもしれない。特に私たち大人はこれまで経験したことのない社会構造が生まれ，そこで生き延びるための生活規範を再習得しなくてはならないというのは考えるだけで嫌である。そんなことはあり得ないと目を向けず本能的に拒否的態度をとってしまっているのではないだろうか。

ところが子どもたちはむしろ偏見のない姿で現実と接していて，自分の生活する場がどう変わろうとしているのか，このままでよいのか危険は潜んでいないのかを感覚的に捉える能力を身につけているように思われてならない。

子どもたちを見せる異常な不安，ひどい悲しみ反応，大人には理解しがたい不適応行動や逸脱行為，また身体的な不調和症状のなかには，これまでの診断基準ではとうてい当てはまらない性質のものが多くなっている。そのような状態の子どもたちと会って理解してやる機会が最も多いのが児童精神科医であろう。それも大学病院や公立の総合病院の精神科で診療している児童精神科医というより，自分で街中にクリニックを開設し毎日駆け込んでくる子どもたちと接している児童精神科医であろう。この本の著者の松谷先生もそのような児童精神科医である。

子どもの様子が心配だと家族が心配になったとき，もっとも受診しやすいのが街中の児童精神科のクリニックであろう。大きな病院のような受診の手順をふまず気軽に行ける。クリニックの児童精神科医がすべてそうとは言えないのだが，子どもが好きの松谷先生は，子どもが困っていること，悩んでいることに耳をかたむけ，子どもの様子や言葉に身を寄せどうしてこのような状態まで至ったかを理解しようと努力する。松谷先生のそのような児童臨床の姿勢が地域で子どもたちの福祉や教育の実践家にも伝わっていく。保健福祉センター，児童相談所，子ども家庭支援センター，児童養護施設，また地区の学校の先生方，幼稚園，保育園の先生方も，自分が受け持っていていろいろと心配になっていることを松谷先生に相談に来る。子ども，家族と一緒に見えることも少なくないようだ。そのような関連機関の専門スタッフと子どもの問題の背景やその由来を話し合い，子どもたちをこれからどう支援していけばよいかをともに考える。このクリニックの場を舞台としたネットワークが出来上がっている。それは松谷先生にもここを訪ねてくる他の機関の先生方にも今の日本の子どもの生活状況を分析，検討する能力を高めてきたと私には思われた。

本書では松谷先生の日々の臨床の様子やそこで先生が体得した見解がみずみずしく語られている。そしてこのクリニックで松谷先生とチームを組んで仕事をしておられる臨床心理士の先生方も日常の治療の苦労を綿々と記述しておられる。また他機関での子ども臨床の実践をも綴っておられる。その意味でも本書は得難い情報を提供してくれている。

松谷先生の臨床の基本は子どもたちが提示するもろもろの問題は，家庭，家族関係，学校の抱える問題でもあり，大人たちがその価値観を変え，お互い協力して子どもの生活する環境を再生していこうというものである。それが子どもたち，すなわち未来の創造であると力説する。ともすれば未来に絶望的になりそうな現在の日本の現状にも，このように頑張っておられる子ども臨床の先生方がおられることが私たちに勇気を与えてくれるように思われてならない。

村田豊久

目　次

正誤表

下記の通り訂正し，お詫び申し上げます。

◆ 95 頁　［図 2］　一番右の図の名前

（誤）　「距離をおいて安全を確保しながら，
徐々に近づき繫がろうとするグループ」

↓

（正）「適度に透過性のある個人バウンダリーが確保され，
相互交流が展開できるグループ」

モードZ ＝作動グループ

◆ 153 頁の上から 14 行目と 21 行目，154 頁の上から
2 行目の磯邉先生のお名前

（誤）磯鍋　→　（正）磯邉

『こころに寄り添うということ』2021.1

第４部　さらなる発展領域――親であること，自分であることを支える営み

序　章

本書『こころに寄り添うということ―子どもと家族の成長を支える心理臨床―』は，児童思春期精神科「ファミリーメンタルクリニックまつたに」のスタッフの寄稿論文集である。スタッフとは，院長の精神科医である松谷克彦をはじめ，現在勤務している11名と以前まで勤務していた1名の計12名の臨床心理士／公認心理師である。「ファミリー・メンタル・クリニック」というネーミングから分かるように，子どもを単体として考えるのではなく，子どもを含んだ家族全体をサポートすることが理念にある。子どもの心は親子関係や家族関係の中で育まれていくが，さまざまな事情でそこに歪みが生じ，子どもが何らかの問題を呈することになる（もちろん，子どもの器質や，家族以外での問題もあり，すべてが親子関係・家族関係の問題に起因することはできない）。子どもの心の問題が，どのような事柄が複雑に絡み合い生じているのかを検討していく中で，家族との関係性や，家族機能について考えないわけにはいかない。また，子どもや家族が関わる地域やさまざまなコミュニティとの関係性や社会状況も同様である。

「こころのケア」について社会の中で取り上げられるようになり久しい。にもかかわらず，日々悲しい，痛ましいニュースが飛び込んでくる。それゆえいっそう「こころのケア」が強調されている。本書のタイトルにある「こころに寄り添うということ」はまさに「こころのケア」そのものであり，専門家と被援助者の間だけにとどまらず，親子間，家族間，当事者間，地域の中や社会の中での多様な人間関係を通して営まれるものであろう。考えてみれば，人間の歴史とは，大規模には国家間や民族間で，小規模では家庭や学校の中で展開してきた，多層的・多水準での虐待とその心的外傷の連続であったと言えるかもしれない。それは今も続いている。一方で人間は，それを乗り越えようとする形で，諸々の「こころに寄り添うということ」に関するケアの試みを幾重にも織り成し，文化や社会を支え構築してきたのも事実であろう。

しかし，この「こころに寄り添うということ」とは，ある人たちにとっては何気ない日常的なこととして成立し得るかもしれないが，諸々の事情で，非常に困難で成立し得ないという場合もある。とりわけ抱えている問題の性質が大きく深刻ならばそうかもしれない。「こころに寄り添うということ」とは，一見美しい響きを醸し出してはいるが，きれいごとでは済まされないだろうし，簡単にはできることでもない場合が多々あるだろう。また，そのような対象を求めても得られない人もいるだろうし，何らかの事情でそれを拒絶し孤立しているため問題が悪化している人もいるかもしれない。このような場合には，専門家のサポートが役に立つ可能性がある。「こころのケア」をしきれない，つまり寄り添い難いことには，治療的な要素（セラピー）が加わる必要があるかもしれない。

本書は，子どもと家族の関係で展開している問題に焦点化した「こころに寄り添うということ」をめぐる臨床的アプローチの実践の論考が収められている。基本的にすべての論文は，顕在的な問題にばかり目を奪われず，その背景ではどのようなこころの動きが展開しているのだろうかと考える力動的な視点がベースにある。その上で，それぞれのスタッフが日々実践している臨床的アプローチの実際が本書では描き出されている。とりわけ精神科医や臨床心理士が関わることになるのは，すでに述べたように寄り添うことが困難な問題についてである。ゆえに本書は，寄り添い難き問題にいかに対処していくのか，いかに対処しようとすること／対処しようとする者たちを支えていくのかを示した「こころのケアとセラピー」に関する専門書と言えるだろう。一方で本書は，親子間，家族間，当事者間，地域・社会の中で，いかに「こころに寄り添うということ」を醸成させ，つなげていくのかという視点も多分に含まれている。

私たちひとりのこころの専門家ができること，あるいはひとつの精神科医療の組織が貢献できることは，この社会の中でほんのわずかかもしれない。おそらく，私たちの日々の実践そのものは，繰り返される歴史や社会の中での傷つきや痛みの大きな連鎖を直接的に変えることはないだろう。しかし，多くの専門家の幅広い試みが，親子間，家族間，当事者間，地域・社会の中での自助的な力の修復に寄与するならば，たとえ形には見え難いとしても私たちが生きる社会を下支えすることになり得るかもしれない。専門家によるセラピーは，親子間・家族間・当事者間のケアを支え，そのケアは社会を支えることになる。とりわけこの世界を次に担っていくのは，子どもたちなのだから。

これらの試みは，社会の中では，光を当てなければ見えることもないとてつもなく小さな試みであるが，私たちこころの専門家はそこに人生を捧げ生きている。本書に収められている各論考は，その小さな光が当てられた一片でしかない。しかし，その光の一片がいくつか集まり織り成される中で，捉えることのできないでいたものの輪郭を浮かび上がらせるかもしれない。それは，「こころに寄り添うということ」が，いかなることなのかという問いへのひとつの見解である。それがいったい何なのかは，読者の方々に本書を読んでいただき，判断してほしいと思う。

以上のことから，本書は専門家にのみ向けられたメッセージではない。もちろん，内容は専門的なものではあるが，子どもの問題を心配している保護者の方々，保育者，学校の先生，施設職員の方々など，さまざまな子どものケアに日常的に携わる方々に関心を持ってもらい，手にとってもらえることを期待している。「児童精神科に相談に行きたいけれど，どのような対応がなされるのか分からない」「精神科治療って何か怖い気がする」と感じている人も多いと思う。当クリニックが行っている実践が，児童思春期精神科を代表しているわけでもないし，絶対的に正しいアプローチであるとも限らない。ただ，児童思春期精神科の中にはこのようなやり方でこころに寄り添おうとしてくれる場所もあるのだとイメージしてもらい，何かあればケアについて相談したり，セラピーを受けることができる場所があると，こころに留めておいていただけるならば嬉しい限りである。

***　***　***

さて，これから本書の構成について説明していきたい。できることならば全体を通して読んでいただきたいが，子どもと家族に関わる臨床実践と言ってもかなり幅広いため，読者の方々の関心を惹く章からまずは読んでいただればと思う。以下，各章をごく簡単に紹介するので，それを見取り図として参考にして読み進めていただければと思う。

第1部「ファミリー・メンタル・クリニックの成り立ちと枠組み」は，精神科医であり，「ファミリメンタルニックまつたに」をマネージメントしている松谷克彦により執筆された。

第1章「私の臨床の基盤―クリニックの開設まで―」は，クリニックを開業するに至るまでの松谷自身の精神科医としての歩みの中で，重要であった患者さんとの出会いの経験が描かれている。昨今の精神科医療は，生物学的な考えが主流となっている。患者さんを理解するために，患者さんと共に居て何が伝わり何を感じ取るのかという経験は，非科学的なものであり，あまり重視されない風潮があるのかもしれない。しかし，精神科医であれ臨床心理士や公認心理師であれ，臨床に携わるすべての者にとって，患者さんと接する中で伝わり感じるものは，患者さんを理解する上での重要な要素が含まれていないだろうか。第1章は，とりわけ近年の若い精神科医の先生や，精神科医を目指す方には是非読んでいいただきたい。

第2章「地域の中でのクリニック―他機関との連携をめぐって―」では，児童思春期精神科クリニックにおける他機関との連携の問題に触れている。松谷の連携の基本的な考えは，「ネットワークを構成するそれぞれが相手の顔をしっかりと分かっていることが大切であり，実際に会ってやり取りをしてお互いの考え方や所属する機関の抱える力を理解し合い，子どもや家族の状況に応じてすぐに動ける機動性」を重視している点である。保険福祉センター，子ども家庭支援センター，児童相談所，養護施設，学校といった組織の機能と，昨今これらの組織が抱える諸問題について論じている。

第3章「クリニックの治療構造―出会いと関わり―」は，現在のファミリーメンタルクリニックまつたにで実践されている治療についての概要が述べられている。クリニックの物理的な構造的側面を示した上で，その設定のもとで松谷自身がどのように医師として子どもや家族に会っているのか，薬物療法についてはどう考えているのか，臨床心理士のセラピーにどうつなげていくのかが描き出されている。相談しようと迷われている保護者の方や，児童思春期精神科につなげたいと考えている専門家の方に是非読んでいただきたい。

***

第2部「クリニックにおける心理療法の実際」は，主には臨床心理士によって実践されている「子どもと家族を支える」セラピーについてのいくつかのアプローチが，実際の事例を踏まえて描き出されている。

第４章「児童精神科における精神分析的心理療法の実践―EBMから捨象された領域―」（吉沢伸一著）では，エビデンス・ベイスド・メディスン（Evidence Based Medicine：EBM）全盛の昨今，「顕在化している症状・問題行動の背後にある潜在的な情動的な問題を，再び治療関係の中で紐解き，取り組み直して，心の成長を促進するアプローチである」精神分析的心理療法の意義について論じられている。精神分析的アプローチは馴染みのない者にとっては偏見や誤解も多くあるようだが，万能ではないにせよ，家族と協働しつつ，子どもの成長を育むために，いかに役立つアプローチとなり得るのかが検討されている。

第５章「親子並行面接という協働―投影同一化から相互浸透性へ―」（岡本亜美著）では，「親子並行面接とは親子のニードを抱える枠組みのひとつだが，その目的や機能に関しては心理士の間でも明確でないこと」を踏まえ，設定とプロセスの二つ視座から精神分析的な考察がなされている。親子並行面接を集団状況として捉え，子ども，親，主治医，臨床心理士といった４人の心が交差する中で，いかに理解を立ち上げていくのかが，いきいきと描写されている。形式的に親子並行面接を行うことに疑問を感じている専門家にとっては，重要な問いを投げかけることになるだろう。

第６章「共同注意の重要性―乳児期と思春期との関連―」（飯野晴子著）で著者は，生後約７カ月頃に現れるとされる母子間の「共同注意」に着目している。母子間の二者関係における安定した情動交流は，認知発達のみならず，二者関係から三者関係への広がりの基盤となる。著者は，この共同注意を子どもの情緒経験を共にみることに関連づけ，「言葉の発達のみならず，空想を生み，考える機能を育て，不安に対処する機能をはぐくむ」ことを論じている。そして，乳幼児期から情緒的なネグレクト状態にあった思春期女子との心理療法の経過を提示し，乳幼児期の「共同注意」をめぐる情動交流の欠如により，思春期で引き起こされる問題について取り上げ検討している。

第７章「不登校中学生を対象とした『セラピーとしての思春期グループ』―『迫害的な内的グループ対象』をめぐる相互作用―」（吉沢伸一著）は，不登校の中学生を対象とした力動的小集団精神療法の事例の報告である。思春期の発達特性を踏まえた実践を紹介するとともに，「まさに思春期では過酷となる『排除』と『ひきこもり』をめぐる問題について検討」している。ひきこもりの長期化問題を踏まえるならば，「現実としての思春期グループ」や「青年期グループ」への移行を支える試みは必要不可欠であろう。教育相談センターや思春期外来で集団精神療法を立ち上げようと考えている専門家に是非とも読んでいただきたい。

第８章「発達心理学と療育の知見に基づいた心理療法―発達障害特性を持つ子どもたちとの関わり」（相澤みゆき著）では，療育センターで勤務していた経験があり，現在も児童発達支援事業所での支援にも携わる著者が，児童思春期精神科における「発達障害特性」のある児童のプレイセラピーや思春期のカウンセリングで，その経験をいかに応用し役立てているのかが描写されている。一見すると「療育」と「心理療法」は水と油の関係として相容れないものだと誤解を招き兼ねない。「療育」と一言でいってもさまざまなアプローチがあり，「心理療法」も同様である。本章では，「発達障害特性」を持つ子どもの認知的および情緒的な側面の特質を明らかにした上で，どのような関わりがより有効であるのかを探究している。

第９章「フィリアルプレイセラピー：親子関係介入に遊びを活用した事例プロセス」（湯野貴

子著）では，「近年，研究によってその効果が支持されてきているフィリアルプレイセラピーを，「遊び」と「関係」の両方の視点が入っている，親子への優れた心理教育的／臨床心理的介入方法」として紹介している。セラピストが子どもにプレイセラピーを行うのではなく，実践するのは親であり，セラピストは親のスーパーヴァイザーであり支援者である。これは従来の発想を覆すものでありながらも，その効果も実証されている。本章では，その手法を用いて，養子縁組における母子の絆を育んでいったプロセスが考察されている。里親の心理的サポートとしても有効な手法であろう。是非，社会的養護に関わる福祉の専門家の方々には読んでいただきたい。

第10章「親の離婚と子どもの心理」（松谷克彦著）では，「子どもが言っていることや態度など表現されたものの奥には表現され得なかったもの」があり，それをどのように理解していくのかについての重要性が強調されている。精神療法で関わった多くの事例を用いて，情緒発達や喪失・離別をめぐる心的プロセスとの関連を明らかにしながら，さまざまな状況に置かれている子どもたちの心の叫びを代弁している。また，そのような子どもたちに対しどのようなアプローチを行うのかも示唆されている。近年，諸々の事情により親の離婚や再婚を経験する子どもたちが増加している。親同士の争いに巻き込まれた子どもたちを理解する上では重要な資料であろう。是非弁護士の方々に読んでもらい御一考いただきたい。

***

第3部「こころの成長を支える環境へのアプローチ」は，臨床心理士によるクリニックの外での臨床実践の報告であり，さまざまな機関やコミュニティの人々とのネットワークをいかにつくりながら協働していくのかが多様な分野に渡り描きだされている。第11章，第12章，第13章は他職種連携における「協働関係の構築」をめぐる論考であり，第14章，第15章では他職種連携の基盤となり得る子どもの「遊び」の意味や機能について論じられている。

第11章「スクールカウンセリングにおける精神科医療との『つなぎ』の役割―思春期の治療を教育の場でどう支えるか―」（井本早織著）では，精神科医療の関与が必要な生徒を，適切な形でリファーするための経験知が凝縮している。とりわけ「受診までのウォーミングアップ」や「治療中のケースへのフォローアップ支援」は示唆的である。また，精神科で心理療法が必要な場合の学校におけるスクールカウンセラーとしての役割について明確な位置づけを提起している。スクールカウンセラーとして勤務している方には是非読んでいただきたいと思う。

第12章「子どもとその家族を支える有機的な器としての協働関係―教育相談室から見た臨床心理的地域援助を通して―」（亀居美紀著）は，医療・教育・福祉の各分野の多職種の連携について，教育相談の位置づけから論じている。「協働体制を，単に『役割』というピースを寄せ集めただけの形式的なつながりではなく，情緒を持った者同士が相互に結びつき，影響し合いながら発達していくものという意味で「有機的な器」と概念化し」，そのあり方について論じている。単なる形式的ではない，情緒的側面から「連携」を捉えている点は現実的かつ実践的である。教育相談センターで勤務している方やスクールカウンセラーの方，あるいは学校の教員の方々にとって大切な視点が提供されている。

第13章「保育所の巡回相談—重層的なアセスメントと協働をめざして—」（桂玲子著）においては，「保育者と心理職が互いの専門性を尊重しながら協働」する上で重要となってくるポイントが事例を通して描きだされ，理解しやすく整理されている。保育者，保育所，子ども，集団，家族，地域，そして心理職自分自身をアセスメントし，それらの理解を有機的につないでいく姿勢が描写されている。そして，協働関係の構築に「アサーション」の考え方を導入しており，この点はオリジナルな観点であると共に，非常に示唆深い。保育所の巡回相談をされている方はもちろんのこと，連携や協働関係の構築に困っている方にとっては立て直しを考えるきっかけが得られるかもしれない。

第14章「災害支援とプレイセラピー：子どもの心を支える遊びと環境作り」（湯野貴子著）では，「2011年の東日本大震災以降，子どもと家族，そして子どもに関わる仕事に携わる大人たちへの支援活動」に関わってきた著者が，「災害で被災した子どもや家族への心の支援に役立つ基本的な考え方」を紹介している。災害後の子どもの心のケアへのプレイセラピーの知見を生かした遊びの有効性と，それを実現するための環境づくりの工夫が述べられている。著者が述べているように二つとして同じ災害はなく，状況に応じて「地域の人々とともに考え出すプロセスそのものが重要である」のだが，本論文に災害時における心理社会的支援の基本的な考えが提示されている。専門家だけでなく，子どもに関わる大人，特に保護者の方々にとっても，緊急時の子どもの状態と必要な支援を理解する上で参考になる。

第15章「未就学児療育通所施設における自由遊びの意義について」（代裕子著）では，未就学児の通所型療育施設における心理支援に関する論文である。療育プログラムに従って課題に取り組むことが難しくなった局面を取り上げ，子どもたちの主体的で自由な動きに着し，その「自由遊び」の意味を理解し関わることで，結果として子どもたちの大きな成長が促された経験について事例を用いて紹介している。前章に引き続き，遊びの意義について議論されている。「療育＝認知発達＝スキルトレーニング」といった誤った見識の狭い認識があるようだが，（第8章とも関連しているが）いかにして主体性を育むのかということは，いかなる支援においても本質的に重要な共通要素である。

***

第4部「さらなる発展領域—親であること，自分であることを支える営み—」には，4本のユニークな論文が収められている。

第16章「親になっていくこと，それを支えるもの—タビストック方式の乳幼児観察が支えるもの—」（脇谷順子著）は，英国ロンドンにあるタヴィストック・クリニックに留学し帰国した著者により，「乳幼児から青年と家族の精神分析的心理療法を専門とするセラピストの立場，そして，タビストック方式乳幼児観察を経験し，現在は乳幼児観察グループのセミナーリーダーを務めている立場」から執筆された。原始的な情動やその交流に関する視座から，親になっていくことについて論じられている，早期の発達について関心がある方は必読であろう。さらに，乳幼児観察はセラピストになるための訓練でもあり，「親になっていくこと」のみならず，「セラピストになっていくこと」についても論じられており，心理療法家を目指す方にとっても一読の価値がある。

第17章「『心理療法的家事支援』の可能性：母子生活支援施設での臨床実践から―母親の中の『子どもの心』に関わるツールとして―」（代裕子著）は，母子生活支援施設における独創的な経験について述べられている。そのひとつが「心理療法的家事支援」という実践であり，内的な子どもを活性化させ，母親になることをサポートする試みである。この実践は「情緒的・具体的体験の欠損」を補い「面接室での心理療法に加速をつけ」たり，「言葉を使って表現することや洞察を得るのが難しい人」の支援に有効であり，訪問支援や民間の子育て支援への応用可能性を示唆している。「生活臨床」に携わる方や関心のある方にとって，非常に興味深い知見となるだろう。

第18章「思春期の心理療法過程を支えたペットの意味とその変遷―自立をめぐる葛藤を抱えること―」（阿久津章乃著）では，ひきこもっていた思春期女子が，自立をめぐる葛藤に揺さぶられながらも持ちこたえることが可能となり成長していく支持的な心理療法経過が描写されている。著者は，その過程で時折語られたペットとの関わりについての「語られ方」に着目している。心の変化とともに多層的意味を持ち，成長を遂げるための移行的な関わりについて考察されている。思春期の自立を支える心理療法過程では，ペットに限らず，自己の変容過程を映し出す中間領域が存在し得る。思春期臨床に携わり，この現象に関心のある方は，自らの思考を展開させる糸口となるかもしれない。

第19章「ろう難聴児・者の心理的支援―医学モデルと社会モデルの狭間で心理職として求められること―」（賀屋祥子著）は，数少ないろう難聴児・者の支援を行う臨床心理士であり手話通訳士でもある著者ならではの考察が提示されている。「医学モデルとしての聴覚障害と社会モデルとしてのろう難聴者という見方」があり「支援者の中にもその見方が混在」し「混沌の中にろう難聴者は置かれ，それぞれの教育的背景や生育史を持つ」。彼らそれぞれのアイデンティティを支えるには，心理的支援の中でも非常に個別性が高く，心理専門職は専門的知識を持つだけでなく，彼らの文化を理解し彼らの教育的言語的背景をイメージする力が必要となってくる。本章は，この領域における重要文献が網羅され，著者自身の事例経験とも照合されている。支援者のみならず，ろう難聴児・者に関わるすべての方にとって意義ある論考となっている。

***　***　***

本書は，児童思春期精神科「ファミリーメンタルクリニックまつたに」開院15周年記念として，院長および所属するすべての心理士スタッフにより寄稿された論文集である。また，本書は院長松谷克彦の還暦記念論文集でもある。この節目の時期に私たちスタッフは，自分たちが日々行っている臨床実践を振り返り，その意義を社会に提示していく必要があると感じた。昨今，子どもと家族を取り巻く環境において，さまざまな困難な問題が生じている。本書は，子どもに携わる臨床家や近接領域の専門家だけではなく，子どもと家族の心理的な成長に関心を持つ人すべてに向けて執筆された。読者それぞれが置かれている立場から，「こころに寄り添うということ」について，本書を通して自己と対話し考える機会をわずかもでも持つことができるのであれば，本書の目的は達成される。

まずは，この本を手にしてくれたあなたにとって興味が惹きつけられる章のページを開いて欲しい。寄り添い難きこころの諸問題に私たちができることがあるのかどうかを，絶対的な答えがないとしても，悩みながらも考え続けていく価値はあるだろう。たとえそれがすぐには形にならない小さな試みであったとしても。

執筆者を代表して　　吉沢伸一

第１部

ファミリー・メンタル・クリニックの
成り立ちと枠組み

こころに寄り添うということ

子どもと家族の成長を支える心理臨床実践

心理臨床とはクライアントの「生きる」に寄り添うことであろう。

クリニックで日々なされている心理臨床も，子どもや家族の「生きる」中での思いにセラピストが寄り添い，受け止め，抱える，ひとつひとつの物語である。

第1章

私の臨床の基盤

——クリニック開設まで——

松谷克彦

I　寄り添うことへの模索

筆者が精神科医になったのは1985年であった。当時，中井久夫先生の『分裂病』『治療』やH.S.サリバンの『精神医学的面接』が教科書であり，他にブランケンブルクBlankenburgやバリントBalintを研修医同士で読んでいた。患者さんへの近づき方はいわゆるシュヴィング的接近が勧められ，いかに病者を脅かさずに病者の不安に微かにでも触れられるか？ 共有できるか？ を競っていたように思う。一方で自らの繊細さを研ぎ澄ませてゆく過程は研修医自身の安全保障感を揺さぶることにもなっていた。健やかさは負い目と感じられ，「先生は健康だからね～」という言葉は精神科医としてのセンスがないと宣告されるようなものだった。最も繊細だった同僚は「天国に流れているのはモーツァルトではなく，やっぱりバッハだと思う」と言い残して自らの命を絶った。

研修医１年目，統合失調症の青年がレクリエーション中に突然固まってしまうということがあった。彼は座ったまま全身ガチガチに力が入っており，額から汗がポタポタと落ちていた。ものすごい緊張感に圧倒されて，処置云々より彼の横にジッと座っているしかなかった。動きようがなかったという方が正確であろう。小一時間もするとその青年の緊張は和らいできた。そうなって自分も力を抜くことができた時，全身の力が抜けるくらい疲弊していることに気付いた。

閉鎖病棟の保護室でも傍らにいることが患者さんにとって脅かすことにならないようにいかに一緒にいられるか？ が当時のテーマであった。ただ，症状としての自閉が進行した患者さんと一緒にいると，だんだんこちらの思考が鈍くなって，考えることや感じることが難しくなっていった。できるだけ閉じていたい病者の空間に侵入しているような居心地の悪さもあった。それでも病者の傍らに沈黙したままの時間を積み重ねると，徐々にそこの空気感に馴染んでいくこともあった。

ある結核の末期の男性はいつもナースコールで看護師を呼びつけてあれこれと不満をぶちまけるのでスタッフは疲弊していた。その時に自分にできることは傍らにじっと黙って座っていることだけであった。筆者が黙って横にいるとその男性も黙ったまま天井をずっと睨んでいるのであった。毎回言葉を交わすことはまったくないままであったが，当初そこで感じられた怒りや苛立たしい雰囲気は回数を重ねるにつれ徐々に薄らいできた。数カ月たった時，その男性が筆者の帰り際に初めて言葉を発した。それは「ありがとうございました」という言葉であった。ほどなくその男性は亡くなった。

またある末期がんのおじいさんは，「フルトヴェングラーの振るベートーヴェンの英雄はすごい。最初の『ジャン！ジャン！』というところの気迫がね」を言われていた。この時も筆者のできることはラジカセを持ってきて，ふたりで無言のままフルトヴェングラーの英雄を聴くことだった。毎回CDが終わって「やっぱりすごいね。特に出だしの気迫がね」「そうですね～」というお決まりのやりとりしかできていなかった。その方が亡くなった時には予期していたとはいえ動揺してしまった。

「寄り添う」までは至らなかったとは思うが，この方々の思いに微かにでも触れようとした時間であった。

Ⅱ　受け止める壁になるべく

4年目以降は，思春期病棟で仕事をすることになった。思春期の入院治療での医師の役割は，子どもの繊細な思いを分かるだけでなく，子どもたちの衝動性を受け止める壁になることであった。筆者はついつい子どもたちの訴えに流されやすかったが，ある先輩の医師は荒ぶる青年を前にしても一歩も引かずに岩のように対峙していた。それを少しでも取り入れようと「不退転の壁」をイメージして関わるようにしていた。まるで，わからずやの頑固おやじをいつもやっている気分であった。もちろん，医師が壁として機能していると，力のある看護師がその枠組みの中で子どもの思いに寄り添ってくれていた。

思春期病棟に就職して間もない頃に，統合失調症で身動きが取れなくなった青年が個室に入院してきた。入浴もまったくしていなかったのでスタッフが清拭をすることになった。筆者は入院から主治医になったので少しでも彼に近づきたいという思いと，また体格がいい青年だったのでスタッフも大変だろうという思いもあり，「清拭に私も入ろうか？」と言うと担当のベテランの男性看護師は「これは看護がすること。僕たちはここで子どもたちに関わって勝負してるんだから。先生は別に勝負するところがあるでしょ？」と諭された。

病棟で筆者の顔を見るたびに「退院したい」と繰り返す10代後半の女子がいた。ほぼ毎日のようにその「退院したい」は繰り返されて，その都度「そうか～，退院したいか～」と受け止めつつ入院の意味と必要性を説明していた。1カ月以上続いただろうか？ 筆者の根気もとうとう尽きて退院とした。退院後の外来でその女子は「退院させてほしくなかった」と訴えた。思いを受け止めるということの難しさをあらためて実感した出来事であった。

怒りのコントロールが難しく，面接中に立ち向かってくる男子も多かった。話している途中で急に激高する男子に負けないくらいの気持ちの立ち上がりがこちらにも必要だった。それはまるで相撲の立ち会いで相手に先に立たれても負けないくらいに踏み込む力士のようでもあった。入院治療ではいつも子どもとガップリ四つに組む感覚でやっていた。

２～３日に１回当直をしていたので，病院に住んで時々自宅に帰るという生活だった。そうなると病棟が大家族のようになってきていた。学童期の男子と個室のなかでやりとりをしていて，つい息子の名前で呼んでしまったり，上司に対して危うく「お父さん」と言いそうになったり，およそ中立性とは程遠い毎日であった。「頭で考えるな！身体でつかめ！」という科白が映画にあったが，まさにその世界であった。

Ⅲ　抱える器として

15年目からは病棟の管理をするようになると，病棟全体に交錯する激しい情緒（主として怒りであるが）を病棟という器で抱えきれるか？ がテーマになった。

武田信玄は「人は城」「人は石垣」「人は堀」と言った。もちろん，これは外の敵に対しての言葉であり，病棟では内に生じるものを抱えられるかということになるが，器が器として機能するには人が成り立たせているチームが機能しているか？ ということ大切になる。

子どもたちが退院後に戻る社会にはさまざまな価値観がある。したがって病棟という社会でもできるだけさまざまな価値観を持った大人が集まった方が，社会に近いということになる。一方で，価値観の違いをお互いに認めた上で治療的に力を合わせることができるか？ それぞれのスタッフが自分の持ち味を発揮できているか？ が大切になってくる。

子どもに関わると必ずといっていいほどチームの意見は分かれる。これは家族でも学校でも病棟でも同じであろう。人は誰でも相手によって態度を変えるものであるが，思春期の場合は矛盾した情緒が異なる相手に向けらえるので，関わる大人たちも翻弄されるのである。大人それぞれも育ってきた環境は異なるので同じ現象に接しても異なる反応が生じる。

病棟で意見が分かれる場合，制限など枠組みをめぐるものが多く，「それはダメでしょう」という筋を通すべき派と「この子なりの気持ちを大事に」という大目に見るべき派との対立という構図がよくある。そこにその時点に至るまでの大人同士の因縁も絡んでくると複雑になってくる。厳しくて対応すべきという考えるスタッフも穏やかに見守るべきと考えるスタッフもどちらもチームには必要である。子ども自身の葛藤が大人同士の葛藤という形で現れているからである。それらの感じ方の違いを認めた上で何が子どものために必要なのか？ という点で大人同士が本気で言い合えるか？ そこにチームの健康度が問われる。矛盾した思いを向けられたチームの葛藤を抱えつつ，どちらかが正しいと決めるわけでもなく「気持ちを分かりつつ気持ちに流されない」対応に落ち着くといいのであるが，これがなかなかに難しい。八方丸く収まりきれない情緒を抱えてゆくのも思春期病棟の特徴であった。

病棟では主治医が断固とした処置をとれずに看護スタッフに突き上げられるということが多かった。そういえば，家族でも子どもに甘いお父さんにお母さんがイライラするということは日常的によく見られるように思う。

入院ケースのほとんどは，乳幼児期から大人との間で不安を受け止めてもらうことができず，安心した関係を持てずに成長し，思春期になって自らの衝動に翻弄されている若者であった。彼らの抱えている不安は乳幼児期の不安であったが，それは周囲の大人からケアされなかった怒りと自身でもケアできなかった怒りにまみれた不安となっており，怒りと衝動性が前面に出ていた。不安に至るためには表立った怒りと衝動性を受け止める強固な枠が必要であった。怒りも含めて抱えられた中で看護スタッフが徐々に不安に触れていくというのが病棟での治療であった。看護スタッフの最も大きな強みは身体に関われることである。子どもたちの不安が乳幼児期に発することを考えると身体へのケアを不安のケアを同時に行える看護スタッフが病棟治療を支えていたと言えるであろう。

開放病棟で衝動性の激しい子どもたちのケアをしていたのでチーム内で共有された枠が必要であった。信玄風に言うなら「人は枠」となるだろうか。

ナースセンターで「A君，さっきからちょっと不穏な感じだから離院するかもよ」という話が出ると，ホールをウロウロしているAくんを行き来するスタッフが何気に目を配り，危なそうになると「どうした～？」と声をかけたりするチームプレーが行われていた。まるで，サッカーのディフェンスがアイコンタクトしてディフェンスラインを上げ下げするようにスタッフ間の意思疎通が行われており，これこそが枠の本質であった。

入院してくる思春期の子どもたちの成育歴を辿ると早期からその子なりのサインを出しているにもかかわらず，周囲の大人が気付けずまた気付いても対応できずに思春期に至っているというケースがほとんどであった。

もっと早い時期に子どもたちが不安に寄り添い，受け止め，抱える治療者と出会い，家族とともに抱えられるような環境を作ることができれば，入院治療が必要なほどまで子どもたちが追い込まれないのでは？　と思い，20年目に子どもと家族のためのクリニックを始めた。

クリニックでも筆者の役割は治療の場の枠組みをつくることであり，診察場面での精神療法を基本にしつつ必要なケースには臨床心理士による構造化された心理療法を導入するというものであった。入院治療では看護師が行っていた身体への直接的な関与は，クリニックでは臨床心理士による非言語的な表象への関与ということになった。

文　献

中井久夫（1984）．中井久夫著作集1巻―精神医学の経験 分裂病．岩崎学術出版社．
中井久夫（1985）．中井久夫著作集2巻―精神医学の経験 治療．岩崎学術出版社．
Sullivan, H. S.（1954）. *Psychiatric Interview. W. W. Norton.* 中井久夫（1986）（訳）．精神医学的面接．みすず書房．

第2章

地域の中でのクリニック

――他機関との連携をめぐって――

松谷克彦

開院当時，世田谷区（人口約 90 万人）に入院病床のある児童思春期精神科を持つ公立病院が 3 院（都立梅ヶ丘病院，関東中央病院，成育医療センター）子どものメンタルクリニックが 3 院あった。その中でクリニックが生き残るには特性を出す必要があった。かねてから行っていた保健福祉センターや児童相談所の嘱託医を継続しつつ，子ども家庭支援センターと連携してケア会議を開催し，近隣の学校カウンセラーの勉強会，養護教諭の勉強会など地域で子どもを支える方々との接点をもちつつ，クリニックでの役割を明確にしていった。すなわち，ネットワークで子どもの思いを抱えることを目指した。

「連携」という言葉は，子どもの臨床では決まり文句のように出てくるが，何をもって連携できていると言えるのであろうか？

ネットワークというシステムがあるだけでなく，それが生きて機能していることが重要である。それには，ネットワークを構成するそれぞれが相手の顔をしっかりと分かっていることが大切であり，実際に会ってやり取りをしてお互いの考え方や所属する機関の抱える力を理解し合い，子どもや家族の状況に応じてすぐに動ける機動性も必要となってくる。実際に顔を合わせて話す機会を作るのは大変ではあるが，お互いを理解しあっているネットワークがあることは臨床的にはありがたいものである。

子どもに対しての臨床力は，診察室以外での子どもの様子をどのくらい想像できるかということだろうと思う。ただ，実際はなかなか想像が届かないこともあるので，これらのネットワークでの情報共有は子どもを診る上でとても助かっている。

子どもの思いを抱える受け皿としては「家族」「クラス」「学校」「地域」「病院」「病棟」「児童養護施設」などがあるが，それぞれがどこまで抱えるのか？ 抱えられるのか？ 子どもの状況がどのようになったら次に繋ぐのか？ それらが関係者の中で共有されていることも大切であろう。ネットワークが機能するようになると長期的支援から短期的危機介入への切り替えがスムーズになり子どもと家族に適切は支援を提供できることになる。

以下，筆者が日常的に連携している地域の機関の役割・機能や抱えている問題について述べてゆきたい。

I　保健福祉センター 「地域の子ども支援の要」

地域での医療を展開するうえで保健福祉センターとの連携は必須であった。妊娠中の母親教室からはじまって，新生児訪問や乳児検診を通じて，保健師は母親を支援する重要な役割を負っている。いわば地域の母性的役割を果たす機関である。実際に保健師は母親の不安に寄り添い，子どものために全力で動いてくださる方が多い。

ある時，１才半検診で保健師が気になったお母さんを紹介してきた。そのお母さんは子どもが言うことを聞かないと子どもを部屋に閉じ込めるということであった。よくよく話を聞くとそのお母さん自身がおばあちゃんにほとんど手をかけてもらえなかったようで，赤ちゃんのお風呂の入れ方が分からないとおばあちゃんに電話すると「私もあなたを入れたことないから分からん」と言われたということであった。一方で子どもの病気には敏感で，少しでも子どもが咳をすると「咳→風邪→肺炎→死」と不安がエスカレートしていくので，ベビーフードも殺菌のためと何度もレンジにかけて，トロトロのベビーフードがカピカピに固まってしまっていた。その保健師はたびたび訪問してこのお母さんの不安を受け止め，時には励まし，時には叱る母親の母親役をこなした。

お母さんの治療関係は不安定であった。子どものセラピーも試みたが，ケアされる子どもへのお母さんの羨望を引き起こしたため長続きしなかった。そのようの状況の中で一貫してこのお母さんをサポートしてくださった保健師のおかげで何とかこの親子は生き残ることができたと思っている。

独り暮らしをしている統合失調症の青年を診ていた時であった。この青年は診察時に毎回同じ服装で現れ，ほとんど話さず筆者の質問にも頷くまたは首を振るくらいしか反応してくれなかった。生活ははたして大丈夫なのか？ と思っていたところ，保健師が訪問してくれた。明るく快活な方で，この不器用な青年になんやかやとお世話をしてくださった。他者にほとんど心を開かない彼も徐々にこの保健師を信頼するようになり，親が遺したタンス預金をどうしたらいいか？などを相談するまでになった。

どちらのケースも保健師の「訪問」が支えになっていた。「訪問」は保健師だからこそできる支援である。ただ，相手の生活に立ち入ることでもある。侵入されたと感じさせないような慎重さが必要であるが，一方で訪問する側があまりに慎重になり過ぎても相手を緊張させることになる。相手が暗黙の裡にこちらに求める節度をキャッチしつつ，徐々にやりとりを重ねてゆくことが必要となってくる。技術云々よりも，クライアントの思いを尊重し丁寧に誠実に関わることが求められる。

困難な親子が増えて，無力感を感じさせられることも多い中，「こんなもんだ」というように感覚を麻痺させることなく子どもの心の痛みとお母さんのやりきれなさを抱えてくださる地域の保健師は，地域のネットワークの要である。

Ⅱ　子ども家庭支援センター「子ども支援の遊撃手」

今から20年前くらいから設置された部署であり，子どもを抱えた家族の支援をしてゆく機関である。児童相談所は措置権があるためどうしても親は警戒して敵対的になるので，支援センターの役割は重要である。保健師と支援センターのワーカーが連動して動いていることが多い。

ある朝，支援センターから「Aくんのお母さんが顔の腫れたAくんを連れてきた」との連絡があった。Aくんは不登校や大人との関係が不安定であることを主訴に当院でフォローしていた。Aくんの対人関係の不安定さはお母さんの病理に巻き込まれた中で生じていた。クリニックではAくんの心理療法を行い，お母さんから投げ込まれた被害感から徐々に自由になることを目指していた。子ども家庭支援センターによると，前日の夜にお母さんは言いつけを守らなかったAくんを叱って「朝までそこに正座しておきなさい！」と言ってお母さんは寝た。翌朝お母さんが起きてみるとAくんはそこに正座したままであった。Aくんはセラピーの中で徐々にお母さんの価値観から自由になりつつあったが，そのことでお母さんを裏切っているような負い目があったのであろう。そのため，その夜は愚直なまでに母親の言いつけを守った。しかし，その姿に責められたような怖さを感じたお母さんはAくん顔が腫れるほど叩いた。直後にこのままでは殺してしまうかも？ と思って子ども家庭支援センターにAくんを連れて行って助けを求めたとのことであった。これまで子ども家庭支援センターが関わってきたが，お母さんが自分から求めてきたのは初めてのことであった。

児童相談所の福祉司が保護を渋っているとのことだったので筆者からも連絡をして「これは危ないよ」「とにかく現認してください」としつこくお願いして結局保護となった。

自らの病理に巻き込まれてくれる子どもという存在を失ったお母さんはA君と離れたあと，混乱して入院となった。多分お母さんは子ども家庭支援センターに連れていけば保護になり，そうなったら自分の正気を保てないであろうことは分かっていたのではないかと筆者は思う。しかしそれでもお母さんは子どもを子ども家庭支援センターに連れて行った。それまでの子ども家庭支援センターの働きかけ，お母さんの思いを抱えるやりとり，子どもを思うやりとりの結果，お母さんは子どもの健やかな成長を選択した。お母さんの治療は長期に渡ったが，その間に子どもは地域に支えられて成長し，進学時に母親の実家近くの高校を選択して転居した。

子ども家庭支援センターの支援は「なんでもあり」である。ゴミ屋敷となった子どもの家の掃除をしたり，ご飯を作ったりなど，医療にもかかれない重症なケースを地域という受け皿で抱えている。なかなか心を開かないお母さんに何度もアタックして信頼関係を作って医療につなげるなど，まさに地域の子ども支援の遊撃手的存在である。

Ⅲ　児童相談所「子どもの代理人」

児童相談所は子どもにとっての「代理人」である。不適切な環境の中での子どもたちは安全と安定と安心を奪われている。自分の気持ちを表現し自分の気持ちを受け止めらもらえる権利が奪われている。そのような理不尽な状況で生きるしかない子どもの権利を守る「代理人」であってほしいと思う。子どもの権利に常に気を配り，子どもの権利が著しく損なわれたと判断された時に，保護などの断固とした措置を取って子どもを守ことができるのが児童相談所である。

また，家庭内でいつも理不尽に叱られている子どもはいつしか「自分が悪い子だから叱られるんだ」と考えるようになる。そのような子どもに対して「きみが叱られるのはきみのせいではない」ときっぱりと言い，子どもの自尊感情を支えることのできる存在が児童相談所である。

ただ，どうも地域において児童相談所の評判はかんばしくない。地域ケア会議などでも，子どもを常日頃から見て支援をしている地域，すなわち学校や子ども家庭支援センターや保健福祉センターは，子どもが虐待を受けている状況をこのまま容認できないと「この子をこんな家族状況の中に置いていていいんですか？」と児童相談所に保護を迫るが，それに対して福祉司が「在宅のケースだと思います」を繰り返すため，地域の機関は溜息をつくという場面はよく見られる。

また，不適切は養育環境の中でも，身体的虐待が優先になり心理的虐待は後回しにされる傾向がある。虐待死のリスクを考えると致し方ない優先順位かもしれないが，日々接する子どもの心が壊れてゆく過程に見ながら，その環境から救ってあげられない申し訳なさとやりきれなさを感じている地域の機関も多いのではなかろうか。

ケースワークにおいては，措置権がある児童相談所の介入を家族はひどく警戒する。児童相談所と聞いただけ構えてしまい，子どもを親から引き剥がすことのみを行っている強制執行の機関と考える親もいる。

そのように家族からは警戒され，地域からは突き上げられ，事件が起こると真っ先に非難の矛先になるのも児童相談所である。

熱心な福祉司もいるが，保護する際の法的後ろ盾が薄いこと，たとえば日本では親権が強いこと，また親が懲戒権を持っていること，などの理由でなかなか親の反対を押し切って保護することが難しい。また，いざ保護となると子どもの抵抗もある。親からも子どもからも恨まれる保護もある。

さらに，子どもを受け入れる施設が常に満杯状態であることや，施設に十分な人手が投入されていないこともあり，入所後の子どもの生活の大変さを考えると安易に保護や施設入所に踏み切れないところもあろう。

福祉司には，子どもの気持ちが分かる繊細さと親と対峙する際のぶれなさが同時に求められる。親の中にはひどく攻撃的になり，福祉司の人格否定する人もいる。その親の怒りを受け止めつつ子どもの福利という点では引かない強さも求められる。ケースワークとしてはもっとも難しいものであろう。

重症の統合失調症のお母さんから幼児を保護したことがあった。明確な身体的虐待はなかったが，母親は不都合なことはすべて悪霊の仕業と解しており，赤ちゃんの時の夜泣きも「悪霊が来た」とお祓いをしていた。その後も幼児は母親の「悪霊がわるさをしてくる」という妄想を共有させられていた。父親も母方祖父も母親の妄想に抗えず，子どもにとっての健康な大人として機能していなかった。子どもは幼稚園に行けなくなり，自宅で母親と共に悪霊と戦う日々となったため，強引に保護を行うしかなかった。保護後の両親や祖父からの児相への攻撃は凄まじく，電話や面接で毎回数時間の対応を要していた。担当福祉司だけでなく所全体で対応せざるを得ない状況であった。

それ以外にも，水道や電気が止められたゴミ屋敷の薄暗い部屋で子どもを保護すべく説得することもあり，放浪生活の親子に対して公園で保護の同意書を取ることもあり，ガイドラインだけに依らない柔軟性が必要な職場であろう。

Ⅳ　養護施設「子どもにとって最後の砦」

今，子どもに関わる機関の中で更なる公的支援が最も必要なのは養護施設である。

昔は不幸にして親を亡くしてしまった子どもたちのための施設であったが，今は虐待を受けた子どもたちのための生活支援施設となっている。

施設の生活で大切なことは，安全，安定，安心である。安全で安定していることは通常では安心に結びつくはずであるが，不安定な環境で育った子どもたちにとって安定は逆に不安を引き起こす。過去に安定していると思った環境や安定していると思った親子関係が周りの都合や親の気分で崩されることを繰り返し体験したため，安定していると感じた途端にそれが崩されるという不安が生じるのである。すると周りから崩される前に自分から関係を破壊するような行動をとるのである。職員からすると，信頼関係ができつつあるところでそれを根底から覆されるような体験を繰り返しさせられるのである。その中で職員も過去の子どもたちと同じように無力感に苛まれることになる。

また，生活の中で不安を感じた時も，これまで不安を親に抱えてもらえなかった子どもたちは自身の不安を抱えることができず，職員を挑発し，暴言や暴力などにはしる。保護されるまで不安定な愛着関係の中で生き延びてきた子どもが職員を信頼できるのには数年を要する。その間，それらの攻撃衝動を受け止めつつ子どもの不安に触れるのにはかなりの経験と根気を要する。

養護施設には子どもたちのために少しでも役に立ちたいという志をもって福祉系の大学を卒業した若者が入職するが，試され，振り回され，翻弄されて，数年で疲れ切って辞めてしまう人も多い。施設で初めて仕事をする新人の不安は当然であろうが，その不安は子どもたちの不安を引き起こし，そうなると子どもたちは行動化せざるを得なくなる。子どもたちから投げ込まれる怒りや無力感を20才代前半の若者が抱えるのはあまりに大変な作業である。熱意は必要条件であるが，熱意だけでは通用しない難しさがあり，それを支えられないと抱え込んで疲弊してしまう。しかも，どの施設でも職員が常に交代制で仕事をしているので，職員同士でじっくり話して共有することが難しいのが現状である。

また，長期に入所している子どもたちは，新卒の新人職員に対して「どうせ続かないでしょ？」と斜に構えてみている。実際に職員よりも子どもの方が施設経験が長く，職員が辞めるたびに捨てられるという体験を繰り返す中で，子どもたちは「最初から期待しないし，捨てられても悲しさは感じない」という構えを身に着けている。入所時に関わった職員がまだ残っていると「あなたが最初に来たときはねー」と自分が初めて施設と出会った時のエピソードを語り聴くことができる。そんな時，子どもは自分が生まれてきた様子を母親から聞く時のように面映ゆそうな顔になる。それは不連続な環境で育った子どもたちにとっては幸運な財産でさえある。

筆者が関わっている養護施設では，新卒のスタッフは就職初年度に個別の面接を2回（年度の初めと終わりに）グループミーティングを2回行っている。ささやかな支えではあるが，新卒でいきなり養護施設の現場に投げ込まれた若者のとまどいや不安を多少でも和らげないと1年目終了を待たずに疲弊して仕事を続けることが難しくなる。

最近は家庭環境に近い養護を目指すということで大きめの一軒家に子ども10名弱を職員3～4名でケアするというグループホームが増えている。情緒的に不安定な子どもたちを24時間見るのに3～4名というのはあまりに少なすぎる。昨今の事件で児童相談所の機能強化は注目されているが，保護した後のケアの体制まで日本の児童福祉政策は考える必要があろう。

養護環境の永続性を求める意味での里親や養子制度を充実しようという動きがある。これは日本人の家族観から見るとなかなか実現しにくいところがある。日本の家族意識にはどうしても「共有された身体」というものが介在してくる。たとえば,「血は争えない」「血肉を分けた兄弟」「身内」など家族関係の比喩に共有する身体が持ち出される。したがって血族以外の人間を家族の枠組みに入れることにはどうしても抵抗感が生じてしまう。

ただ, 長男が実家と墓を継ぐという伝統的な家制度は崩壊しつつある。その中で新たな家族像, すなわち生物学的にせよ法的にせよ授かった「子どもが健やかに成長できる場としての家族」というように家族観が変化してゆけば，これらの制度も生きてくるようになろう。里親の募集・訓練・評価の充実，そして委託後の手厚いサポートの制度化にしっかりと人を配する政策が求められる。

V　学校　「情緒の坩堝」「大人同士の不信感に最も影響を受けやすい場」

今や学校は，子どもと親の情緒が次々と投げ込まれる情緒の坩堝となった。子どもの情緒は仕方ないが親の情緒まで投げ込まれると，子どもにとって学校という場の安定が脅かされることになる。

大人同士の不信感は子どもを迷わせ不安にさせる。これは家庭でも地域でも起こりうることであるが，学校現場においてこの大人同士の不信感がことさらに顕在化しているように思える。

大人の価値観の大きな揺れは子どもを不安定にする。多少厳しくとも緩くとも周囲の大人の価値観がある範囲内に収まっていれば，その中で子どもは適応していく。ただ，その価値観が大きく揺らぐ時，大人によって極端に異なっている時，子どもにとっては自らが立っている地盤が揺らぐように不安となる。

たとえば，新築の家族向けマンション群を抱える学区の子どもは不安定になりやすい。一度にたくさんの大人が流入すること地域の大人の価値観が揺さぶられるからである。そのような状況で大人同士の不和が慢性化すると, 子どもたちはそれを逆手にとって不和を利用するようになる。相手によって態度を変えて大人たちを翻弄させることになるのである。もちろんこのことの責を子どもに負わせるわけにはいかない。大人同士の不信感からくる葛藤の場にいてそのように振る舞うことにより子どもは自分を守っているのである。ここでは大人同士が話し合って暫定的にせよ問題解決のための方向性を出すこと，すなわち大人が大人として機能することが求められるが，これが現実的には難しい。「年をとるとは青年期の未熟さに虚栄心が重なるだけだ」というゲーテの言葉がしみじみと思い起こされる。

親と学校との間で葛藤や諍いがあると子どもは困ってしまう。たとえば，親が担任を信用していない場合，その担任に懐くことは子どもにとって親を裏切ることになるからである。そうなると子どもは担任の指示に従わず，担任がそのことについて親に訴えても親からは「それは担任の対応がまずいからでしょ？」と返されることになる。

虐待を受けているケースではさらに深刻である。力で相手をコントロールするという家でなされていることを学校で他児に対してやってしまう。子どもとしては家で学んだことを学校で実践しているだけであるが，学校側としては放っておけない。それを親に訴えても「家ではよく言うことを聞いています」と返される。

また，中学受験盛んな今日この頃は「塾で勉強，学校は息抜き」という子どもも多い。したがって担任の出す宿題はしない，それを担任が注意すると親から「うちの子が落ちたら責任とってくれるんですか？」と迫られる。「塾に行っている子は宿題やらなくてもいいです」と最初から子どもたち告げる担任もいると聞く。ある校長は「今や学校はサービス業です」と悲しげに呟いていた。

一方，教育の側からも問題の原因を子どもの気質に求めることや家庭教育の問題とすることがある。当院でフォローしている子どもでも学校でなんらかの問題があると，学校から「この子はADHDの傾向があると思うので，そういう子どもにすぐ薬をだしてくれる○○先生のクリニックの方に転院してください」と親が言われることがある。家庭と学校の関係が拗れると，自分たちがやれることより相互に問題の原因を押し付け合うようになる。これは子どもには何ら益することのない争いである。

最初に学校は大人の情緒も投げ込まれる場になったと書いたが，学校は子どもを通して関わる大人を映し出す鏡であるとも言えよう。

どうも大人が寛容になれていないような気がする。仕方のないことでも許せない。そんな世の中になっている。ままならないことを受け止められず，「なんとしたい！」とあがき，または「なんとかしてくれ！」と求め，「なんとかしてくれないの？！」と責める。子どものためという大義をもって大人の勝手が剥き出しになっている，それを映し出しているのが今の学校である。

ある塾にNN○○（学校名）というプログラムがあり，これは「なにがなんでも○○」ということらしい。そう思っているのは親であり，子どもはそう思わされているだけなのではなかろうか？

「足るを知るは豊かなり」は老子の名言であるが，今の世の中はこの言葉の真逆をいっている。確かに向上心は尊いとは思う。一流のアスリートが「現状に満足しないで常に進化し続ける」と言うのもカッコいい。ただ，向上心は現状否定でもあり，行き過ぎた向上心は自己否定につながる。可能性は時として人を不幸にすることもあるのである。

このような状況の中で養護教諭の重要性は増している。言葉で不安を伝えられない子どもたちは身体の不調，腹痛，頭痛などで不適応感を表現する。学校内で子どもの身体に関われる養護教諭の役割は大きい。保健室は学校における母性的な空間と言えよう。

おもらしをしてしまう小学3年生の女児がいた。この子は家でも大切にされておらず，学校でも尿の臭いのためにクラスメートからも疎んじられていた。担任が話そうとしても黙ったままでこの子の不安を言葉でくみ取ることは難しかった。親への連絡もほとんどつながらなかった。

そこで養護教諭はその子を保健室に呼んで一日数回下着を替えることにした。叱るでもなく，慰めるでもなく，ただ毎回丁寧に温かいタオルで身体を拭いて着替えさせていた。女児は特に抵抗するでもなく，養護教諭のケアに身を任せていた。登校時と違った下着を持って帰っても親は気付かなかった。汚れた下着は養護教諭が自宅で洗い，翌日はまた同じ作業を繰り返した。1年経とうかという頃にはその女児の遺尿は治っていた。学校現場でなされた素晴らしい治療だと思う。

大人同士の葛藤が持ち込まれる話にもどるが，現状の人員配置では学校教育はままならないところまで来ている。現場の先生たちだけでなく，学校という組織自体が危機的状況である。サポートする専門家として，スクールカウンセラーが入り，スクールソーシャルワーカーが入るようになり，スクールローヤーが入る話が出ているが，児童思春期精神科の学校医も必要と思われる。関わる大人が増えると大人たちをまとめるのが大変にはなろうが学校の風通しを良くする必要がある。

学校を基点にして，子どもに関わる大人たちが価値観の違いを乗り越えて子どものために協力することは，子どもの育つ環境の再建であり，地域の再建であり，子どもたちすなわち未来の創造になる。

このような地域との連携の中では，時として子どものことを真剣に考えて誠実に関わっている素晴らしい大人と出会えることがある。そんな時は「自分もまだまだ頑張ろう」と思う。

第3章

クリニックの治療構造

——出会いと関わり——

松谷克彦

I　クリニックの物理的空間的構造

クリニックビルの5階のワンフロア(80平方メートル弱)である。クライアントの動きがスムーズなように待合室を囲むように診察室，面接室①②，プレイルームを配置した。また，待合室がエレベーターホールから見えないように，受付がコンシェルジュとして機能するためにクリニックの中心に置くように設計をお願いした。

スタッフは，医師は筆者一人，臨床心理士は常時3人のべ10人（常勤1名で非常勤9名），受付は一人（4人でシフト）で診療を行うこととした。

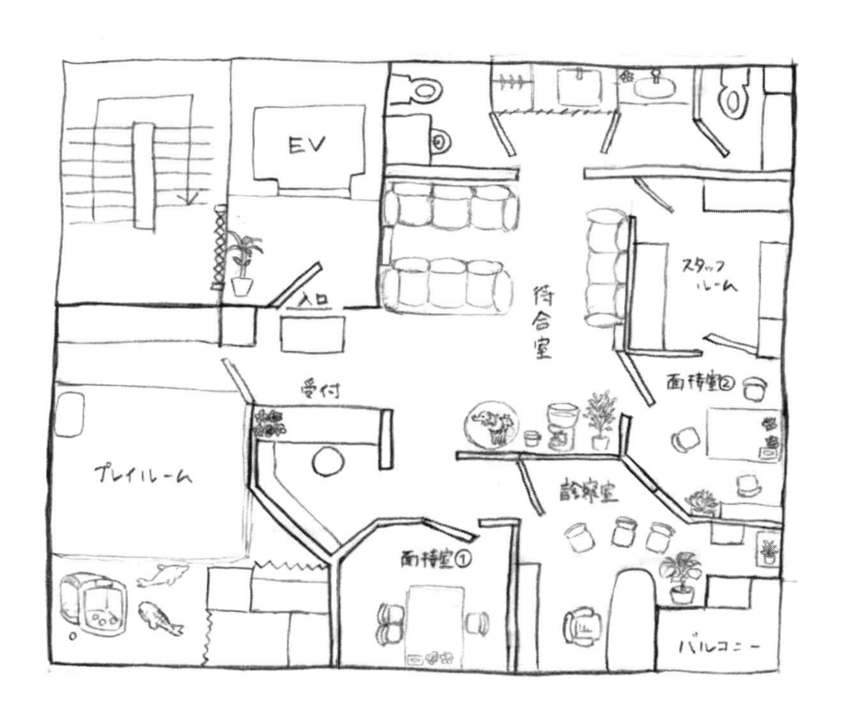

Ⅱ　治療の時間的構造

1．予約「こんなはずではなかった！ にならないため」

診療は原則予約制で，予約の管理は受付事務ではなく筆者が行っている。特に初診の予約では筆者がご家族と電話で話して状況の把握を行い，当院の子どもへのアプローチを説明する。すなわち症状や問題行動への対応の前にそれらの奥にある子どもの情緒の理解を目指すべく医師による精神療法が中心であること，また薬物療法は最低限で特に覚醒作用のある薬物は使用しないことを伝えている。最初からカウンセリングを希望する親もいるが，筆者が診察したうえで必要と判断された場合は臨床心理士による心理療法を行うと説明している。

多くの親が子どもの症状によって追い込まれているので，子どもの了解を取らずに予約を入れようとされる方もいる。著しい場合は「買い物に行こうと言ってそのまま連れてきました」という場合もあるため,子どもに「心配であるから受診を考えている」「親も変わる必要があると思っている」と伝えてもらうようにしている。実際に親も変わる必要があるかもしれませんよと言っておく。

今日は学校行かなかったから「サボったから」病院に連れてきたいということもあるが，これではまるで受診が罰のようである。予約していても「今日に限って学校行きたいと言ったので行かせました」と言われる場合もある。これは自分の心について振り返ることへの不安から一見適応的な方向への回避であるので，そのことを親に説明することにしている。

電話の様子では子どもの前に親のカルテを作った方がいい場合もある。ただ，その場合は最初のクライアントが親になるので親の主訴に引っ張られ過ぎないように気を付けている。逆に親がまず話をしたいという場合もある。クリニックや医師の雰囲気をあらかじめ知っておきたいという場合もあろうし，子どもの主訴より親の主訴を優先してほしいという思いもあろう。

最初から診断書目的（対学校や対裁判所）の場合もあるが，基本的に治療機関なので子どもの思いを理解しての治療が優先と伝える。別居または離婚後に同居していない親と子どもの面会を止めてほしいということで診断書を希望される親もいる。あくまで子どもの治療機関なので，そのような家族状況での子どもの思いを受け止めることには努めるが，係争関係での意見書は原則的に書かないと伝えている。裁判は過去の客観的（と常識的に認められる）事実に基付く判断であり，一方で子どもの臨床は子どもの主観（という客観的でなく移ろいやすいもの）と向き合う作業であるので，どうしても相いれないところがある。また，治療場面で子どもが表現したことを裁判などに利用して公にすることは反治療的である。係争に対しての判断には関係せず，そのような状況にいる子どもの心のケアをということであればお受けしている。

以前，父親のDVから避難してきたという母親から求められて家裁への意見書を書いたことがあった。子どもの監護権を巡る裁判であった。別居後に不安定になっていた幼児の心理療法を始めて半年あまり経っていた時であった。確かにお父さんは一方的な方ではあったが，父親なりの愛情は持っていた。母親も一所懸命な方ではあったが，やや極端なところがあり自分の思いが満たされないと「もういいです！」と関係を切り捨てるとことがあった。ここで母親の監護が望ましいという意見書を書いてしまうと医療としての中立性を失いそうであったが，一方で意見書を書かないと母親が現在進行中の子どもの心理療法を中断してしまう可能性があり，子どもの心理療法の継続のために意見書を作成した。父親は自分の考えが反映されておらず公正さを欠くと抗議し，裁判所も父親の指定する児童精神科医に子どもを受診させてそこからの意見書を求めた。この子にとって大人の意向に振り回されるということが，両親同居中のみならず別居後も起こってしまったということになる。このような親の紛争が子どもの心理に及ぼす影響については第10章で述べる。

クライアントさんのニーズは本当にいろいろである。「変わる気のない夫を変えてほしい」というなかなかに困難な訴えもある。「だってファミリーメンタルだから家族を治すんでしょ！？」と詰め寄られる。治療はあくまで本人のためであること，したがって本人に問題意識がないとなかなか難しいとお答えするようにしている。

このように初診までにさまざまな思いや思惑がうごいているので，できるだけ子どもの主訴に近づけるように整理をしてから初診にもっていく。

2. 初診　「大人の主訴から子どもの主訴へ」

初診の場面では子どものためのクリニックであること，親の主訴より子どもの主訴を優先することを確認することが初診の目的である。

面接を子ども一人にするか親と同席にするかは待合の様子を見て決める。名前を呼ぶなり子どもがすっくと立ってすたすたと入室しようとすることもあり，逆にお母さんが子どもを置いてさっさと入室しようとしたりすることもある。

小4くらいまでは原則同席としている。子どもとしても初めて会う医師なので当然緊張もして怖くもあろうからである。小学校高学年以上の場合は，まず子どもに「独りと一緒とどっちがいい？」と尋ねる。あくまであなたが主役であるとこちらが思っていることを伝えるためである。「どっちでもいい」という場合はとりあえず同席で始める。実際には同席で始めることが多い。

同席の場合もまず子どもさんに聞きますね～と子どもに質問をしていく。親が横から口を出す場合は軽く制止するようにしている。子どもへの質問は，年齢から学年，学校名など子どもの所属している社会集団を確認しながら，反応を見て，その後に「どういうことで今日は来たの？」「いま困っていることは？」「何が問題で今日は来たの？」など子どもの年齢や理解力や事前に親から聞いている主訴の内容によって使い分けていく。学校名を尋ねたら「言わなきゃいけませんか！？」ときっぱりと言われたこともある。この時は子どもより親が医師に知られたくないと思っていたことが後で分かった。

触法などが主訴の場合は子ども独りで入ってもらう。親と医師と大人に囲まれての面接は子どもの気持ちを硬化させるだろうからということと，子ども自身が自覚を持って受診しているのかの確認のためである。

最初からふてくされている中学男子などは「今日はジブジブ？」などと話し始めることもある。それでも「とりあえずあと1回だけ来てね」と伝えると大体は来てくれる。

親に質問する前には「ちょっとお母さんから見てどうかもきいていい？」と子どもに確認してから尋ねるようにしている。

座るなり母親が息せき切ったように「あのですね。もう２週間も学校行っていないんですよ！　担任がとても怖い先生で……」話し始めることもあるので「ちょっと待ってね，お母さん。お母さんも心配だもんね。でもここは子どもさんがまずどう思っているか？　から聞かせてね。お母さんがどう思っているかは後で聞くからね」と治める。

初診では上述の過程を経て，親の主訴を子どもの主訴に組み替えるようにしている。たとえば，ある小１男子の場合，親の主訴は不登校であっても子どもの主訴は毎晩の夫婦喧嘩のせいで自分が学校に行っている間に母親が出ていくのでは？　という不安であったりする。

不登校の中学生男子でしぶしぶ連れてこられた子は，親がすべてを強制することを不満として訴える。もちろんこの訴えは早晩医師に対して向けられることになる。

不安を訴える４歳女児の母親は，子どもの訴える不安を私が受け止めて私に何とかしてほしいと訴えられるが，子どもは私にではなく母親に受け止めてほしいのであり，それを受け止めてもらえずに怒って不安を訴えている。母親も子どもから投げ込まれる不安を私に受け止めてもらえずに怒っている。そこに母親自身が自分の母親に不安を受け止めてもらえていなかった過去の体験が再演されている。

親子関係に上手くいっていない場合は，親とその源家族との関係や親が子どもの年齢の頃の親子関係にも触れておく。母親と娘の葛藤の背景には母親と母方祖母の葛藤があり，父親と息子との葛藤の背景には父親と父方祖父の葛藤が見られることが多い。人は自分の親との関係からはなかなか自由になれないものである。

母親が父親の源家族を（また父親が母親の源家族を）「あちらの方はとっても病んでいるんです」「それに比べて私の方の家族は健康そのものです」と訴えることがある。これは顕在化しているかまたは潜在的であるかの違いであり，実はそれぞれの源家族は鏡で映すように似ている。配偶者選択というものは不思議なもので意識には上らない深いレベルでの通じ合うものに動かされて人は結婚に踏み切るのではなかろうか。

3. ２回目　「見立てと治療方針の確認」

２回目までには，子どもにはSCT（文章完成テスト）を，親には『そだちのふりかえり（当院で作成したもの A4　２枚)』を書いてもらうようにしている。それをもとに２回目は原則親子別々に話をしている。SCT の内容によっては３回目の発達検査を行うこともある。

SCT は検査というより，記入された内容について面接で深めていき，子どもの気持ちを考えてゆくための糸口としている。SCT を書くのは大変な作業であるが，書くこと自体に自分と向き合うという意味もある。だからであろうか，ちょっと見ただけでいや～な顔をする中高生もいるが，ほとんどはちゃんと書いてきてくれる。面接がかなり進んだ後でも「そう言えば，２回目に書いていたのには『私を苦しめるのは；私自身』と書いていたね？」と持ち出すことがある。ひと山越えた青年は「へえ～そんなこと書いてたんだ」と数年前の自分を不思議そうに振り返る。

「そだちのふりかえり」も，面接の中で親と一緒に辿りながら，子どもがどのような思いで生きてきたのかを話し合うようにしている。これは親の思いの振り返りでもある。話しながら涙が止まらないお母さんもいる。夫への不満が止まらなくなるお母さんもいる。夫婦の諍いの中で子どもがどれだけ大変な思いをしたかに気付く親もいる。

２回目終了までに，主訴の奥にある子どもの情緒，そこへ至った子どもの育ちや家族背景を把握する。それを子どもと親と共有して，大まかな治療の方針を親と子どもに伝える。

いきなり心理療法を開始することは少なく，まずは医師の精神療法から始めることが多い。

Ⅲ　医師の精神療法

1．精神療法で大切にしていること

基本は，症状の背景にある不安や怒りや悲しみなどの情緒を「感じて」「表現して」「受けとめられること」である。しかし，それがさまざまな状況で難しくなっている。

1）ポジティブという呪縛

今の世の中は，大人も子どもも，強さ，速さ，明るさ，ポジティブさが求められている。その逆の，弱さ，遅さ，暗さ，ネガティブさはあまり歓迎されない。しかし人生においてはポジティブと同じだけのネガティブがある。光があれば必ず陰がある。

明るく前向きでノリがいいことが求められている昨今，テレビをつければお笑い番組が常に流れており，観ている人に代わってテレビの観客がドッと笑ってくれる。その裏で放送されているドラマでは必ず観ている人に代わっての破壊すなわち「死」が出てくる。お笑い番組の笑いは年々けたたましくなり，それに呼応するようにドラマはどんどん猟奇的なものになっている。ノリのいい明るさと同時に存在する破壊的な物語との乖離が大きくなっている。

誰もが明るく前向きにポジティブに生きたいと思っている。しかし，いつもそうできるわけではない。ただ，そうなったとしても立ち止まってじっくりと考えることがなかなか難しい。

問題が生じた際にもスピードある解決が求められ，問題の本質をじっくりと考えることが難しくなっている。これは大人も子どもも一緒であり，問題の意味を考える前に対応を求めがちである。「早く元気になりたいからクリニックに行きたい」と子どもが言い（とは言っても，これは親の願望を自分の希望として発した言葉であるが），「どうすれば元通りの元気な子どもに戻りますか？」と親は早期の回復を求める。

現代医療は，為政者にとって必要な「従順な身体」（Michel Foucault, 1975）を維持する目的で発展してきたという経緯がある。そのため，医療に「人間の修理」的意味が求められてしまうのは仕方がないのかもしれない。

しかし，子どもの不適応は，子どものあり方が行き詰っているという実存をめぐる問題である。周囲との関係で子どもの心に何が起こっているのか？　という観点から症状の意味を理解する必要がある。子どもは，それぞれの気質を持って生まれ，家族の中で人に出会い，外の世界にでるに至って友人や教師にめぐりあい，世界を広げているところで何らかのきっかけから不適応になったのである。それらをじっくりと振り返る必要がある。また，よくなるとは「元に戻る」ことではなく「より成長した姿になる」ことである。

親としてはどうしても焦ってしまう。早く回復してほしいと思うのは当然であろう。このような思いからか，すぐに診断を求める親もいる。「ネットに調べた感じでは，ADHD っぽいアスペという感じなんですが，どうでしょうか？」と尋ねられる。これには医者の方にも責任はあろう。アスペルガー症候群を報告したオーストリアの小児科医ハンス・アスペルガー Asperger は診断まで4～5年をかけていた。最近の児童思春期精神科医の中には子どもが座るなり「アスペルガーですね」と診断する医者もいるそうである。安易に「アスペルガー症候群」という診断を下す児童思春期精神科医療に対して，村田豊久先生は「子ども臨床へのまなざし」（村田，2009）という著書の中で警鐘を鳴らしておられる。

あと，これも近代医学の弊害かもしれないが，「原因を突き止めて，その原因を除去すればよくなるはず」と親が言うことがある。一般に父親にこの傾向は強い。「担任が厳しいのが原因で行けなくなったのだから担任を替えれば行けるはずですよね」と力説される。成育環境も含めてさまざまな要素が関係しているので一対一対応の原因結果ではないことを説明し，学校に行けないことで子どもは負い目を感じているので，この状況をまず受け入れた上で，子どもが自らの思いを語ることを待ってほしいと伝える。

【ビネット1】情緒を感じるのが苦手で不安も自覚にしい男子Aくん

腹痛で不登校になるAくん。学校のストレスあるんじゃないの？ と問うても「ないっすよ。学校大好きですもん」を答える。しかし不思議と腹痛が平日のみに生じて，休日は元気に遊んでいる。

不安を感じると子どもたちがよく言う「メンタル弱い」になってしまうのであろう。メンタル弱いは子どもにとっては屈辱的でもあり，身体的不調の方が面子がたつのである。強くありたいと願う小学校高学年から中学生までは特にこの傾向が強い。また親も身体疾患の方が受け入れやすいため精神的または心理的問題ではなく身体の問題になりがちなのであろう。ときには未知なる身体疾患として大学病院で長期の精査をうけたりもする。

また，Aくんはもともと自分の気持ちを表現することが苦手で，夏休みの読書感想文は最も苦手な宿題であった。学校については本来「学校行くべきだけど，学校行きたくない」という葛藤があるはずだが，「学校行くべきだけど，行きたくない」が「学校行きたい」にまとめられてしまい，「行きたいだけどお腹が痛い」という形に変換されて，心理的葛藤になっていないのである。

治療には時間がかかるであろう。「行きたくない」自分をまず自覚できるか？ から始まり，「行かなきゃいけないけど，行きたくない」と葛藤できるか？ が問われ，さらに「行きたくない」に至った学校内での不安にどう辿りつけるか？ ということになる。

2）頼ることの難しさ

不安や怒りや悲しみを自覚したにしてもそれを自分だけでは乗り越えられない。上手くいかない時に人はしかるべき人を頼ることが必要である。自立は孤立ではけっしてない。ただ，この「頼る」ことが頼る側にとっても頼られる側にとってもなかなか難しい。

子どもたちが不安を表現しにくい背景には，たとえ表現したとしても受け止めてくれない大人の存在がある。それは，子どもの不安の訴えによって大人の不安がよみがえるからである。

ささいな子どもの不適応が親を不安にさせて，親はその不安を抱えられずに子どもをしかり飛ばすことがある。もちろんそうなるにはそうなるなりのわけもあり，親自身が育ったプロセスで不安を抱えてもらえなかったことに由来することが多いのである。

母親自身がクラスで仲間外れになるのでは？　と常に怯えていて，母親になった今でもママ友の中で孤立することを恐れている母親は，子どもが「仲間外れになったかも～」という一言だけでなかばパニックになり，「どうしてそんなことになったの？！」と子どもを責めたてたりする。かつて，母親自身は不安になっても自身の母親には相談できず，自分で何とかするしかなかったことがあとあと語られたりする。

子どもが「学校メンドクセ～」と言うと，親の中で不登校→ひきこもり→ニートというシナリオができあがり，「なんてこと言うの！」となってしまう。子どもとしては学校についてちょっと不安になって，その不安が「メンドクセ～」になっただけなので「なんかあった～？」くらいの問いかけで良いのであるが，このように叱責されると子どもの方も「もう言わね～よ」になってしまう。

たとえ親が子どもの不安に共感したとしても最後には説教に終わることも多い。子どもが「不安」「辛い」出来事を訴える時は，状況を聴いて「それは不安だね～」「それはびっくりしたね～」「辛かったね～」とその時の子どもの気持ち共感することを親には勧めているが，これがなかなかに難しい。「それは不安だったね～。でもそういうことって世の中にはあるから乗り越えないとね」とか「確かに不安だよね。でも負けちゃダメ！」とか，著しい場合は「相手の子の方が不安で苦しいかもしれないよ」などと返される場合もある。

なかなか共感のみというのは難しいようである。この関係性は，親－子と並行して治療者－親の間でも起こってしまうので，「この状況でお母さんも私に分かってもらえていないで，説教されていると思っちゃうよね」など呟いて緊張感に水を差すようにしている。

【ビネット２】 安心感がなくて明るさを求める女子Ｂさん

Ｂさんは学校を休みがちになっている。たまに登校する時はハイテンションでクラスメートとキャーキャーと騒ぐ。そのようにキャラ設定をしている。ちょっとでも物思う雰囲気を出すと「どうしたの？　陰キャじゃん」とからかわれるので沈んだ顔は決してできないと言う。無理をしていると疲れも生じ，登校のハードルは上がる。その高いハードルを前に足が竦んでいるようである。自己評価の低さがベースにあり，明るくないと友達になってもらえないのではないかという不安がある。

治療の中では「ありのまま」の自分では受け入れてもらえない，家族の中でも役に立たないと愛される価値がないと思っていた。「ありのまま」でもいいという安心感がずっとなかったことが語られた。

母親は努力して相応の地位を得た人で，自分の生きてきた道のりに自信を持っていた。母親によると母方祖母は病弱であったが，母親がいい成績を取った時は笑顔になった。その笑顔のために頑張っていたが，それがいつしか常に向上することを是とする生き方になっていった。母親の人生もある意味で「ありのまま」ではいられずに努力と達成を常に自らに課するものとなっていた。

「自信」とは，何かを達成して得るものである。一方「安心感」とは，達成できる時もできない時もあるけど「まあいいんじゃないの？」と思える感覚である。

毎回語られる不安を受け止めつつ，母親も元気のない娘をそのまま受け入れつつ「まあ大丈夫かな？」と思えるようになるには時間がかかりそうである。

子育てとは子どもの育ちに寄り添いつつ親自身の育ちをなぞることでもある。Bさんが自らのありのままを受け入れるプロセスは母親が自身のありのままを受け入れるプロセスでもある。子どもの不適応は親の硬直化した価値観を緩めてくれるものでもある。

3）ままならないことの受け止め

人生においては，ままならないことが必ずついてまわる。ままならないことが起こった時，人はどのようにしてそのことを受け入れるのであろうか？

まず，そのようなことが生じたことへの怒りが出る。受け入れがたいわけだから，そのままならなさに対してとにかく怒っている。ひとしきり怒りの時を過ごした後，ままならなさを受け入れざるを得ないとなると悲しみや虚しさが生じる。その悲しさ虚しさをしっかりとサポートされると，そこから徐々に未来に向かって再生してゆく。

怒っている時は，ままならないことに対して「あいつのせい」「社会のせい」と他者を責める。ままならなさを受け入れるようになると悲しみの中で「自分のせいかも」と考えて落ち込む。そこで上手く支えられると「仕方がない」「できることからやろう」と再生していく。

この再生へのプロセスは，その人と周りの人との良好な関係性によって可能となる。まわりが受容的で共感的なら悲しみを経由して支えられて再生に至るが，周囲との関係が悪く，理解してもらえないと思うと怒りのままに留まってしまう。

「なんでこうなのさ！」というイライラした怒りは，周りが「なんでそのくらいのことで怒るの？ バカじゃないの？」とけなしても「だってムカつくじゃん！」とさらに怒ることで自分を守ることができる。一方で「なんでこうなんだろうな～」というしみじみとした悲しみは，周りが「なんでそんなことくらいで悲しいの？ バカじゃないの？」と理解しないとさらにどん底に突き落とされたような気持ちになる。悲しみの方が状況を受け入れているという意味では成熟した情緒ではあるが，打たれ弱い感情でもある。

したがって，周囲が理解してくれないと思っている子どもや傷つきやすさを抱えた子どもはなかなか悲しみを出せないということになる。

【ビネット3】喪失の悲しみがイライラになっていたCくん

Cくんは，イライラが主訴で受診した。Cくんの両親はCくんが2才の時に離別して，それ以来Cくんは母親と一緒に暮らしてきた。Cくんが3年生の頃に，母親には交際する相手ができて一緒に食事などもしていた。母親は再婚を躊躇っていたが，Cくんが「一緒になったら」と勧めてくれたこともあり，交際1年後に再婚に踏み切った。

その頃からCくんはイライラするようになり，以前は仲よく遊んでいた継父の言うことも聞かず反抗的な態度をとるようになった。継父もCくんに怒るようになり，両親の仲も険悪になっているということでの受診であった。

Cくんに家族の絵を描いてもらうと母親と継父が二人で食事をしている絵を描いた。Cくんは？ と尋ねると「外で独り遊んでいる」と答えた。Cくんに母親と二人の時代の話を聞くと，母親と出かけた思い出を嬉しそうに語り，母親が風邪をひいたときに自分が看病したことを誇らしげに話した。

Cくんにとって母親の再婚は，母親との二人の生活を失うことであり，また母親のパートナーという役割を継父に奪われる体験であった。それでも母親に再婚を勧めたのは，母親が継父のことを好きであることがよく分かっていたからなのであった。

母親は，継父が来て家族が増えたのだから失ったという感覚はまったくなかった，と語った。毎週土曜日に母子でゆっくりと外食することをお願いした。外食中Cくんは継父への不満を母親に延々訴え，母親も否定せずに「そうなんだね」とひたすら受け止めた。ひと月経ったある土曜日，Cくんは「ママと二人の時がよかった～」と泣くようになり，その息子の姿に母親も一緒に泣いた。その後は以前のように母親に甘えるようになり，母親も久しぶりに「この子は可愛い～」と思えるようになった。その頃になると継父との関係も安定してきた。

4）自分が変わることの大変さ

精神療法は最終的に子どもが変わることを目指す。

変わると言っても外科的に外から力を加えて変えることでない，子ども自身が変わることの必要性に納得した上で，成長という力も借りながら，周りの大人を頼りながら徐々に変化してゆくのである。

向上心が自己否定だったように変化への要求も現状否定である。「変われ」「変われ」と言われる子どもは「そんなに私ダメですか？」と感じることになる。子どもは今の自分が上手くいっていないことは自覚している。変わる必要も感じているが，変わりたいが変わるのが怖い，変わりたいけど変わりたくない，など気持ちが行き来するのである。その行きつ戻りつを抱えつつ，子どもが自ら変わりたい方に変化する過程を大人は見守っていることが求められる。

先にも述べた，じっくりと自分について取り組めない，取り組まさせてもらえない状況だと，性急に変化を求めることになる。ある時は転居など環境を変えることで，ある時は美容整形で，ある時はすぐに効く薬で，子ども自身の認識の変化ではなく外的状況から変化を加えて事態を打開しようとする。

筆者は，子どもにはあまり変われとは言わない。自分の情緒を理解して表現するだけでも変化はするし，周りの大人が望むように変わるのがいいわけでもない。子どもが自分にとって有用であるように変化することが必要である。治療は子どものためのものであり，大人のためのものではない。よくなるとは元に戻ることではなく，より成長した姿になることである。

【ビネット４】 いつも怒っているＤさん

Ｄさんは，私立女子中学時代からかれこれ５年間当院に通っている。Ｄさんはいつも何かに怒っている。怒りの対象は，高飛車な担任，マナーが守れない学生，口うるさい母親，すぐ怒鳴る父親，できることを鼻にかけている姉，そして役に立たない主治医などである。成育史を辿ると，そもそもＤさんは自己主張が強く親の言うことをなかなか聞かないので，両親はずっと怒って育ててきたらしい。手が出ることもあった。最初は叩くと泣いてきたが，小学校高学年からは叩かれても睨み返すようになっていた。今でもＤさんが不満めいたことを言うとそれに反応して両親が怒り家中が大騒ぎとなる。家庭内に怒りが充満しているようであった。

クリニックでＤさんの怒りを受け止めつつ，両親にもＤさんなりの言い分を受け止めてほしいとお願いしたが，「ほんとにあの子は勝手なんです」と取り付く島もなく，親のカウンセリングも提案したが,「自分たちがなぜ変わらないといけないんですか？」と受け入れてもらえなかった。このようにＤさんも受け入れてもらえなかったんだろうな～と思うと筆者も切なかった。

面接の中で「私も悪いんですけどね～」ということも稀にあるが，基本は怒っている。まだしばらくは怒りを抱える面接が続くであろう。

Ⅳ　薬物療法について

１．薬という幻想

薬物療法は確かに現代の精神科治療の大きな柱ではある。

ただ，症状に対応する薬を処方することのみになると，対処的処置に終始してしまい，症状の意味や背景が理解されないままになる恐れがある。

もちろん，対処的治療がすべて悪いわけではない。現時点での統合失調症の薬物療法は対処療法である。対処的に症状を和らげつつ精神療法とリハビリを使いながら自然治癒のプロセスをうまく進ませるのが統合失調症の治療の基本である。子どもの薬物治療でも，症状を対処的に和らげつつ成長を待つというやり方もあるだろう。

ただ，薬物療法が治療関係における「幻想」を生じさせる場合もある。治療を受ける側は，薬を処方してもらうと治療をしてもらった気分になる。治療する側も薬を処方して治療をした気分になるのである。薬のやり取りのみで治療が行われていると感じる「幻想」は薬物療法をいたずらに長引かせることにもなる。特に日本の医療においては，薬は使いたい放題なので次々と新薬が投入されるのである。

ある時，他院からの患者さんで「今のクリニックだと症状を言うたびに薬がひとつずつ増えていくんですよ」と訴える人がいた。処方を見せてもらうと，抗不安薬・抗うつ剤・睡眠導入剤・

抗精神病薬・抗てんかん薬などすべての種類の向精神薬が入っている。処方をしてもなかなか訴えが治まらない患者さんへの医師のいらだちが処方に現れていた。

2. クリニックでの薬物療法

クリニックでは薬物療法は最低限にしている。使用しているのは1割くらいの子どもで，ほとんどは抗精神病薬を少量処方している。

抗うつ剤は基本使用していない。児童思春期のうつ状態は精神療法が第一選択であること，実際に抗うつ剤を投与しても効果を感じたことがあまりないことが理由である。他院から紹介された青年で離脱しにくい抗うつ剤が入っていると抜くのに数年以上かかることもある。

抗不安薬や睡眠導入剤もほぼ処方しない。ベンゾジアゼピン系を投与すると酩酊状態になり脱抑制が生じることがあることと依存性があるからである。

覚醒作用のある薬は使わない。処方できないように認可を取っていない。全世界中で使用され，厚生省も認可しているとはいえ，覚醒作用のある薬を使おうとは思わない。30年くらい前に落ち着きのない子どもに一度使ったことがあった。確かに朝に服用すると午前中は驚くほど落ち着いていたが，午後になるといつも以上に落ち着きなくなるのであった。その時に小学校低学年の子が「ヤクが切れた～」と叫んでいたのである。たとえ徐放剤になったとしても使おうとは思えない。

それでは，どのような薬を使っているのか？ 先にも書いたように抗精神病薬少量である。抗精神病薬と聞くと「精神病」の部分がクローズアップされて「どんな劇薬なのか？」と思われるかもしれないが，上記に述べた薬よりも安全性は高い。児童思春期で起こる不安はレベルの深い不安である。レベルの浅い不安が失敗することへの不安だとすると，レベルの深い不安は存在が脅かされることへの不安である。子どもは大人に比べて空想する力があるので必然的に抱く不安も深いものになるので，深いレベルに作用する抗精神病薬を少量処方することにしている。

よく処方するのは，イライラの強い男子などにリスペリドンの水薬0.5ml（0.5mg）のチューブを処方して1日1回夕食後に2～5滴服用してもらう。1本で大体10滴なので0.1～0.25mgくらいである。リスペリドンという薬は12mgまで処方するのであるが，この量でも十分に効果はある。

処方についての説明の仕方も大切であり，薬でイライラを抑えると告げると「薬なんかに抑えられてたまるか！」という気持ちが起こって薬の作用と拮抗することになる。イライラして嬉しい子どもはいないわけなので本人もイライラを抑えようとはしている。その抑えようとする気持ちをほんの少し後押しする薬と説明する。薬に過剰な期待を持たせないように説明して，あくまで本人の力が第一と言うと大体のケースでは効果がある。

また，多くのイライラの背景にはこれまで述べてきたように不安がある。その不安なところまで子どもと共有して使用すると量はさらに少なくできる。

緊張の強い子どもには，ペロスピロン4mg錠を1日1回夕食後に半錠処方することが多い。これも子どもの持っている緊張感を十分に共有した上で処方するとこれくらいの量でも効果がみられる。

3. 脳科学について感じること

バラエティー番組でも脳科学者が出演してドパミンやセロトニンなど脳内物質につて話すようになった。先日，外来に来たおじさんが「ちょっと元気ないのですわ～」「セロトニンがドバ～とでるような注射を一本打ってくれませんかね～」と訴えた。それくらい脳内物質についての啓蒙活動は進んだようである。

ただ，昨今の脳科学のもてはやされ方を見ると，「自然科学はおよそ現実いっさいの基層を認識する」行き過ぎた科学主義が危惧される。確か分子レベル～超弦理論での解明は科学の宿命であり，また真実が開けてゆくさまがワクワクするものではあるが，これが行き過ぎると「自然科学以外のいっさいの認識は，自然科学の認識に還元されなければならない」（Markus Gabriel, 2013）ということになる。

精神医学も分子レベルの実証的精神医学が主流となっている。そういった流れの中で脳科学が取り上げられることが多くなったのであろう。ただ，実証できることが増えたとしても人間の実存までは解明されえないのではないか？ デカルトの二元論，コギト以外を疑いそれらを認識の対象としたところから科学がはじまっているのであるから。それとも，もしかしたらコギト自体を科学の対象にする世の中が来るのであろうか？

V　心理士による心理療法の導入

クリニックでは，これまで述べたような精神科医による精神療法と最小限の薬物療法を行っている。クライアントの中には葛藤が心の奥の方にあり，そこに触れるには治療者・治療室・頻度・時間などの構造をはっきりさせた専門性の高い面接が必要になってくるケースがある。そのようなケースは臨床心理士による心理療法を行っている。

乳幼児～中学生までは親のカルテも作り，子どもが心理療法を受けている間に親の精神療法を行っている。ひとつには，子どもだけでなく家族自体も心理療法の過程で変わってくるからである。もうひとつは，子どもが変化してくると家庭でもそれまで出せなかった情緒を出すようになるので，それを家族に受け止めてもらうためである。強い怒りや激しい甘えが出た時に，それらを受け止めてもらうためにはその意味を家族が十分に理解しておくことが必要である。意味の中には三世代～四世代にわたる葛藤が関わっていることもある。

高校生以上は原則的には子どものみで来院していただくことにしている。この年代になると，家族関係の中での思いもあるが，子ども自身がこれからどう世の中を向き合っていくか？ がテーマとなるからである。もちろん，家族の葛藤に取り込まれて身動きが取れなくなっている高校生や大学生もおり，その場合は家族も含めた面接が必要になってくる。年々そのようなケースは増えている。

子どもが治療者ではなく親に気持ちを受け止めてほしいという場合もままある。特に中学生までは子どもからすると専門家に共感してもらうよりも身近な親にわかってほしいと思うのは当たり前である。そのような子どもはクリニックに来たがらず，親のみが来院することになる。子どもの気持ちを受け止めるために親も自身の親との関係も含めて自分の心を振り返りたいという方は親のみの心理療法も行っている。

親子関係に対しての支援や介入が必要な場合は，親子を対象にしたフィリアルセラピーという心理療法も行っている（第９章参照）。

＜付記＞　本文中のケースはいずれも架空のものである。

文　献

Michel Foucault（1975）．Surveiller et Punir-Naissance de la prison, Gaillimard. 田村俶（訳）（1977）。監獄の歴史―監視と処罰―．新潮社．

村田豊久（2009）．子どもの臨床へのまなざし．日本評論社．

Markus Gabriel（2013）：Warum es die Welt nicht gibt, Berlin Ullstein. 清水一浩（訳）（2018）．世界はなぜ存在しないのか．講談社．

第２部

クリニックにおける心理療法の実際

第4章

児童精神科における精神分析的心理療法の実践

——EBMから捨象された領域——

吉沢伸一

I　はじめに

Evidence Based Medicine（以下，EBM）の展開は，臨床家自身の心や経験を十分に使い考えることを衰退させたのではないか，EBMで括れないものは捨象されることになったのではないか，と筆者は危惧している。とりわけ子どもの場合，さまざまな症状や，問題行動の背後には，多くの場合，葛藤，葛藤することもできない原始的情動が関与している。症状とそれに起因する諸問題は，早期の母子関係を含め，重要な他者との関係性の中で生じ，こじれて複雑化している（器質的問題が絡むとなおさらである）。この領域を考慮せず，目に見える症状や問題行動をマニュアル的に判断し対応する実践もあるようだ。この危機的状況で，力動的精神医学・精神分析臨床の実践は何らかの貢献ができる余地があると考えられる[注1]。

精神分析的な臨床実践は，顕在化している症状・問題行動の背後にある潜在的な情動的な問題を，再び治療関係の中で紐解き，取り組み直して，心の成長を促進するアプローチである。子どもは真の苦悩を言語化することは難しいが，固有の心的世界（空想世界）の中で外的・内的な諸々の情動的問題を処理している[注2]。言語化できない葛藤，言葉以前の情動的混乱は，測定し数値化できない。傍らにいる治療者の心を使用し感知し，経験を内省し吟味し，把握できる類のものである。

本小論では，精神分析的心理療法の実際を提示し，（1）顕在的問題の背後にある潜在的問題が治療関係の中ではいかに展開するのか，（2）治療的道具である治療者自身をいかに使用すること

注1）EBMから捨象されたと言うものの，実際に欧米諸国においては，子どもを対象に実施された精神分析的アプローチの効果研究も積み重ねられ，その効果は実証されている（たとえば，Cregeen et al., 2017：Midgley, 2009）。今後わが国においても効果研究を行うことになるだろう。本小論においては，「EBMから捨象された領域」とは，数値化できない，効果研究の遡上には載らない治療的交流と位置付けておきたい。

注2）近年の臨床の現場では，中核的な自閉症ではないにせよ，自閉性の病理をもつ子どもが増えてきているように思われる。彼らは，情動的問題を処理するのに十分な心的空間を保持していない。このような子どもたちへの精神分析的アプローチの実践も蓄積されている（たとえば，Alvarez, 1992, 2012：Alvarez & Reid, 1999：Meltzer et al., 1975：平井，2009：松本，2017）。一方，重篤な虐待や過酷な剥奪的環境に置かれた子どもも，異なる性質で，あるいは類似した性質で心的空間の保持が困難となる（Boston, M. & Szur, R., 1983：Rustin, M et al., 1997）。

が患児の心の成長に寄与するのか，この二側面に焦点化し考察を行い，EBMから捨象された側面に光を当ててみたい（本小論では，子どもの精神分析的心理療法の初学者，あるいは興味があり学びたいと考えている者が読者の中にいることを想定し，基本的な文献を随所で提示している。これらの参考文献に一通り当たることで，子どもの精神分析的心理療法を実践する上での基礎知識が得られるよう工夫した）。

Ⅱ　事例

個人情報の匿名化に最大限配慮し，プライバシーにかかわる情報については加工を施した。なお，事例の公表にあたり，本人および保護者より承諾を得た。

1．事例概要

患児：A（6歳男児）。**主訴**：パニックとなり物を壊したり暴言を吐く。他児への暴力。他者の気持ちが分らず，集団行動ができない。**臨床像**：アトピー性皮膚炎のためボリボリと身体をかくことが多く，生気がない印象であるが，同時に目つきは鋭く周囲を威嚇している印象もある。**家族**：40代後半の両親，1歳年上の姉，Aの4人暮らし。母親は専業主婦，父親は会社員。**現病歴・成育歴**：出生時の問題はないが，母親は産後うつを発症し，1年間は母方祖母などが養育にあたった。Aは0歳から保育園に入所した。母親は，姉を可愛がり，Aには厳しく叱ることが多かった。姉は，利発で母親にとっては手がかからないが，Aは，マイペースでこだわりがあり，言われたことをスムーズにできなかった。3歳児健診でAは多動が指摘されたが，経過観察となった。母親の産後うつと情緒的問題に，姉とAの発達・能力の違いも加わり，Aの育て難さから，母親は不適切な感情的な言動で関わらざるを得なかった。保育園卒園時に，母親の具合は改善傾向にあったが，そこではじめて保育園でAが孤立していること，先生に怒られてばかりいることを知った。就学後の学校不適応，他児への暴力，家でのパニックを主訴に来院した。**治療構造**[注3)]：主治医の診察を経て，症状の背景にある情緒的問題にアプローチする精神分析的心理療法が筆者に依頼され，5回のアセスメント・セッションの後に導入された。週1回45分。面接室にて，A専用の箱と文具・家族人形・粘土等を用意した。主治医が家族マネージメントを担当した。筆者は，学期に1回程度（年3回）両親との振り返り面接を実施した[注4)]。母親は，他機関でのカウンセリングが終了した1年後に，当院にて隔週の頻度で，別の女性心理士による，Aへの関わりや自身の情緒的課題に焦点づけた面接[注5)]が開始された。

注3）わが国で実践されている多くのプレイセラピーでは，広いプレイルームにたくさんの玩具が準備されていたり，身体を動かす道具が設置されているが，精神分析的心理療法を実施するにあたりそれとは異なる固有の設定がある（鵜飼，2010：脇谷，2018）。

注4）定期的に実施される養育者との振り返り（フィードバック）面接の設定は，子どもの精神分析的心理療法を実践する上で非常に重要な役割を果たしている（鵜飼，2010：吉沢，2019）。

注5）子どもの精神分析的心理療法を導入する際の養育者や家族のサポートは，実施する施設と家族の状況を考慮して，臨機応変に設定される必要がある（Tsiantis, J. et al., 2000）。

2. アセスメント・プロセス[注6)]

1）初回面接

母子同室で実施された。主訴・成育歴等を主に聞く間，A は粘土をいじり渦巻状の貝を作成した。母親は，昨日も宿題をできずに，また歯磨きをしたくないと A がキレて，母親も怒り，さらに A が暴れたことを報告した。また A は，被害感も強いとのことだった。姉は利口で，A とは対照的だと母親は話した。

2）２～５回目

A は自由に遊ぶことができず，算数の問題を紙に書いて勉強を始めた。A は一人で作業しているようで，筆者は関われる感じがまったくなかった。A は，一桁からはじめ，億単位の問題に取り組むができずに困惑した。筆者は，「自分もお姉ちゃんのように勉強をしっかりとやれることを示したかったのかもしれない」と伝えるが，A はどんどん難しい問題をやり困惑し苛立った。筆者は，「A の生活が，自分で何とかしようとしても，どんなにできないことの連続なのかを教えてくれているのだと思う」と伝えた。それでも必死で続ける A から，筆者は切ない気持ちにさせられたが，噛み合った関わりの手ごたえは依然として持てなかった。紙をハサミで切ったり，色を塗ることも不器用で，苛立ち紙を殴り書きし切り裂いた。しかし，最後はゴミ箱に捨てた。筆者は「先生の前では暴れたりしないで，いい子でいたい，嫌われたくないのだと思う」と伝えた。A は特に反応しなかったが，家で「どうせ俺のことなんて嫌いなんだ！」と言ったことが母親から主治医に報告された。

3）見立てと方針[注7)]

母親の産後うつおよび情緒不安定な関わりにより，A の自我は脆弱で，内的には混乱しているが，薄い殻のようなもので保護している。ゆえに，外界の刺激を容易に被害的に感じやすく，未分化な情動が突出してしまう。姉との差異や不器用さも加わり，無力感が強い。万能的に対処しようとするが，すぐに破綻し，無力な自己に直面し怒りが突出してしまうという悪循環に陥っている。この循環が対人関係で繰り返されてしまうため，他者と安心した情緒体験を持つことが困難である。概して，自我の脆弱性ゆえの安全感の欠如が根底にある。まずは A の内的な安全感を育むことが目指され，母親のサポートの必要性も考慮された。

注6）アセスメントには，子どもとその家族をアセスメントする包括的アセスメントと，子どもの精神分析的心理療法を実施する上でのアセスメントの二種がある（鵜飼, 2010）。また,『精神分析研究』（2019）に掲載されている，「特集 子どもの精神分析的心理療法（2）　子ども・思春期の精神分析的心理療法のアセスメント」は，アセスメントのエッセンスを理解する上で非常に役立つ。

注7）見立ては，当然のことながら，個々のケースに応じて千差万別ではあるが，木部（2012）の「こころのルーレット」や平井（2018）の「境界例系／発達障害系／混合型」といった着想は，われわれが見立てをおこなう上での大枠での理解を提供している。

3. 心理療法プロセス

第１期（1 年生冬～２年生夏休み：1 回～ 28 回）

初期の頃は，算数の計算問題や，紙を切り刻むことを，アセスメント期と同様に続けた。また，セッションの途中でトイレに行き大便をすることが多かった。A の箱は，たくさんの数字が乱雑に書かれてクシャクシャになった紙や，切り刻んだ紙くずで，あっという間に一杯になった。A は「でも綺麗好きなんだ」と述べた。筆者は，「A の心の中もこのようにゴチャゴチャした部分があって，何とか綺麗に整理したいのだと思う」と伝えた。その後，少し安心したのか，部屋を散策し，より自由に絵を描くようになった。

A は，熱帯魚が好きだと 4 匹の魚を描いた（図 1）。どの魚も身体中がトゲトゲしていて，お互いが触れると，すぐに傷つけ合う関係性が表現された。まさに家族や学校での彼のあり様を示しているかのようだった。あるセッションで，A は紙を丸めて作成した剣を振り回すときに，思わず筆者の頭を叩こうとし，とっさにやめて自分の顔を叩いた。筆者は，「自由に自分を出し過ぎると，先生を傷つけてしまう，そして先生が怒ってやり返さないか心配になったみたい」と伝えた。それから A は筆者から距離をとり，離れた席に座ったり，一人で遊ぶことが増えた。また，筆者の椅子の下にもぐり，筆者の足を掴み，「家にロボットの玩具があってそれで遊んでいる」と述べた。筆者がいつ反撃してくるか危険なので，生きていないロボットにされてしまったようだった。別の回では，部屋に飾ってある造花を手にとり，偽物か本物かを筆者に尋ねた。筆者は，生きた対象は危険であるが，死んだ対象のままでも嫌で，関わりを求めている A もいることを感じて，それを伝えた。

第２期（2 年生夏休み明け～３年生春休み：29 回～ 53 回）

A は，休み明け，床に寝転がり足を開いて，赤ちゃんの頃はオムツを履いていて，「おしっこをトイレにいかずにジャーとできたんだ」と述べた。また，「おしっこがビームになったんだ」と，紙にゴジラを描きだした。口からはビームが出ている。さらに，ゴジラを倒そうとする自衛隊を，何回かに渡り描いた（図 2：A4 サイズ 7 枚分）。筆者は，乳幼児期の A の体験が表現されているように感じていた。さらに A は，複数の紙をつなげて描き続け，最終的には，二体のゴジラが戦い，その背後から自衛隊の戦車や戦闘機がそれぞれのゴジラを攻撃する絵を数カ月にわたり描き続けた。A は，他の遊びをすることも時折あったが，ほとんどの時間は描くことに没頭した。筆者は，A の描いたものにコメントしたが，没頭している A からはほとんど無視されるだけであった。この時期の筆者は，自閉傾向のかなり強い他の患者が，毎回一週間の報告を一方的に筆者に語り続け，筆者はそれを一方的に聞かされ続けることを想起するほど，A との接触感のなさを強く感じざるを得なかった。一方で，乳幼児期以来，A が情緒的に抱えられることのない戦場のような世界に孤独に戦ってきたのだろうと感じ痛ましく思ってもいた。その戦場の中の A を助けることもできない無力感や絶望感を，筆者は次第に感じるようになっていった。

数カ月後に絵が完成したとき，筆者は「A の心の中は戦いでいっぱいみたい，でももうその戦いをやめたいと感じているんだと思う」と伝えた。A は粘土で深海にいる奇怪な生物を二つ

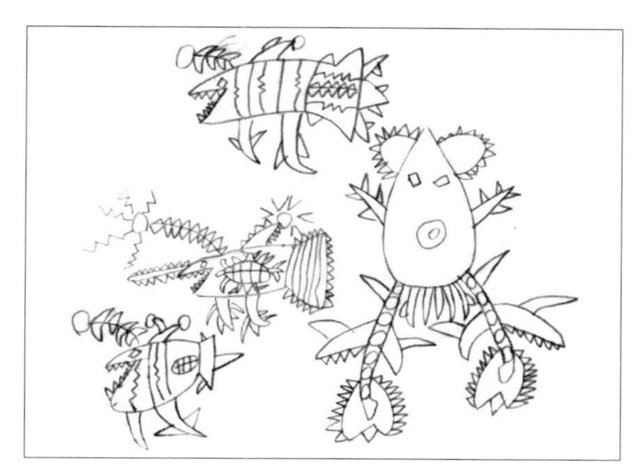

図1　4匹の熱帯魚の描画

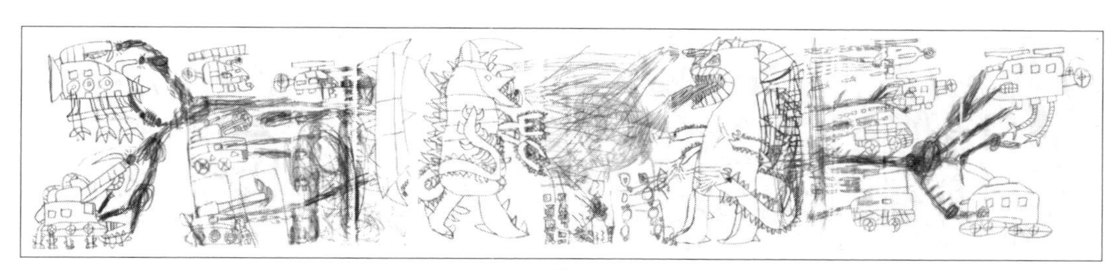

拡大

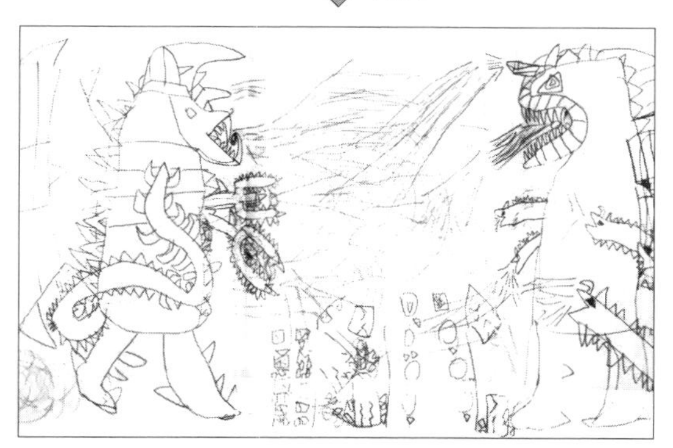

図2　ゴジラの戦いの描画

作成した。Aは映画『シン・ゴジラ』について話した。ゴジラはもともと深海魚だったが，人間が生み出し海底に捨てた放射性物質の影響で，突然変異がおきゴジラになったのだと教えてくれた。筆者は，「Aがキレやすく暴れてしまうのは，もともとは自分のせいじゃない，どうしてこんなことになっちゃったんだと思っているんだね」と伝えた。

次の回Aは，二つの海底生物が，戦いあうのではなく，餌を分けあうと話したが，実はその餌には猛毒が入っていたと述べた。このように，Aが筆者との情緒的な接触を経験すると，よいものとして一度は体験されるが，すぐに信頼のおけない危険なものに変容してしまう展開が幾度も繰り返された。その度に，筆者との距離を置き，筆者は関われなさを経験することになった。しかし，途中に頻繁にトイレに行き大便をしていたＡだが，ほとんど行かなくなり，その代わりに，部屋でかなり臭いおならをすることが多くなった。Ａが表現した猛毒とは親密な関係性を悪化させる含みがあるが，それが面接室の二人の関係性にも持ち込まれた。それまでＡがたびたび大便をするために部屋から退出していたのは，治療関係を悪化させる不安要素を排泄し面接室に持ち込まないようにするためであり，面接室に充満する悪臭を放つＡのおならは，それに取り組むことのできるＡと筆者の関係性が構築されはじめていることを意味していた。

第３期（３年生春～４年生秋：54回～83回）

Ａは机上でミニカーを出し，ぶつけ合うことが多くなった。筆者にも一緒にやるように言い，二人でぶつけ合った。Ａは手加減したり，力任せにやったり，はじめは楽しい感じであったが次第に強くやり過ぎ，筆者の表情を伺い「ごめんなさい，ごめんなさい」と幾度も謝った。この遊びは何度も繰り返された。筆者は，「先生を傷付けないように，自分を思いっきり出せないんだね。抑え過ぎるか出し過ぎるかで，力の加減が難しいね。思いっきりやってしまうと，先生を傷つけて，先生が反撃して，関係が壊れてしまうと感じているのかもしれない」と伝えた。Ａは，「友達と学校で喧嘩したときに，お母さんが，これ以上やったら僕と一緒に死ぬって言ったんだ」と述べた。筆者は，どうしようもないやりきれなさと，身動きの取れなさに襲われた。そして，この経験が母子間での膠着した悪循環と関連していて，そのことを筆者に何とか伝えようとしているＡがいることを強く実感した。この時期，Ａは「人を殺してしまう」という強迫観念に苦しみ，向精神薬が一時的に処方された。症状はすぐに治まった。筆者は，「自分を思いっきり出してしまうと，先生との関係を壊してしまう，それと『人を殺してしまう』と思ってしまうことは関係していると思う」と伝えた。また，「人を傷付けないように，自分を押し殺さないといけなくなっている」とも伝えた。Ａは，「もっとここで遊びたいんだよ！ 45分じゃ足りないんだよ！」と筆者に訴えた。Ａが自分の要求を強く主張するのははじめてのことであった。

筆者はＡと確かな接触感があったが，次の回，以前のゴジラの戦いの絵（図２）を取り出し，「結局みんな死んで生き残らない，『得体のしれないもの』がやってきたんだ」と述べた。筆者はＡから大きな絶望感を感じた。筆者は，「この部屋でもゴジラの戦いが起きていて，先生とのいい関係に少し気づいても結局は壊れてしまうと感じているんだと思う，でも本当は戦うことではない関係を持ちたいＡもいるし，戦い傷つけ合わないでもいられる関係がＡに必要なんだと思う」と伝えた。その後，Ａは「へのへのもへじ」を描き，「戦争って，敵とか味方とかない，自分の相手はみんな敵だ」と述べた。「へのへのもへじ」は，筆者を対象として直視したことを意味していたが，「得体のしれないもの」と困惑しているＡでもあり，未だに信用ならない筆者であるようだった。Ａにとっての見守る「生きた対象」になりきれない筆者がいるようであった。

それからしばくして，Ａは「へのへのもへじ」の顔の野球選手をひとり描いた。次の回，独りで壁打ちのバッティング練習をする人を描いた。筆者は，「独りじゃなくて，先生と一緒に野球をしたいＡがいる」ことを伝えると，紙をまるめてボールを作った。独りでボールを上になげては取ることを繰り返すＡに，「一緒にやることを求めているＡがいる」と伝えると，Ａは嬉しそうに筆者にボールを投げた。その後，キャッチボールが続き，紙を丸めてバットを作り，野球をすることになったが，A はこれまでにない生き生きとした表情を見せはじめた。筆者は，A にとって「得体のしれないもの」ではない「生きた対象」として経験されはじめた。狭い面接室の中で，A は力の加減をしながら，主体的に野球を楽しむことになった。この時期には，学校でのトラブルは消失し，同性の仲間ができ，主体性は以前よりも発揮されていた。家庭でも暴れることは少なくなったが，思い通りにならないとキレて，依然として母親とぶつかることは幾分残っていた。両親との振り返り面接の中では，思っていることを言葉にして伝えることを，セラピーと家庭での目標として，その後も A のセラピーは継続された。さまざまな局面で，思い通りにいかなくても投げださないこと，過度に自分を抑えたり，出し過ぎるという，極端ではない自己表現を，A と筆者の関係性を通して模索する交流が続いた。

Ⅲ　考察

1．顕在化している問題の背後にある潜在的な問題の理解――「子どもの心的世界」注 8)

攻撃的である一方で，被害感も強い傾向の A の心的世界は，敵も味方もない戦いの世界に彩られていた。それは A が描いた「4 匹の熱帯魚」と「ゴジラの戦い」の描画で明確に示されている。主訴は，「パニックとなり物を壊したり暴言を吐く」「他児への暴力」「他者の気持ちが分らず，集団行動ができない」ことであったが，その顕在的問題の背景にある潜在的問題が，治療プロセスの中で浮き彫りになった。まさに，傷つけ合い戦い続ける安全感のない心の世界であった。A の他者との関わりをすぐに攻撃として経験してしまう傾向，また自分が関わると他者や世界をすぐに破壊すると経験してしまう傾向は，安心感や安全感のない世界に住んでいる所以であった。

第 3 期で A が表現した「結局みんな死んで生き残らない，『得体のしれないもの』がやってきたんだ」という言葉は，根底にある本質的な問題であろう。つまり，心の世界の中では，「生きた対象」との持続的な交流がなく，関わる対象が，よい対象なのか，悪い対象なのか，不確かだという混沌とした状態である。これは，自己および他者への信頼感のなさにつながっている。このことを考慮すると，A の攻撃的側面は，そのような混沌とした世界の中で自分の身を守るためであり，他者を憎んでいるのではない。また，深海魚が放射能で汚染されゴジラになったように，自分でもどうにもできない破壊性を植えつけられている感覚がある。そのために他者と関わらないという自己防衛が，集団行動ができないこととつながっていた。一方，他者への関わりの希求性は，即座に危険なものとなっていた。これは，A の敏感さという器質的な問題に，養育状況の影響が加わったことによるものであろう。産後うつの母親にとっては，A は「得体のしれないもの」であったかもしれないし，A にとっても母親をそう体験してきた側面があるだろう。また，治療プロセスの転移状況においては，A にとっては筆者は，まさに「得体のしれないもの」

注 8）子どもの発達は，環境，神経的発達（認知機能），心的発達（対象関係）の 3 領域の相互作用からなると考えられる（木部，2006）。

であったが,「生きた対象」との持続的な関わりが展開した。この内的な変化は，外的な日常生活での諸問題を幾分修正することに寄与したと考えられる。

2.「治療的道具としての治療者」から「複数の大人で見守る環境」へ ――包容機能[注9)]

Aの戦いに満ちた心的世界に触れることで，筆者は，Aが抱えている無力感や絶望感を経験し続けることになった。これこそが，放射能に汚染されたAの経験そのものだったのだろう。そして，幾度も情緒的接触がある度に，Aは筆者から距離をとり，筆者は関われなさを感じた。Aにとって他者と親密に関わることほど危険なことはない。戦いの世界の住人となっているAにとって，親密さに触れる経験は，求めてはいるものの，信用しては裏切られ破壊される「得体のしれないもの」であった。そのため，Aは自分の欲求を押し殺しつつも，それが破壊的に漏れ出てもいた。その狭間で苦しむAのやりきれなさと身動きの取れなさを,筆者は実感していった。

Aの顕在的な問題行動に目を奪われると，戦いの世界が現実化してしまう。潜在しているAの心の叫びや痛みを受け取る確かな他者は，現実にもAの心の世界にも生存し得なかった。ゴジラは破壊的で危険であるため，当然のことかもしれない。治療では，ゴジラが抱えている哀しみの歴史に目を向ける必要があった。そして筆者の「生きた対象」としての持続的な関与は，時間をかけてAに少しずつ内在化され，心の安全感が育まれはじめた。

その上で必要不可欠なのは，家族の協力である。子どもの心理療法を成立させるには,「家族へのサポート」と,「家族からのサポート」なしでは不可能である。本事例では，主治医の家族全体のマネージメント（投薬や環境調整など)，母親面接（Aへの関わり方や母親の情緒的問題への対応)，筆者の両親との振り返り面接という多面的なサポートが実施された。また，これらのサポートにおける中心軸は，心理療法で展開しているAの心の世界をAと家族に関わる医療チームで共有し，さらに両親とも少しずつ理解を共有し，Aと母親あるいは学校で展開している悪循環の関係性から脱するために，徐々に「複数の大人で見守る環境」を提供していくことであった。このことは，乳幼児期以来不十分であった包容的な環境を，限界を見据えつつも，再構築しようとする協働的な営みである。この環境の中で,親密さを破壊する「得体のしれないもの」に対する不安は幾分緩和され,「関わり＝攻撃・戦い」ではない世界が広がりはじめた。

Ⅳ　おわりに

患児の心の成長を育むためには，症状の除去や，トレーニングによる行動変容に焦点化するだけのアプローチでは，手が届き難い症例も少なからずある。本小論では，その領域に，力動的精神医学あるいは精神分析的な臨床実践が役立ち得る可能性を示した。われわれ臨床家は，患児とその家族から学ぶことなしに，本質的な理解には到達できないことを，見失ってはいけないのだろう。

注9）ここで言う包容機能とは,Bion（1962, 1963, 1965, 1970）により論じられた「コンテインメント」や「α機能」を示しているが，子どもの臨床実践においては平井（2011）と吉沢（2018）の論述が役に立つ。

＜付記＞
A君およびご両親に事例の掲載を許可いただきました。こころより感謝申し上げます。なお，本小論は，「児童青年精神医学とその近接領域」（児童青年精神医学会，2019：60（4）90-95）に掲載された論文を加筆修正したものである。

文　献

Alvalez, A.（1992）. *Live Company*. Routledge. 千原雅代・中川純子・平井正三（訳）（2002）．こころの再生を求めて―ポスト・クライン派による子どもの心理療法．岩崎学術出版社．

Alvarez, A.（2012）. *The Thinking Heart: Three levels of psychoanalytic therapy with disturbed children*. Routledge. 脇谷順子監訳（2017）．子どものこころの生きた理解に向けて―発達障害・被虐待児との心理療法の３つのレベル．金剛出版．

Alvarez, A., & Reid, S.（Eds.）.（1999）. *Autism and personality: Findings from the Tavistock Autism Workshop*. Taylor & Frances/Routledge. 倉光修（監訳）（2006）．自閉症とパーソナリティ．創元社．

Bion, W.R.（1962）*Learningfrom Experience*, London: Heinemann; reprinted in paperback, Maresfield Reprints, London: H. Karnac Books（1984）．福本修（訳）（1999）．精神分析の方法Ｉ―セブン・サーヴァンツ．法政大学出版局．

Bion, W.R.（1963）*Elements of Psycho-Analysis*, London: Heinemann; reprinted in paperback, Maresfield Reprints, London: H. Karnac Books（1984）．福本修（訳）（1999）．精神分析の方法Ｉ―セブン・サーヴァンツ．法政大学出版局．

Bion, W.R.（1965）*Transformations*, London: Heinemann; reprinted in paperback, Maresfield Reprints, London: H. Karnac Books（1934）. 福本修・平井正三（訳）（2002）．精神分析の方法Ⅱ―セブン・サーヴァンツ．法政大学出版局．

Bion, W.R.（1970）*Attention and Interpretation*, London: Tavistock Publications; reprinted in paperback, Maresfield Reprints, London: H. Karnac Books（1984）. 福本修・平井正三（訳）（2002）．精神分析の方法Ⅱ―セブン・サーヴァンツ．法政大学出版局．

Boston, M. & Szur, R.（Eds）（1983）. *Psychotherapy with Severely Deprived Children*. Routledge and Kegan Paul. 平井正三・鵜飼奈津子・西村富士子（監訳）（2006）．被虐待児の精神分析的心理療法―タビストック・クリニックのアプローチ．金剛出版．

Cregeen, S., Hughes, C., Midgley, N., Rhode, M. & Rustin, M.（2017）. *Short-term Psychoanalytic Psychotherapy for Adolescents with Depression. A Treatment Manual*. Karnac Books.

平井正三（2011）．精神分析的心理療法と象徴化　コンテインメントをめぐる臨床思考．岩崎学術出版社．

平井正三・西村理晃（編著）（2018）．児童養護施設の子どもへの精神分析的心理療法．誠心書房．

木部則雄（2006）．こどもの精神分析　クライン派・対象関係論からのアプローチ．岩崎学術出版．

木部則雄（2012）．こどもの精神分析Ⅱ　クライン派による現代のこどもへのアプローチ．岩崎学術出版．

木部則雄・平井正三・鵜飼奈津子・黒崎充勇・飛谷渉・脇谷順子・松本拓真（2019）：特集 子どもの精神分析的心理療法（2）　子ども・思春期の精神分析的心理療法のアセスメント．精神分析研究　63（1）1-43.

Meltzer, D., Bremmer, J., Hoxter, S., Weddell, D. & Wittenberg, I.（1975）. *Explorations in Autism*. Clunie Press. 平井正三（監訳）（2014）．自閉症世界の探究　精神分析的研究より．金剛出版．

Midgley, N., Anderson, J., Grainger, E., Nesic-Vuckovic, T., & Urwin, E.（Eds.）（2009）. *Child Psychotherapy and Research: New Approaches, Emerging Findings*. Routledge 鵜飼奈津子（監訳）（2011）．子どもの心理療法と調査・研究　プロセス・結果・臨床的有効性の探究．創元社．

松本拓真（2017）．自閉スペクトラム症を抱える子どもたち―受身性研究と心理療法が拓く新たな理解．金剛出版．

Rustin, M., Rhode, M., Dubinsky, H. & Dubinsky, A.（Eds）（1997）. *Psychotic States in Children*. Routledge. 木部則雄（監訳）（2017）．発達障害・被虐待児のこころの世界　精神分析における包括的理解．岩崎学術出版社．

Tsiantis, J., Boethious, S., Hallerfors, B., Horne, A. & Tischler, L.（Eds）（2000）. *Work with Parents: Psychoanalytic Psychotherapy with Children and Adolescents*. Routledge 津田真知子・脇谷順子（監訳）（2019）．

子どもと青年の心理療法における親とのワーク―親子の成長・発達のための取り組み．金剛出版．
鵜飼奈津子（2010）．子どもの精神分析的心理療法の基本．誠信書房．
脇谷順子（2018）．子どもの治療における治療構造と設定　特集 治療構造論再考．臨床心理学　18（3）269-273．金剛出版．
吉沢伸一（2018）．経験から学ぶこと：考え読けることの難しさ　特集 子どもの精神分析的心理療法：学ぶことの意義．精神分析研究　62（1）38-44．
吉沢伸一（2019）．子どもの精神分析的心理療法プロセス．In, 木部則雄（編著）．精神分析／精神科・小児科臨床セミナー総論：精神分析的アセスメントとプロセス．福村出版．

第5章

親子並行面接という協働

——投影同一化から相互浸透性へ——

岡本亜美

I　はじめに

子どもの心理療法では，両親あるいは養育者（以下，親）の機能に頼る部分が大きい。治療機関への送り迎えといった現実的なサポート，こころ揺さぶられる局面でも治療の維持に協力できるしなやかさなどにそれは見出される。しかし実際には，治療者である私たちが子どもと出会うとき，親もまたその機能を低下させていることが多い。

個人の健康が身近な人の健康と相互に影響しあうことは，夫婦や友人関係を考えてもイメージしやすいだろう。私たちは案外たやすく相手のこころに侵入したり，されたりしてしまう。そしてしばしば「自分」を見失う。ましてや親子である。

子どもの治療者である私たちは，親子の境界というものがいかに曖昧で，その繋がりがいかに理不尽かを知っている。「好きでこんな家に生まれたんじゃない」「親でもないくせに」，子どもたちは治療者とつながりはじめると自分がこの家庭に，この性別に生まれたこと，大人とはまるで非対称にみえる子どもであることの理不尽さを切実に訴えはじめる。彼らの言葉は事実であり，親子がともにその機能を低下させるように，私たち治療者もなすすべもなく胸をえぐられ，身体，あるいは皮膚という境界に直接触れずに彼らのこころと関わるにはどうすればいいのか苦悩し，ときに侵入しあい，互いに「自分」とそうでないものの区別を失う。

精神分析家のウィニコット Winnicott は，ピグルと呼ばれる子どもの治療記録のなかで，私 me と私でない not-me ことの境界に取り組む子どもと，それをどう手助けするか思いを巡らす治療者の交流を詳細に描いた（Winnicott, 1977）。

振り返れば，私が治療者として，子どもたちとしてきた作業もこの区別に向かってなされてきたように思う。このつながりと境界をめぐる切迫したニードは，意識的にも無意識的にも，子どものニードとして，同時に親のニードとして私たちを突き動かしてきた。

私がここで検討したいのは，このニードに応答すべく選択される枠組みについてである。枠組みはまず，治療者が訓練を積んできた治療文化や実際の臨床状況からその時点での最適解として選択されるだろう。そして，それぞれの治療者は，その枠組みと各自が身につけてきた理論を連動させながら患者を理解し，その枠組みだからこそ生じるプロセスを経験するだろう。

ここでは子どもの支援において，すでにある程度公共性がある親子面接，特に親子並行面接という枠組みを取り上げる。親子並行面接とは親子のニードを抱える枠組みのひとつだが，その目的や機能に関しては心理士の間でも明確でないことがある（乾, 2010; 鵜飼, 2012）。ここではそれについて設定とプロセスという二つの視点から精神分析的に考察したい。

精神分析実践をしている臨床家は多くないかもしれないが，内的対象世界というこころのマトリックスが，転移－逆転移関係を通じて治療状況に移行されるという視点は，親子並行面接という枠組みに奥行きを与えてくれるだろう。また，これから提示する臨床素材によって，この枠組みが理論的立場が異なる治療者同士の協働を可能にすることも示せればと思う。

Ⅱ　臨床素材

彼女は，小学校４年生の夏休み明けから突然学校に行かなくなった。おしゃべりで気の強い娘の異変に母親は戸惑ったが「思春期だから」と数日間はそっとして仕事へ出かけた。父親は在宅の仕事だったが生活リズムが不規則で，突然リビングに出てきて小言をいうことはあってもほとんど部屋にこもっていた。数日間，数週間が過ぎても彼女は学校へいく気配を見せなかった。母親がなだめたり，無理やり車に乗せても彼女は頑なに登校を拒否し，いつしか「登校」ばかりが彼らのやりとりの主題になっていった。担任，養護教諭，スクールカウンセラー（以下，SC）とのやりとりも同様で，それぞれが行き詰まりを感じていた頃，SCの紹介で私が勤める子どもを対象とする医療機関につながった。

母親が記入した問診票には，娘が発達障害なのではないか，父親（夫）にも頑なところがあり，調子がいい時はいいが一度悪くなると放っておくしかなくなる，こだわりが強いところが父親とよく似ている，などインターネットで調べた知識と照らし合わせて主に父親の気になるエピソードが箇条書きで並べてあった。一方，子どもの様子についての具体的な描写はひとつもなく「特に問題ありませんでした」という記述が目立った。

初診では，医師は母と娘を「ご一緒に」と診察室に呼び，時間をかけて丁寧に話を聞いていた。たまたまその曜日に勤務していた私は，待合室のこの母子に注意を引かれた。私が横を通りすぎると子どもはゲーム機から目を離すことなく没頭しており，母親は私に笑顔を向けた。子どもの様子は待合室でよく見かける光景だったが，母親のそれはあまりに親しげで，私は以前にお会いしたことがある方かどうか思わず受付に確かめたほどだった。母親の隣には色あせた小さなスーツケースが置かれていた。

診察と知能検査を経て，心理療法が役に立つだろうという見立てのもと，本人のニードをアセスメントすることになった。医師からは，母親は彼女を産んですぐに仕事に復帰したいわゆるバリバリのキャリアウーマンで，彼女の実際のお世話は母方祖母に任されていると聞いた。また医師は本人のことを「表情豊かで反応のよいお嬢さんですよ。でも」とバウムテストの絵を見せてくれた。A4の紙に小さく描かれた木は消し跡のように儚かった。

彼女は，最初から人懐こい笑顔を見せ，その様子は母親と少し似ていた。不登校については「自分でもよくわからないけど嫌になっちゃった」と眉をひそめ，漠然とした苛立ちや無気力を訴えた。今の彼女は担任や母親，母親が帰ってくるまでそばにいる母方祖母の存在すべてが鬱陶しいようだった。なかでも父親は，家にいるのに行動が読めない意味のわからない対象だった。学校の友達とは携帯電話を通じて繋がっていた。同じグループの子たちとはくだらない動画の話をしてるだけ，とつまらなそうに語る彼女は，彼女自身に対しても投げやりなようだった。私がそう伝えると彼女はあからさまにうんざりした表情で鼻で笑った。確かに彼女は反応がよかった。しかし，自分の気持ちや状況に注意を向けることは苦痛でしかないようだった。

5回のアセスメントを経て，私は医師に見立てを伝えた。彼女は今，自分のことも周りのこともこころから締め出したいようだ，そうかと思えば，まるで毛繕いされていない小動物のような印象も受ける，それはおそらくこれまでとは異なる対象にお世話を受けられるかもしれないという期待をめぐるアンビバレントな表現だろう，と。

医師は「毛繕いされていない小動物」という言葉がとてもしっくりくると言った。そしてそれは多分母親も同じだろう，と話した。

私が本人にこの見立てを伝えたとき，彼女ははじめてじっと考えこんだ。そして「ママは？」と少し心配そうに聞いてきた。母親と分離を促されていると感じるのかと尋ねてみると彼女は頷いた。

私は，母親は協力者であること，彼女から尋ねたいことがあれば私との面接のあとに医師と話せることを伝えた。そして，私との時間は彼女だけの時間であり，母親と話すのは医師であることも伝えた。私と話したあと，隣の診察室で医師は彼女の心配を察知し，この親子に枠組みについて説明し安心させてくれているようだった。私は壁越しに伝わってくる明るい雰囲気に安堵した。

こうしたやりとりの末，この親子には当面，親子並行面接が導入されることになった。そしてもし必要になったら母親の心理療法も検討することになった。

毎週一回，対面，45分間，自費の設定で心理療法が始まった。医師と母親は，私たちが面接をしている間に隣の診察室で会っていた。

3カ月ほどすると，彼女はなんとなく私の存在自体が不快であるかのような態度を向けるようになった。彼女は友達とするような動画の話をしているときはペラペラと賑やかに話したが，私がそれにうんざりしているのを見抜くや否や不機嫌に黙りこんで，イライラとなぐり書きをした。私がスクイグルを提案しても無視し，描いたものにまったく触れさせてくれなかった。私は，彼女の拒否的な態度に理不尽さを感じると同時に，そこに交流を無理に持ちこんで迎合しようとしているような自分にもうんざりした。

私は，医師から彼女は学校で「女子グループ」とあまりうまくいっていなかったらしい，ということも聞いており，彼女もその時の私のように迎合しようとしては拒否されていたのかもしれない，と私は思った。

こうしたセッションが続いたある日，私は毎回生じるこの状況に思わずため息をついた。すると彼女は私の無力を嘲笑うかのように冷ややかな視線を私に向けた。毛繕いしてもらえない動物，と私が感じた彼女の一部はいつの間にか私のものになっていたようだった。同時に私は毛繕いさせてもらえない母性的な対象でもあるようだった。

医師は私のうんざり感に共感的だった。そして「それが彼女が出したくても出せずにきた本来の姿なのかもしれないですね」と言った。私はなるほどと思った。彼女はこれまで「なんの問題もない明るく元気な子」として適応してきた。だからこそ，私がこの不快さを彼女のチャレンジとして受け止め，持ちこたえられる大人である必要があるのだろうと。しかし私は，この理解をすぐに忘れた。私は，自分のこころを見渡し，医師の理解にどこか納得できていない自分を見出す一方，彼女がこの不快感を通じて何かを伝えてくれていることは間違いないと思った。

この時期，医師は，母親の気持ちのとらまえがたさに苦慮していた。私たちは彼らのこころに触れさせてもらえない無力感や苛立ちを共有すると同時に，今の彼らはお互いを隠れ蓑とするためのユニットを築く必要性があるのかもしれないと話し合った。私は，母親と子どもというペアから排除されるもうひとりの子どもとして，医師は，妻と娘というペアから無視される夫の気持ちでいるらしかった。

半年が過ぎる頃になると，彼女は私の前で母親を「大好き」ということが増えた。一方，父親に話題が及びそうになると一蹴という様子で話を切り上げた。学校では学年が上がり，新しい養護教諭にかわいがられ保健室を居場所にできるようになった。彼女は居心地のよい部分を強調し，アンビバレンスを抱えることを放棄しつつあるように私には思えた。

私は彼女に，居心地のよさの裏でとても不快でいるようだけど，その正体を知ることはとても怖いみたいだ，と繰り返し伝えた。彼女はうるさそうにしながらもむげにはねつけるのとはちがう雰囲気を醸し出すようになっていた。

彼女と母親は，面接帰りにはいつも決まったファミリーレストランへ行っていた。あるセッションで彼女が「このあとママとランチ行くの」と嬉しそうに可愛らしい笑顔を見せた。私は「どうしていつもここが終わるとそこへ行くの？」と聞いた。私は自分が少し苛立っているのを感じた。彼女は私をチラッと見て，私の情緒を的確に捉えたようにみえたが質問には答えず，きれいなパステルカラーの折り紙で小さな箱を作っては広げていた。

私はそれを見ながら，彼女が，きれいないれもの，つまり理想的な母親のこころを作りあげようと試行錯誤しているようにみえる，でもそれはなかなかうまくいかないのだろう，と伝えた。その後の経過を考えると私の言ったことはおそらくそれほど間違っていなかった。しかし，このときの私の口調は明らかに母親への怒りが含まれていた。私は「彼女のお世話をしてこなかった」と母親自身が医師に話した罪悪感を「ファミリー」という言葉で，あるいは実際の食べ物でごまかさないでほしい，と怒っているようだった。また私は，自分だけが不快なものの正体を知らされず手出しもさせてもらえない，と彼女と母親，あるいは母親と医師というペア，あるいは彼らというグループから排除されているように感じていたのかもしれなかった。

それを転移－逆転移関係において吟味すれば，排除されているのは私そのものではなく彼女と同一化している私であり，これまで両親から，あるいは母親と医師から，もしくは私のこころから排除されていると感じてきたのは彼女であると考えられた。私はそのように理解をしていたつもりだった。しかし，そのときにしたのは彼女に孤独を押し戻すような怒りまかせの解釈だった。

彼女は私の言葉にひとつも表情を変えず，じっと折り紙を見つめながら，折っては広げる作業を続けていた。私は強烈な罪悪感に心揺さぶられながらそれを眺めるほかなかった。セッションの終わりが近づいていた。私は「あなたが寂しさや怒りをいれておいてくれる箱をずっと探しているのに，ここで一緒に作れないって感じたかもしれないね。さっきは私に壊されたって思ったかもしれないね」と伝えた。彼女は小さく微笑んだ。こういうときに微笑む彼女が私はとても痛ましかったがそうさせたのは私だった。

出会いから一年が過ぎる頃，あるセッションで，彼女が家族旅行のことを話し始めた。私は珍しいと思いながら耳を傾けていた。そういえば彼女の両親は以前は海外旅行にも頻繁に行っていたらしい，と医師から聞いて驚いたことがあった。だとしたらいつから行かなくなってしまったのだろう，この子が生まれてからだろうか，など私はぼんやりしはじめていた。

私はふと，母親のスーツケースの存在を思い出した。私はあまり何も考えず彼女に「お母さん，いつもあのスーツケース持ってるね」と言った。彼女はこれまで疑問に思ったこともなかったのか反応は薄かった。

私は医師にもそのことを伝えてみた。医師も気づいていなかったと驚き，何か思いを巡らしたあと「お母さんはそこにご自身の気持ちを閉じ込めてきたのかもしれないですね」といった。医師は以前，「お母さんはこころを開かないという決意をしてしまったかのようにみえるときがある」と話していた。鍵がついているであろう硬いスーツケースと薄くて壊れやすい折り紙の箱は，彼らのこころのすれ違いを示しているようだった。

そんなある日，面接を終えて彼女を送り出そうとすると，泣きはらした目をして診察室から出てきた母親と鉢合わせた。彼女は一瞬たじろいだが何事もなかったかのように母親をいつも通り食事に誘い笑顔を見せて帰っていった。

その翌週のセッションを彼女は休んだ。前回の様子を私と同じように観察していた医師も前回のことが関係しているのだろうと言った。前回，母親は医師にはじめて流産の体験について堰を切ったように話したそうだった。

私は愕然とした。そういえばアセスメント時に私は医師からその事実をきいていた。私はすっかりそれを忘れていた。彼女が生まれる２年前，母親は安定期を過ぎてしばらくした頃に流産していた。医師は初診でそれをカルテに記入していたが，母親が書いた問診票には一切触れられていなかった。私は母親が医師に支えられて少しずつモーニングワークをしようとしていることを医師と共有した。それはその後無事に生まれ，育ちつつある彼女のためにもよいことに違いなかった。

私はその日，ひとりで来院した母親がスーツケースを転がしながら帰っていく音が消えたあと，再び問診票をカルテから取り出し，「特に問題ありませんでした」という母親の文字を眺めていた。母親にとって流産は非常に強い罪悪感をもたらしたのだろう。そのあとに宿った命が問題なく育つかどうかとても不安だっただろう。なのに今，私は母親に対してじわじわと怒りを感じつつあった。そしてそんな自分のことがたまらなく不快にもなった。

次のセッションも彼女は休んだ。私は彼女がいない面接室でまたひとりじっとしていた。いろんな気持ちが渦巻いていた。どうして私は流産のことを忘れていたのだろう。会えなかった長女のことでこころがいっぱいになっている母親のそばで締め出され，部屋でぼんやりしている彼女の姿を想像したら涙が出そうになった。あのスーツケースは多分失った長女の代わりなのだ。長女を外界に連れ出してあげることもできず，思い描いた家族の生活は失われた。夫婦関係の変化にもこの出来事は少なからず影響を与えたようだった。母親はその喪失にまつわるさまざまな気持ちをあの中に押しこめて連れ歩いていたのかもしれず，医師はその重みを感じていたのだろう。

こんなとき，一つ屋根の下にいるはずの父親は何をしているのだろう，こんなときも彼女はひとりぼっちか，と私はまた少し苛立ちはじめた。母親は医師を夫代りに使って実際の父親と何も関係を築こうとしていないではないか，医師はそれを助長しているのではないか，だったら母親の心理療法のために治療者をつければいいではないか，ここは彼女のための場ではなかったのか，どうしてその場所に長女を持ち込むのか，ファミリーレストランにみんなで行くことで母親の罪悪感は消化されるのか，そうではないだろう，それは彼女に押し込まれるだけだ。

私はこれまでも感じてきた想いが同時に一気に湧き上がってくるのを感じながら，どうにかそれをこころにおさめるべく，じっと彼女といるはずの時間を過ごしていた。

そのとき面接室にある置き時計がカチッとなった。誰か別の子どもが合わせたであろうアラームの時間を針が通り過ぎたのだ。そういえば，彼女はいつもこの音に敏感だった。隣の診察室で母親と医師が話す声にも，診察室のドアが開く音にも敏感だった。私はあまりに鈍感だった。彼女がこの部屋に別の子どもの存在を感じるとき，診察室から漏れ聞こえる母と医師の声にそれを感じるとき，彼女はどんな気持ちだったのだろう。私は何度もどうしようもない気持ちになりうなだれたが，彼女が私にこの時間を与えてくれたようにも感じていた。

翌週，彼女は聞こえないほど小さなノックをして入ってきた。私が「きちんと待っているか不安だったかもしれないね」というと安心したように微笑んだ。

彼女はここを休んでいる間，ダンボールでいろんないれものを作ろうと試みたがなぜかできなかったと話した。廃材や100円ショップの品を使用して部屋の模様替えをしたり，ものづくりをするのは彼女の趣味だった。彼女がどんなに巧みか，私はここでも知っていたし，以前彼女が見せてくれた画像でも知っていた。この2回の休みの前のセッションで，彼女は，保健室にも手作りの小さなボックスを置かせてもらったと話していた。私はその話を聞いたとき，その箱は私が毎回彼女のために準備しているボックスと同じで自分だけのものなのだろう，と解釈してそれは共有されていた。

私は彼女に，どうして今回はうまくいかなかったのだろうと尋ねた。彼女は間髪入れず「ここを休んだからじゃない？」と言った。私は虚を突かれた。そうであろうと私も考えていた。しかし，彼女の悪戯っぽい言い方はなにか一仕事終えたあとのような清々しさを含んでいた。私たちは離れていたけど一緒にいて，さまざまな情緒に突き動かされながら共に考え続けていたのだろう。私は彼女に無理をさせたと思いつつ「ここでやりたかったね」といい，彼女は何も言わずに頷いた。

母親が待合室にスーツケースを持ってこなくなったのはそれから間もなくのことだった。この頃，私は医師と母親自身の心理療法についても話しあいを続けていたが，医師と話すなかで母親は「自分のことはまだ少しあとでいい。またこの子のことを忘れてしまうから」という結論に至った。

スーツケースのことを私は彼女から聞いた。この頃は彼女から始められるようになったスクイグルをしながら，彼女は何気ない様子でそれを伝えてきた。ここが少しずつ彼女だけの場所になっていくことに対して彼女がさまざまな気持ちになっていることがうかがえた。私は「そう」とだけ言い，私たちは線を交互に描き，彼女は見出されたばかりの形に黙々と色を塗り続けていた。

Ⅲ　考察

1. 親子並行面接について：性質と機能

親子並行面接は，特に教育相談の現場で，親担当，子担当という呼び方とともに基本の枠組みとなっている。冒頭に示したように，子どもの治療の場合，移動面，金銭面，薬の管理などを親が子どもの代わりに行う事柄が多い。一方，機能の低下した親と子どもの関係は，活発な投影同一化[注1)]によって境界が揺るぎやすくなっている。親と子どもそれぞれに担当がつくことは，それぞれの機能を支えると同時に，両者の間を仕切り，一時的に投影を引き受ける緩衝材のような役割を果たすと考えられる。

一般的には子担当と親担当は別々の治療者が担当するが，臨床状況によっては同一の治療者が行うこともあるだろう。その場合，治療者はひとりで複数の役割を持つため逆転移の吟味などがより困難になる可能性があるが，基本の役割は変わらない。

また，この枠組みと類似したものとして，ひとりの患者に対して管理医とセラピストの機能を分化するA-Tスプリットがあるが，親子並行面接の場合，マネージメントを担うのは親と親担当の二人である。つまりここでは子どもと親，それぞれがサポートの対象ではあるが，親は心理療法の主たる対象ではなく，親担当とともに子どもの治療をマネージする協力者である。

この事例からもわかるように，親子並行面接と親自身の心理療法も並行しておこなうことは異なる枠組みである。もっとも異なるのは転移－逆転移関係の扱いだろう。親子並行面接における親担当は，親が現実的に機能できるようにそのこころを支える役割であり，治療関係がその機能を危うくしないようにも注意を払う。たとえば親担当は，転移－逆転移状況において投影同一化を全面的に引き受けることはせず，転移解釈を控えるなど親自身を退行させないための工夫を施し，親の投影の限定的な受け皿として機能し，子どもの揺れ動きに親自身が巻き込まれてしまわないように全体に注意を払い，子担当との治療状況の共有とそれに応じたマネージメントを繰り返す。もし，のちになって母親自身の心理療法を導入する場合は，それが4者（子ども，親，それぞれの治療者）の関係に及ぼす影響をアセスメントすることもまた必須となる。

この事例では，親担当の役割を果たしたのは医師である。医師は最初から，ここがこの親子にとってどのような場所になりうるかを考えたうえで心理士である私の協力を仰ぎ，親子並行面接という枠組みを導入した。

ここで医師と心理士の関係についても触れたほうがよいかもしれない。なぜなら雇用関係において一般的に発生すると思われる非対称性は，部分的には親と子どものそれと類似したものとイメージされるからである。実際，受動，能動という観点で治療者の関係を親子関係と対比してみ

注1）投影同一化とは，自分のこころのなかの悪いものを他者に投影し，それを投影された他者がそれに同一化して悪いものそのものになってしまうという精神分析の概念である。これにはコミュニケーションの側面もあるが知らず知らずのうちに生じる事態であるため，そのように認識するには逆転移に対して開かれていることが重要である。

るとたしかに両者には相互性という共通点がある。一方，セクシュアリティという観点でそれぞれの関係をみた場合，子どもと大人の関係には，非性愛的な世話（ケア）がないと生きられない子どもと，性愛的な世界に生きる大人，という非対称性が際立ち，親と治療者たちはここでは大人のセクシュアリティをもつグループと見做されるだろう。

親子並行面接において，このような相互性，非対称性は転移－逆転移状況を構成する変数として最初から組み込まれており，治療者同士の関係は，親子それぞれの内的対象関係の投影を受け，そのペアあるいはカップルに固有の転移－逆転移関係として変形されていく。そのため，私たちはひとつの変数に焦点をあてて関係を描写するよりもむしろ，転移－逆転移によって関係性が変形していくプロセスとそこに見出される患者固有のあり方に注意をむけていくべきだろう。

臨床素材で示したように，実際に複数の人間が治療状況を構成している親子並行面接では，個人のこころは常に集団状況の文脈で観察され描写される。さらに，この枠組みを採用する治療者は，それぞれのこころを使って見出した理解を相互に交わし合う機会をもつ。つまりこの枠組みは閉鎖された空間を生じさせにくい構造をあらかじめ持っている。治療者同士はそこで境界線を引くというよりはゆるやかにつながることで子どものこころが無媒介に侵入されるのを防ぐ。言いかえれば子どもと親のこころが安全に重なりあう場として空間的に機能するのである。

次に臨床素材のプロセスを振り返りながら，集団状況という観点から親子並行面接という枠組みについて考察を加える。

2. 集団状況としての親子並行面接

精神分析家のビオン Bion は，集団をひとつのパーソナリティとみなすと同時に，個人のパーソナリティを複数の自己と対象からなる集団とみなした。そして，集団が創造のために協力して機能している集団をワーキンググループといった（Bion, 1961）。

ここで描写した治療状況も，患者と治療者，子どもと大人（親），心理士と医師という４人がそれぞれのこころをさまざまな方向に動かしあい，関わり合っている複雑で多層的な集団状況とみなすことができる。

出会いの時点では夫婦や家族，友達グループ，学校集団，医師と心理士カップルといった大小さまざまなグループは，彼女のこころのなかでそれぞれひとつのパーソナリティとして対象化されていた。治療初期の彼女はそれらのグループに迎合し，自分を埋没させ，迷子のようになっていた。彼女のひきこもりは自分と自分でないものの区別を維持するための彼女の無意識的な努力だったと考えられる。

一方，ひきこもるなかで彼女のこころは発達早期に退行し，彼女の努力とは裏腹に外的対象と内的対象は区別をなくし，曖昧に重なり合い，彼女は彼女自身であると同時に他者でもある複数のパーソナリティと交流しては疲弊していたのだろう。そのプロセスで彼女と出会った私は，彼女のこころのある側面からは締め出され，別の側面からは求められていると感じた。おそらく彼女のこころは反復に怯えながらも自分を探し出してくれる他者を求めており，そのこころが私に「毛づくろいされていない小動物」というイメージを形作り，私は，基本的なケアを求めるその切迫したニードに突き動かされたと思われた。

一方，母親の出産と子育ての歴史をきいた医師は，母親の罪悪感と空虚感が流れ込む場所として子どもの彼女が使われている可能性を察知し，彼女を分離，保護すると同時に母親の親機能を支える存在として親子並行面接を提案した。

このとき医師が，母親の治療を同時に始めなかったのは，彼女の切迫感に突き動かされた私から彼女の切実なニードを写しとるように感じとったためと思われる。医師はまず，彼女が子どもとして生きる場所を見出せるように，親の情緒が現れる場所を自分が引き受け，子どもの情緒の場所を私に託した。

ところで，多くの子どもは子担当と親担当をユニットあるいはカップルであると空想する。転移ー逆転移関係を彩る性は子どもの空想によって構成され，現実の性差よりその性質や機能が重要と思うが，治療者が男女である場合，二人はカップルと見做されやすいだろう。彼女もそうだった。そしてその空想はおそらく，治療者同士の意識的，無意識的協働，つまりワーキンググループとしての機能を彼女が感知したところから始まっている。もちろん，彼女が診察室での母と医師の声に敏感だったように，カップルとみなすこと自体が患者のこころにとって脅威になることもあるだろう。それは原光景の目撃を強いられたと体験されるかもしれないし，両親から排除されているという空想になるかもしれない。

いずれにせよ，親子並行面接において患者のこころが輪郭や奥行きを得るのは個人間の交流においてだけではない。子どものアンビバレントなニードや空想は，最初は子担当のこころに抱えられさまざまにもの思いされるが，それはさらに子担当と親担当の交流によって，親担当のこころに宿った親のこころとも重ねられ，思考され，別の形をなすだろう。そしてそのプロセスは，子どもの情緒の場所として機能できなくなってしまった親の歴史や彼らを取り巻く外部の対象との関係を浮かびあがらせ二者関係は集団状況の文脈に置き換えられ変形していく。そのたびに私たち治療者は子どもや親の新たな側面と出会い直し，転移－逆転移関係において彼らの体験をまるで自分たちのもののように体験させられる。もしこのプロセスにおいて，子担当と親担当が親子の内的対象関係に絡めとられ役割関係によって維持していたゆるやかなつながりを断ち切り，彼女が排除されたと感じていたような友達グループ，あるいは生まれなかった子どもとペアをなす母親のように境界線を引くことで交流を避けるとしたら，この親子並行面接という枠組みが持つ豊かな可能性を生かすことは難しいだろう。

こころは複数の自己と他者の集まりであり，それらが情緒的に交流しているマトリックスである。それと同時に，二人以上のこころは，ひとつのユニットあるいはカップル，もしくはグループのこころと見なすことができる。このように治療者がこころを多層的，集団的に見立て，自分たちの関係を彼らの内的対象関係が現れる場として使用可能な状態にしておくことではじめて，親子並行面接という枠組みはより多様な交流の場となり，私たちが創造のために協働するワーキンググループとなりうるのである。

3. 投影同一化から相互浸透性へ

ここまで，つながりと境界をめぐる切迫したニードに応答する枠組みとして親子並行面接について述べてきた。そして親子並行面接における治療者たちの役割は，彼らの間に直線的な境界を設けることではなく，投影同一化に対する空間的な境界を生成するために子担当と親担当が情緒的交流を維持することであると述べた。

私は，治療者が行うこれらの工夫は，患者が自分と自分でないものの区別をするために，あるいは自分のこころを守るためにしてきた無意識的努力の延長上にあると考えている。彼らはつながりを強く求めながらもそうすることで自分をなくすことに怯え抵抗している。親子並行面接では，そのアンビバレンスをひきこもりや投影同一化によってなかったことにしようと共謀する親子に対して境界を持ちこみ，こころで分裂排除された不快さが未消化にならないように，一時的に治療者たちのこころにとどまらせようと協働する。

治療初期の彼女は家でも私の前でも他者を寄せつけず交流を拒んだ。彼女の殴り書きは行き先をなくした彼女の苛立ちの表現であり，彼女に近づこうとしてははねつけられる私は，どこまで彼女を見捨てずにいられるかを試されていたというより，彼女のものは彼女のものであるという事実，そしてそれを守ってほしいというニードを突きつけられていたのだろう。なぜなら彼女が母親や養護教諭との良い関係を私に見せつけるように強調することに対して，私が快と同時に存在するであろう不快さについて言及しアンビバレンスを持ちこみつづけることを彼女は拒否せず，むしろそれを求めているようにさえ感じられたからである。このことは後日生じた以下のプロセスからも支持されるように思う。彼女はここで示した経過のあと，彼女に迎合するように「良い」ものを与える大人たちに対して強い怒りを表明した。そして母親も彼女の意図を正確に受け取ったことを私は医師と共有した。

おそらく，この一連のプロセスは当時の彼女には持ちこたえられなかった不快を私が一時的に預かり，私がそれを彼女のこころが受け取りやすい形で返すというこころの協働が続けられた結果，事後的に彼女がそれを自分のものとして形にしたと考えることもできるだろう。

そして私がこの作業を根気よく続けるための支えとなったのは親担当である医師との交流だった。私は医師のこころと，医師のこころに預けられていたであろう母親のこころと交流することで複数の視点から自分の逆転移を吟味することができ，それが解釈という形を得た。もちろん，彼女と私のこころの交流は私と医師のそれとは質が異なるだろう。彼女と私の交流は問答無用に一方のこころで相手のこころを覆ってしまうような投影同一化という形をとることも多く，その無意識的な交流は事後的にしか気づかれず，私たちの関係を危機に陥らせることもあった。

たとえば彼女が折り紙で箱を作り続けることに対する私の言葉は，自分のこころをいれておく場所を自分の手でなんとか作ろうとする彼女の努力を台なしにした。彼女の行動は両親のこころで理想化されたまま生き続ける長女を感じながらもそこにいつづけるための無意識的努力と思われた。そこには彼女をそこまで孤独にした母親あるいは両親への怒りを防衛する意味もあっただろう。私は知らず知らずのうちに私のこころに追いやられていたその怒りを自分のこころにとどめる前に彼女に押し戻した。私がここで持ちこたえられなかったのは，治療当初から長く続いていた自分が排除されているという感覚のためだった。それは彼女の感覚でもあったはずだが，当時の私のこころはそれを容れておくことができなかった。そのときの私は彼女に孤独を押し戻したことにはかろうじて気付くことはできたが，この時の私たちはまだ，この排除の感覚が母親が持ち歩く硬いスーツケースの意味と関連していることにまったく気づいていなかった。

それに最初に気づいたのは私だった。おそらく私はなすすべもないように感じていたこの排除の感覚について思い巡らすうちに私が否認し忘却していた母親の痛みに近づきつつあったのだろう。そして私たち４人が鉢合わせになったセッションを契機にそれは形をなした。医師と母親，そして父親に対する私のアンビバレントな気持ちは活性化され明確に意識化されると同時に，私もまた別の子どもをもつ大人のひとりとして見なされ，彼女を脅かしていたことにも気づかされた。この出来事を私はそれまで自分のこころが捉えてきたさまざまなことが形をなしていくように体験していた。それはおそらく彼女も同じだったからこそ，彼女はそれをどうにか形にすべくひとりで奮闘していたのだろう。

同時に私たちは少し距離をとってお互いのいないところでこの状況を見直す必要があったのだろう。さもないと私たちは二人で共謀して母親への怒りを増幅させるか，私がまた彼女にそれを押し戻す以外なかったかもしれない。私たちが長い間捉えられずにいた感覚はこうしてようやくこころに収まりやすい形を得たように思われた。

そして医師も母親も心揺さぶられる私たちをそっとしておいてくれた。母親も自分の悲しみが彼女を苦しめていることに気づいていたが，再び部屋にこもった娘にとってここを休むことには意味があるのだろうと思いそっとしておいたということだった。その理解は，彼女のこころを守るために親子並行面接を導入した医師の一貫した姿勢が母親にも浸透していることを感じさせた。同時に，彼女にもそれが浸透していたからこそ彼女は私と離れてひとりきりになることができ，それが私にひとりで考えるゆとりを与えることにもなったのだと私は感じていた。

親子並行面接がこのようにワーキンググループとして機能するとき，そこにはそれぞれのこころが相互に浸透するように支え合うという動きが生じているだろう。そしてそのプロセスで患者である子どもは排除していた自分のこころと安全に出会っていくのではないだろうか。

Ⅳ　最後に

精神分析的心理療法において沈黙や不在の意味が大きいように，親子並行面接においても親担当と子担当の交流には，交流しないことが含まれているという認識は大切なように思う。私たちは理解を一致させるために交流するのではなく，子どもと大人の非対称性を否認せず，ときにはお互いに関わらないことで，白か黒かではなく，自分と自分でないものの区別に向かって相互に浸透するような形で協働していけるように思う。そしてその可能性を持つ枠組みのひとつが親子並行面接であると私は考えている。

文　献

Bion, W.R.（1961）. Experiences in Groups AND OTHER PAPERS. London. Tavistock Publications.
Winnicott, D.W.（1977）. THE PIGGLE：An Account of the Psychoanalytic Treatment of a Little Girl. Penguin.
　妙木浩之（監訳（2015）. ピグル ある少女の精神分析的治療の記録．金剛出版．
乾吉佑（2010）．親子面接の支援計画と実践的アプローチ－特集にあたって．臨床心理学，10（6）．金剛出版
鵜飼奈津子（2012）．子どもの精神分析的心理療法の応用．誠信書房．

第6章

共同注意の重要性

――乳児期と思春期との関連――

飯野晴子

I はじめに

「あー」「なになに？ あ，飛行機が飛んでるね，かっこいいね」

冒頭の会話は，小さな男の子が空を指さし，何やらお母さんに伝えている場面である。すぐ側で手をつないで歩いていた母親が，男の子が指をさした方向を見上げ，飛行機が飛んでいることに気づき，飛行機だね，と男の子に問いかける場面は，ごくありふれた日常の一コマであろう。こうした普通の日常の親子のやりとりには，実は子どもの発達にとても欠かせない要素がたくさん含まれている。冒頭の会話により，小さい男の子とその母親は同じものを同じ時にみることとなる。これは，共同注意といわれ，1975年にスカイフとブルーナーが初めて言及したものである（Scaife, M. & Bruner, J.S.1975）。共同注意とは，とある対象を他者と一緒に注目することとされている。乳児期の子どもが築く関係性は，対母親，対対象と1対1の関係性であるが，成長とともに，母親などといった親密な人と，とある対象を「一緒に」見ることができるようになり，世界は広がっていくこととなる。

共同注意の概念は子どもが二者関係から三者関係へと移行したことが確認できるひとつの発達的指標という捉え方もされている。乳幼児検診では指差しができるかどうかのチェック項目が設けられ，指差しが見られない場合には何らかの発達に遅れがある可能性があるとしてその後の経過を注意深く見守ることとなる，大切な指標である。共同注意はいわば発達において通過すべき課題として捉えられてきたが，この考え方に疑問を持ち共同注意の概念に連続性を持たせた考え方をする研究者がいる。そのうちの一人が常田（2007）である。常田は「養育者の注意に関する支持的行動が二者間の共同注意の成立にいかに寄与しているのか」に注視し，母親の行動が子どもの情動表現にどのように関連しているのかを研究している。その中で，まだ首の座らない乳児の頭部を優しく支えて乳児の注意を大人の顔に引きつけるなど，共同注意の成立には早期からの二者関係における養育者の働きかけが重要であることを論じている。そして，二者間における子どもの注意状態に一定の発達段階があることを想定し，「心の出逢い」が最終的に到達するレベルの共同注意であると述べている。

森下（2018）は，7カ月頃，母親が，乳児が視線を向けたものの名前や特徴を言葉で表現することで，「子どもが何かに注意を向けているという行為そのものの受容を子どもに示している」と述べており，共同注意の大切な側面であるとしている。自分の興味をもったものに相手の興味をひきつけたり，共に対象を共有することが共同注意の完成であるといえるが，共同注意にはさまざまな側面があり段階があるとも言えるだろう。

もう一つ例をあげてみようと思う。飛行機を見た後，男の子は楽しくなって走り出し，ごくわずかな道路の溝につまずいて転んでしまった。男の子が転ぶとすぐに母親は「大丈夫？」といって抱き上げた。わんわんと泣く男の子に母親は「痛かったよね，でも大丈夫，すぐに痛いのどっかにいくよ。痛いの痛いの飛んでいけ〜」と声をかけると，男の子は泣き止んでみるみるうちに笑顔になった。

これもごく日常の風景である。しかし，このやりとりの中には，まだ自分の気持ちをうまく言葉で言えない小さな男の子の気持ちを代弁するというお母さんの大切な機能が描かれている。小さな子はまだ自分がどんな気持ちでいるのか分からなかったり，どういう風に言葉で伝えたらいいのか分からないことが多々ある。その際に，子どもの気持ちを想像して，言葉で代弁してあげることが，言葉や情緒の発達をとてもよく促進することとなる。このようなやり取りを繰り返すことで，子どもは自分の心のありように気が付き，理解し，適切に表現することができるようになっていく。それは感情をコントロールすることにもつながっていくのである。自分の中にある情緒を母親に代弁してもらうことで，小さな男の子とその母親は情緒も一緒にみつめることとなる。これも大切な共同注意のひとつの側面であろう。

二者から三者関係への広がりは，言葉の発達のみならず，空想を生み，考える機能を育て，不安に対処する機能をはぐくむことになる（Bion, 1962）。しかしこういったやりとりが小さな頃になされないと，自分の心のありようが理解できず，不安に圧倒され，現実適応が低下するといったことが起こりうる。なぜならば，自分の中に生じた不安を適切な形で処理する方法が分からないからである。幼児期や児童期にあたかもよい子であるように育っていた子が思春期になって突然学校に行かれなくなったり，対人関係からひきこもってしまうことは実際よく起こる。その際生育歴を聴取すると，小さい頃に適切に養育されずに孤軍奮闘してきた子も少なくない。そのような子どもとの心理療法の中では，まずは自分の感情に気が付くこと，心を動かすこと，つまり空想をめぐらすことができるようになることが大切になってくる。なぜなら感情を鈍麻させて情緒を動かなくさせている子どもがいるからである。

そういった子どもと臨床現場で出会った場合，どのような心理療法のプロセスを歩むのであろうか。ここで，実際私がクリニックで出会ったお子さんとの心理療法のプロセスの一部を紹介したい。心理療法が進む中で，心の共同注意の機能が発達した結果，自己についても，他者についても空想をめぐらせることができるようになっていった女の子の事例である。周囲に何かを期待することをやめ，一人で心の世界での出来事に対処しようとしていたとある女の子が，自分の心の中にある気持ちに私と一緒に触れて共に注目できるようになるまでの約1年半の心理療法のプロセスを提示したいと思う。なお，事例は個人の特定ができないように一部加工修正している。

Ⅱ　ケース概要

中学3年生の頃より，登校することができなくなっていたAは，状況が一向に改善しないことを心配した母親に連れられてクリニックを受診した。当初の主な訴えは不眠であった。主治医との診察を数回重ね，不眠がAの主症状ではなく，情緒的な問題が根底にはあること，思春期ということも踏まえ，今後の心理的健康のためには心理療法が必要であろうという主治医の判断のもと，心理療法を導入するためにまずは，アセスメント面接が開始された。なお，アセスメント面接は週1回50分の構造で5回行い，5回目にフィードバックと継続の有無を決定するという取り決めとなっていた。

来院当時高校1年生であったAは，弁護士の両親の間に生まれた。両親は多忙だったため，幼少期は母方の祖父母の家で両親と離れて暮らし，祖父母が親代わりだった。父も母もAにはあまり関心はなく，祖父母はよき相談相手だったという。ただ，Aは祖父母に対して育ててくれたありがたみは感じているようではあったが,「抱えてもらった」という感覚はないようだった。両親と離れて暮らしていたことについてAにどのように感じているのかを聞いてみると「特に何も思わない」と淡々と話し，その姿が私には強く印象に残った。小学校5年生の頃よりAの学校の都合で両親と暮らし始めることとなったが，その頃より現実適応は下がっていったようである。友人とはそれなりに関係を築いていたようであったが，小学校5年生の頃の担任とうまくいかず，心を痛めた。Aが言うには，担任は肯定的な関心をAに示さなかったにもかかわらず，否定的な事柄だけは干渉してきたという。そんな担任にAは怒りをおぼえていたとのことだった。大人，とりわけ学校の先生との関係はうまくいかないことも多かったようだが，絶対に担任を見返してやるという思いから中学校受験に成功した。中学校に入学後目標とすることが特になくなったAは学校から次第に足が遠のき，中学校3年生の頃にはほとんど登校できない状況にあった。中高一貫校に通学していたAは進学を迷ったようであるが，そのまま進学することを周囲に勧められなんとか内部進学を果たした。

初めてAに会った時の印象は，Aの輪郭が曖昧で，目の前に存在しているはずであるにもかかわらず，本当に実在するのかと疑ってしまうほど，ぼんやりとしていた。私の問いかけには答えるものの，うつむき加減で一切視線を合わさず少し顔を横に逸らして話をした。私はAの様子から思考の停滞が窺え，感情が鈍麻されているように思った。Aは心的水準が精神病圏にあるのではないかと不安に思わせるほどの雰囲気を醸しだしていた。アセスメント面接の中で，まずはAについての現状とこれまでの経過をうかがうこととなった。最古の記憶を聞いたところ，「小2の頃，仲良しの子がふたつ前の席で列になった時に，その隣の子が勢いよく壁にぶつかって血が出た」というエピソードを想起した。しかしそのエピソードを語る際に，驚きや不安などの情緒を織り交ぜることなく淡々と話し，壁にぶつかる，血が出るなどといった鮮烈さの含まれる出来事と,彼女の語り口がまるで合っていないことに私は違和感を抱いた。Aの現状を聞くと，自分がどんな状況にあるのか分からない，ずっとぼーっとしていてすぐにいろいろと忘れてしまうと話した。Aは不安や怒りなどが生じることをひどく恐れ，さまざまな情緒が感じ取れなくなっているほどに心の機能が鈍麻した状態なのだろうと私は感じた。Aは雄弁に自身について語る時と，静かで寡黙な時があり，心の状態が一定ではなく，印象が真逆とも思える様子をみせ，まるで心の世界が反転してしまっているかのようであり，その実体は酷く混沌としているように思われた。アセスメント面接5回目，「心がざわざわするがそれが何か分からない」とAは話し，「自分の中に薄い膜があり，その中にどろっとしたものがある」「触れたくないものがあって，そのことを考えると胸が苦しくなって息が荒くなる。でも，いつ触れても同じだと思う」と語った後，Aは心理療法の開始を希望する。Aの話からは，淡々とした語り口調の中にも，Aの淡い期待が込められているように，私には感じられた。私からも自分を理解していくことはとても大切であること，自分自身の存在の不確かさと触れたくないものはどこかでつながっているかもしれないと伝え，週1回50分の心理療法が開始されることとなった。

心理療法が開始されると，Aは触りたくないものを触ると「どろっとしたものがばーっとでてきてしまう」と不安を訴えた。そしてふと私にどのように人と付き合っているのか対人関係についての質問を投げかけた。どうして質問しようと思ったのか尋ねると「一人の人と仲良くなると嫌われてしまう。でも自分の知らないところで悪口を言われても気にしない」と言った。私と対話を重ねる中で今までと同じように私に嫌われてしまうのではないかと不信に思っているのだろうと伝えると否定し「どうでもいい，すぐに忘れちゃうし」と話した。Aはすぐに忘れてしまう，人がどんな顔をしていて名前は何でどんな人か覚えていられないというものの，面接の中では次第にこれまで私と話してきた話題を取り上げるようになり，連続性が現れ始めた。その頃に，Aは新しい靴を買ってもらったが靴擦れして痛いのだと話した。それはまるで，私との新しい出会いと，でもまだうまく私との関係が自分の世界とフィットせずに痛みを伴う存在であることを伝えているようであった。私という存在は，Aの心の中に異物として入り込んだ初めての対象なのかもしれないと私は感じていた。

面接が進んでいくと，次第にやりたいことが増え，サポート校に転校し将来を見据えて大学受験のための勉強を開始するなど現実適応は上がっていった。その一方で現実的なことを考えると不安が出てこずに済むこと，空虚感が怖いと感じてしまうこと，本当の意味で心がからっぽであることに気が付いてしまったら，自分は存在し続けることができないのではないかと心配になると語った。「いろいろなことに触れてしまうと崩れてしまいそうで動けなくなる」と不安定になることもあり，Aの心は激しく揺れていた。人への不信感，「人と関わることがめんどくさい」と訴えるAに「ここでも私に気を遣っている」と伝えると「どこまで話したらいいのか，家庭環境について話をしてもいいのか正直よく分からない」と話したので，「思いついたことはなんでも話をしていい」と伝えると，それまでほとんど出てこなかった父親の話になり，それに伴い面接の話題の中心は怒りに変化していった。面接の中では顔を少し横に逸らして私とは目を合わせずに終始淡々と語る様子がほとんどであったが，怒りについて語っている時はそこに少しのリアリティが付随しているように私には感じられた。怒りの感情について，いままでずっと一人で抱えてきた，怒りをエネルギーに変えて困難な状況を乗り越えてきたとAは語り，Aの怒りについて触れられるようになると，はじめて「ふわふわしたものが好き」と面接室にある毛布に触れてほほ笑んだ。それまで，心理療法の中で私に話しかけているというよりは，自分との対話の延長というような様子であったものの，これを機に私に向けて話をすることが増えていったように思う。

私への愛着が生じ始めると，心のうちに秘めてきた苦しい思いを吐露するようになる。生きることも死ぬことも選択できないから大人になりたくない，何のために生きているのか分からないけど，痛いし苦しいから死ぬことすらできないと苦しい胸の内を語り，その姿はとても痛々しかった。以前から誰にも自分の気持ちを理解してもらえず，自分と対話することで原初的情動やどうにも形容しがたい不安に対処してきたと話し，小さい頃にはイマジナリーフレンドが存在したと話す。今はもういなくなってしまったものの，自分との対話は続いており，物語のようにパソコンで思いを文章にして打ち込み，自分と対話しているのだという。その話の内容はとても切ないもののはずだが，Aが少し顔を横にそむけて私から視線を外しぼそぼそと呟くように話す姿からは，未だ生々しい情緒は心の奥底に眠っているのだろうと感じられた。その一方で「カウンセリングに来てから自分のトゲトゲ感がなくなった気がする」とAは語った。そんなAに「本当は誰かと話したかったのでは」と伝えると肯定する。対象との関係構築を望み，会話すること，理解してもらうことを望んでいるように思えたが，その直後，本を読んでいると「序盤は好きだけれど物語が盛り上がってくるとやる気をなくす」ことを連想した。「私との関係もそうかもしれない」と伝えると「それはないけれど，（心理面接で）話している内容はきれいに忘れるから何かはあるのかな」と話す。Aのやる気をなくすという表現は，関係性が終わってしまうことへの不安の表れだとも理解された。診察内や待合室では，表情や語り口調が柔らかく，母親へも優しく対応しているAの様子と，面接室でみせる様子との違いに驚いたこともあったが，それはだんだんとAの心の世界が面接室で表現されるようになってきた証拠ではないかと私は考えていた。しかしとあるセッションにて「期待してしまうと裏切られたときが嫌だから期待しないようにしている」と語ったのち，心が安定してきたため面接の頻度を落としたいとの申し出がある。私との距離が近づいていること，関係が深まっていることがAには不安であり，私と距離をとりたくなってきているのだと伝えるも，「現実的なことに集中したいから」と言いAは意思を曲げることなく面接は隔週となる。隔週での面接では，学校でのこと，勉強方法，進学のための目標設定など現実的な話に終始し，Aの情緒にまつわる素材は面接から一切排除された。Aは人との関係を希薄にすることでなんとか現実から逃げ出さないようにがんばっていると語ったが，それはまるで自分の感情が揺れ動くこと，自身の情緒に触れないようにすることにエネルギーを注いでいるように感じられた。一方で，「人は何を考えて生きているのだろうと考えると眠れなくなる」とも話し，私との関係が深まり自分の心の奥に眠っている生々しい情緒が解き放たれてしまう不安と，私と関係をもっと深めて自分のこと，他者のことをいろいろと知りたいという思いとで揺れている姿がみられた。実際，面接場面ではだんだんと進学のことなど現実的な話題から離れ，サディスティックな連想を多くするようになっていった。現実との接点が少なくなってしまったかのような，現実感に乏しい様子がみられ，初めてAに会った時のように輪郭が曖昧で，ふわふわとした様子が多くみられるようになった。そして，次第に夜眠れなくなったり，外出ができないなどの状態に陥ったことから，改めてきちんと毎週通うことが大切であることを伝えた。するとAは「本当はそうした方がいいと思ってた」と話し，面接の頻度を毎週に戻すことに同意した。毎週に戻すと面接ではＡの内的空想が語られることが多くなり，人に対する不信感や，虫に対する嫌悪感を話すようになる。いつ自分に向かってくるか分からない恐怖感やどんなに虫が自分を脅かすのかを語り，時に虫の羽をもいだらどうなるのか試してみたくなるなどと，虫へのサディスティックな連想をした。面接室のティッシュケースに描いてある蝶が苦手というＡに＜面接で話すと知られたくない心のうちが漏れ出る，そこを不快に思っている＞と伝えると否定も肯定もせずにティッシュの箱に描かれた木の葉がげじげじに見えましたと不快感をさらに強めた。また，時折彼女は犬が好きなこと，しかし「犬を飼いたいけれど扉に挟んで真っ二つにしてしまったらどうしよう」と不安になって犬を飼えないのだと話した。その不安は彼女の怒りの強大さを表しており，彼女の人と関わることの難しさは対象を死においやってしまうのではないかという不安のようであった。Ａの虫や小動物へのサディスティックな空想は，私の中に恐怖を喚起し，現実とならないか不安になるほどに強烈なものであった。内心動揺しているものの，Ａのサディスティックな空想を前にして私は固まってしまい，ほぼ思考が停止した状態になることもあった。この時の私は心理療法が導入された頃のＡの姿と似ていたかもしれず，無意識のうちにＡの心の世界を体験させられていたようにも思う。虫や小動物へのサディスティックな空想が続く中，とあるセッションにて虫の夢を見たと語り「虫の図鑑を見ていて，本当は見たくないのにどうしても見つけないといけないものがある」とＡが語った。「ここでやっていることと似ている」と私がいうとＡは少しだけ笑みをこぼした。自分の内面，結果に至ったプロセスを誰にも知られたくない，言いたくないというＡに「カウンセリングは自分の内面をさらけ出すところ。ここでも自分の内面をさらけ出すことに抵抗があるのかな」というと少し笑って「嫌だとすら言いたくないから，ここでは言っている方だと思う」と初めて私と気持ちを共有していることに言及した。

Ⅲ　考察

1．情緒的共同注意

乳児期の共同注意は発達にとってとても重要なものである。共同注意を通して関係性は二者関係から三者関係へと広がりをみせ，言葉の発達も促されることとなる。それに加えて，情緒的発達にも共同注意はとても大切な意味合いをもつものと考えられる。心の中にどんな情緒があるのかを一緒にみつめ，心の世界を探索することは「情緒の共同注意」とも言える。先に提示した心理療法では，Ａが名前をつけることができなかった情緒に名前をつけて表現することを促すことで，自己理解が進んでいった。しかし，クライエントの中には，心の世界のどこにどんな情緒が存在するのか整理されておらず混沌としている場合がある。その場合に，混沌とした世界に点在する情緒のかけらをみつけ，「こんなところにこういう思いがありそうだ」「この気持ちはこの辺から来ているのかもしれないね」と首の座っていない乳児の首を支えて注意を促すように，あるいは，「指差し」することで，クライエントの注意を自身の心の世界のありようや，点在する情緒のかけらへと促し，点在している情緒のかけらを共にみつめることがクライエントの心の世界の気づきの萌芽になっていくものと考えられる。

この事例において，当初Ａの世界は混沌としており，心理療法の中でＡの世界の断片がその都度違った様相を帯びて現れていたように思う。時に沈黙し，時に現実的なことを淡々と話すＡの心の世界はまとまりがなく，ばらばらになった情緒のかけらさえも，膜の中に隠されていた。そのため，Ａの心の世界がいったいどのような状況なのか理解しようとも難しく二人で森の奥深くに迷い込んでしまったかのように感じた時もあったほどである。心理療法開始直後は，膜の中に隠されたものを丁寧に慎重にふたりで覗いていたのではないかと考える。そして次第に，セラピー空間に表出された「何らかのとても小さなかけら」を拾いＡに注意を向けてもらうことで「不安のかけら」「怖い気持ちのかけら」を集めていく作業をしていったのではないかと思う。心理療法が進むにつれて，Ａが学校での出来事，生活リズム，勉強方法などについて多くの時間を割く時，私は焦りや停滞感を抱くようになった。Ａが現実的な話に終始することは，膜の中にあるどろっとしたものから目を逸らそうとしているように私には感じられていたからだと思う。しかしＡにとって膜の中に隠されていたものは，あたかも世界を破壊してしまうかのように感じるほど強烈な原初的情動であり，共同注意の発達的段階を考えると先の段階への早まった促しであったように思う。ゆっくりで丁寧な心理療法のプロセスが求められる場面でＡの揺れ動きに私自身も巻き込まれた場面であったと思うが，その後原始的情動を「不快感」として扱うことで，Ａと私との間に情緒を取り扱い得る空間ができ始めたのではないかと考える。

2. 膜の中の隠されたもの

心理療法の中で私との対話を続けるにつれ，私が心の中に異物としてでも立ち現われ，まったく忘れてしまわない対象として存在するようになったところで，心の中にある“何か”を一緒に見つめる作業へと変わっていったように思う。自分の中にある薄い膜のどろっとした中身は，まさに怒りであり，自分を理解するということは，これまで乖離していた，痛みすら自分の心に取り戻すということであり，それは虫の羽をもいで解剖することと同義なのだと理解した。また，自分の怒りといった生々しい感情を対象にぶつけるとその対象が血を吹き出して死んでしまうように思えるほど，自身の破壊性は強烈なものと体験されていたように思う。どろっとしたものを薄い膜に閉じ込めておかないとならなかった彼女の姿がサディスティックな空想の中に表現されていたようにも思える。膜の中に押し込められたものはまるで緩和されていない彼女の攻撃性そのものだったのだと思う。怒りの感情は人間が生きていくうえで大切な感情であり，現実に適応するためには適度に相手に表現することが大事なことであると考える。また，最早期に怒りの感情を適切に母親に抱えてもらうことが，その後の情緒の細分化や，思考の構築に重要なプロセスであるとも考える。Ａは幼少期より祖父母に育てられ，現実的な世話はされていたのだと思う。しかし，細やかな養育は施されず，特段情緒に関してはほとんど関心をもってもらえず，イマジナリーフレンドが現れるほど孤独であった。Ａの世界は２者の世界で停滞しており，人について客観的に考えることはできていたようであるが，自分を含めて思考を巡らすまでには至っていなかったように思える。生々しい情緒を封じ込めることにエネルギーを費やしていたため，活き活きと生活を送ることも難しかったのではないだろうか。そんなＡがどうして心理療法を受けようと決心したのかは分からないが，心理療法の中で初めて私と共に自分自身の感情に注目し，考えをめぐらす体験をした。その道のりは平たんではなかったものの，一度一緒に気持ちを共有するという体験をすると，怒りを表現できるようになっていった。今まで薄い膜の中に封じ込められていた怒りは，サディスティックな空想として面接内に登場し，その空想は私に強烈な不安を喚起するほどの強さと生々しさを備えていた。

この後も面接は続いたが，一度解放された怒りは私との間で扱えるものとなり，イライラすることができるようになっていった。つまりある程度安全に怒りを心理療法で表現できるようになっていったのである。その後，もちろん揺れ動きはあったものの，自分の気持ちをみつめることの大切さと触れたくないものを本当は回避したい気持ちの葛藤を生むようになり，より私との間でＡの情緒について対話を重ねることができるようになっていった。

3. 思春期における再共同注意

乳児期の共同注意が思春期における情緒的発達に与える影響は大きいように思う。思春期は一般的に自分を見つめ直し自己を再構築する時期であると言われている（Erikson, 1959）。また，思春期は心身ともに大きく変化する時期であり，情緒的混乱が生じる，性欲動や攻撃性が高まる時期でもある。Ａは学童期までは周囲との関わりはさほど悪くなく，学級担任と衝突することがあったようだが友人関係はそれなりに保っていたようである。表面的には適応はよかったようであるが，思春期に入り次第に現実適応は低下していった。Ａは成長過程で共同注意の段階を適切に通過していない可能性があり，常田のいう「心の出逢い」がなされないままでいたようである。Ａはしきりに膜の中にあるものへの恐怖感を訴えていたが，それは未消化な原初的情動であった。この未消化な原初的情動に思春期特有の攻撃性の高まりが加わった時，Ａは自身の破壊的衝動を抑えることにエネルギーを大きくとられることとなり，対人関係における情緒交流がきわめて難しくなった。外出が難しいほどの状態に陥ったのは，連想の中にサディスティックな素材からも分かるが，Ａの破壊性，攻撃性の高さがその要因であろう。Ａは対象を傷つけることを恐れ他者との情緒交流ができなくなっていった。思春期特有の自意識の高まり，自己探索のプロセスは思春期の子どもたちにその機会が平等に訪れるものであるが，その結果Ａは対人関係からいわば引きこもらざるを得なくなった。しかしＡはクリニックには母親に促されて受診したものの，心理療法は自ら希望している。対象を希求するＡの健康的部分があったからこそ，心理療法が開始されＡと私との間でＡのこころの世界を共にみつめる機会が生じた。Ａは自身の未消化な原初的情動を膜の中に閉じこめることで対象を守ってきたという経緯があり，そのことが結果として対象との交流を完全に閉ざされずに済むこととなり，再共同注意の段階を経ることができたのではないかと考える。

Ⅳ　おわりに

事例を通して共同注意の重要性について論じた。乳児期において共同注意のプロセスはとても大切なものであり，二者関係から三者関係への広がり，言語発達のみならず，情緒発達，心の世界の理解にもとても重要な意味のあるものと考えられる。混沌とした世界に点在する情緒のかけらをいわばマッピングして統合していくには，心の中の世界のありようをクライエントがみつめる準備をまずはしなくてはならず，二者関係から三者関係へと移行する基盤づくりをする必要がある。

文　献

Bion, W. R.（1962a）. A theory of thinking, *International Journal of Psycho-Analysis,* vol.43: Reprinted in *Second Thoughts*（1967）.

Erikson, E. H. 村瀬孝雄・近藤邦夫（訳）（1982）. ライフ・サイクル，その完結　みすず書房.

森下葉子（2018）. 共同注意場面における養育者のかかわり―言語発達の足場づくりに注目して―. 文京学院大学人間学部研究紀要，19, 41-46.

Scaife, M. and Brunel', J.（1975）. The capacity for joint visual attention in the infant. Nature, 253, 265-266.

常田美穂（2007）. 乳幼児の共同注意の発達における母親の支持的行動の役割 . 発達心理学研究，18（2），97-180.

第7章

不登校中学生を対象とした「セラピーとしての思春期グループ」

――「迫害的な内的グループ対象」をめぐる相互交流――

吉沢伸一

I　はじめに

本小論では，筆者がこれまで実践してきた，不登校中学生を対象とした力動的な小集団精神療法（以下，「セラピーとしての思春期グループ」と示す）について取り上げ，その実践を紹介するとともに，まさに思春期では過酷となる「排除」と「ひきこもり」をめぐる問題について検討していきたい。

さて，思春期はさなぎの時期で，子どもから大人へと脱皮していくプロセスが必要となってくる。かつて「思春期内閉論」（山中，1979）が提示されたが，不登校やひきこもりは，脱皮していくための内的な成長が滞っており，脱皮するまでにさなぎとしての長い期間を必要とする。その期間の中で，それぞれの子どもに固有の心的成長が必要となる。一方，長期のひきこもりを考慮するならば，時間の経過に伴い脱皮が可能とはならない群が存在する。このことは，「さなぎとしての不登校」と「さなぎになれない不登校」についての伊藤（2016）の論考からも伺い知れる。

ビック Bick（1968）は心的皮膚[注1)]の概念を提唱したが，思春期の子どもから大人への脱皮の時期は，まさにこの心的皮膚が破れる経験をするためにグループ形成がなされ，グループの凝集性が個の脆弱な心的皮膚機能の代用を果たすとされる。また，メルツァーとハリス Meltzer & Harris（2011）によれば，思春期では，両親の万能性と全知性が崩れ，破局的混乱にさらされる混乱を経験することになるが，彼らは「家族の中の子ども」「大人世界」「思春期・青年期世界」「孤立青年」といった4種のコミュニティをそれぞれ外的・内的に経験しながら成長していくことを

注1）Bick は，発達早期に形成される「心的皮膚」について次のように説明している。「自己の一部をコンテインするこの内的機能は，この機能を果たすことができるものとして体験された外的対象を取り入れることによって，初めてうまく作動する（中略）コンテインする機能が取り入れられるまでは，自己の内部に空間という概念は生じない。それゆえに，取り入れは，つまり内的空間における対象の構築は不完全なものとなる」（Bick, 1968 p.484）心身未分化なパーソナリティの諸部分は，外的対象が提供する皮膚機能により束ねられることで，内と外の境界が成立し投影同一化の機制が可能となる。つまり，皮膚機能の生成は，未統合状態からスプリッティングや理想化などの原始的防衛機制が使用可能となる状態への発達的移行である。Bick は，この移行が成立しない場合，あるいは移行後に心的皮膚が破損した場合には，付着同一化やセカンド・スキンにより，その破局的状況（絶滅や崩壊）や自己の消滅不安を保護することになると論じている。

論じた。ここではそれらを詳細に論じることはできないが，「思春期・青年期世界」について飛谷（2015）を参考に見てみたい。

> 彼らは多くの場合，何らかの一時的な共通ラベルで識別できる思春期グループを形成する。そのラベルは，野球やサッカーなどのスポーツ・チームでもいいし，ロックやポップスターのファンクラブでもよい。ともすれば制服のスカートの短さでも良い。より日本に特異的なのはアイドル現象だろう。少し前ならば「AKB」や「嵐」がそれである。彼らは自分たちの作った集団的ラベル（価値という深さはない）で相互投影同一化による一過性の凝集性を持ち，その集団を新たな親だと見なしている。この領域は，中学生グループが最も過酷で妄想的であり，グループ形成も日替わりで場渡り的，そして不安定である。（中略）そして彼ら思春期グループの共通目標は大人が牛耳る権力構造を乗っ取ることである。このようなことから，彼らの反抗的態度の意味が理解できるし，彼らに二人での作業としての心理療法にじっくり取り組むことが困難になることの理由が分かる。

飛谷（2015）が指摘するように，中学生グループの特徴は，マインドレスな状態，パラノイア心性が優位となりやすい。よってグループの集団幻想ともいうべき特有の規律が生じ，個の意志や感情よりもグループ全体のそれが重要となり，グループに所属していること自体が自己の存在意義を確保することになる。そして，凝集性を高めるためには，スケープゴートを必要とし，さらにパラノイア心性も加わると，グループからの排除をめぐる恐怖と共謀があり，いじめの問題にまで発展することがある。不登校の中学生は多かれ少なかれ，この中学生グループに所属できない，あるいは排除された経験がある。彼らの一部は，それ以前の育ちの経験の中で，さらに思春期における心的変化の中で，心的皮膚がそもそも裂けている状態であり，グループによる心的皮膚の代替機能で保護できない場合は，自ずとして自宅あるいは自室でひきこもることで破損した心的皮膚を保護するしかない。不登校の中学生は，親や大人の権威，つまりは過酷で迫害的な超自我対象を修復するために，「現実の思春期グループ」を利用できないでいる。それは，「現実の思春期グループ」自体に過酷な迫害的な超自我対象が投影されるために，彼らは過度に同年齢集団を恐れるからである。そうなると，「家族の中の子ども」として従順ないい子でいるか，「孤立青年」の世界で永遠の子どものままでいるしかない。あるいは，「大人世界」の中で偽りの大人になるしか道は残されていない。

一方，育ちの中での脆弱さがありつつ，「現実の思春期グループ」での傷つきを経験しながらも，それでもグループを希求し，それを支えと経験し成長していくポテンシャルを持つ者もいる。筆者は，これまで不登校中学生の「セラピーとしての思春期グループ」を運営してきた経験の中で，彼らが「現実の思春期グループ」に移行することを阻む要因として，心的皮膚の脆弱性から，過酷で迫害的な超自我像をグループに投影してしまうだけではなく，「現実的な思春期グループ」の所属と排除をめぐる外傷体験を有しているために，まさに過酷で迫害的な内的グループ表象が主観的経験世界の中に内在化され固定化していることが大きな要因であると考えている。本小論で筆者は，このグループ表象を「迫害的な内的グループ対象」と概念化したいと思う。「セラピーとしての思春期グループ」の臨床的意義は，万能ではないにせよ，自らの力で時間をかけて心的脱皮を遂げることが困難な者に，「現実の思春期グループ」に戻るために，脆弱な心的皮膚を保護し，内在化されている「迫害的な内的グループ対象」の脅威を緩和し，健全な思春期心性を活性化させるための移行的グループとしての機能を提供することにある。

なお，ここでいう「現実の思春期グループ」とは，中学に戻る，フリースクール等に所属する，あるいは高校に進学する，もしくは学校の枠組み以外での同年齢小集団に所属できることを意味している。「セラピーとしての思春期グループ」の意義は，この「現実の思春期グループ」に戻るための足掛かりとなる経験を積むことである。そのニードを持たない「家族の中の子ども」「孤立青年」「大人世界」の住人を無理に「思春期・青年期世界」に引き込むわけにはいかないだろう。しかし，そのニードを抱えていながらも，自らではどうにもできずにあがいている，あがくことさえできないでいる不登校中学生の者にとっては，「セラピーとしての思春期グループ」は，「現実の思春期グループ」に移行する必要な足掛かりを提供できる可能性があると筆者は考えている。

以下，筆者が実践している「セラピーとしての思春期グループ」の設定および展開を示していく。本小論の目的は，第1に，「セラピーとしての思春期グループ」の相互作用の性質について考察することである。第2に，「現実の思春期グループ」への移行を阻んでいる，個人に内在化されている「迫害的な内的グループ対象」と自己の関係を，グループ・プロセスから明らかにした上で，その変容過程を促進するグループ機能についてセラピストの関わりも含めて検討していくことである。

Ⅱ　グループの設定

以下に，筆者が児童思春期精神科クリニックで実践してきている，中学生不登校を対象とした「セラピーとしての思春期グループ」の設定について概観する。

1．大枠の構造とメンバーの選定

原則的には年間3クール制で，1クールは10回～12回である。3回目までは試しに参加できる期間としてメンバーの出入りがあるが，4回目以降はメンバーは固定し，クローズド・グループとなる。メンバーの人数は5名を基本とし，実際的には3名～8名の間である。メンバーは，基本的には主治医から適切な者を選定し提案してもらう。1回のセッションは45分で，終了後にセッションの振り返りを行い，その回の感想を共有し50分前後で終了する。

2．導入（アセスメント）面接

医師による導入の後，思春期グループを担当するセラピストとコ・セラピストの二者が各メンバーとそれぞれ導入面接を行う。グループの説明を行うと同時に，参加者の状況について教えてもらう。

グループは，特に課題を設けずに，自由に話し合う場であり，対人関係の練習の場であると位置付けられている。「自由に何を話してもいいが，人の話はしっかりと聞くこと，話したくなければ黙っていてもいいこと」が基本ルールである。はじめは皆緊張していてうまく話せないかもしれないが，それも含めて経験であり練習なので，グループに参加することの心配や不安も話し合いながら進めていくことができると伝えている。

導入面接では，参加者との話し合いの中で，グループ参加の動機や意志，参加をめぐる不安や期待，不登校の状況や対人コミュニケーション能力の性質や発達状況，日常生活の様子，趣味などについて大まかな情報を得る。グループに参加することをめぐる不安についても話し合い，動機付けを高めることも導入面接における重要な仕事である。最終的には，グループに参加するおおよその目的を両者で検討して決める。

3. 振り返り（フィードバック）面接

1クールが終了すると，各メンバーとセラピストが個別に振り返り面接を行い，グループで経験したことについて話し合う。メンバーには，グループ経験で得た収穫や頑張って取り組んだ肯定的なフィードバックを行いつつ，場合によっては反復している不適切な行動について話し合う。その課題を持ち次のクールにも参加するメンバーもいるが，個別の心理療法が必要だと提案される場合もある。「セラピーとしての思春期グループ」の経験をもとに，教室復帰したり，適応指導教室やフリースクールに通い始める者もいる。また，次のクールに継続して参加する者もいる。

4. セラピストの基本姿勢

筆者の他に女性の臨床心理士が加わり，男女のペアでセラピスト・チームを構成する。どちらか一方がグループリーダーとなり，セッションの開始や終わりの合図，必要な連絡など，セッションのマネージメントを行う。

グループ終了後に，毎回30分程度，セッションを振り返るためのレビュー・ミーティングを行っている。メンバー一人ずつについて検討もするが，セッションでのグループの流れ，相互作用，どんなことがテーマとして浮上してきているのかを自由に話し合う。セラピストのペアもセッション中は自由に話し合いに参加することから，自分の立ち位置を見失うことがあるので，それはチームで補完し合うことになる。

Ⅲ　グループ展開の実際

以下，筆者が実践している思春期グループの展開について，三つのビネットを取り上げて概観してみたい。なお，ビネットは複数の事例を組み合わせて構成されたものである。いずれも筆者がセラピスト（以下，Thと示す）を，女性心理士がコ・セラピスト（以下，Coと示す）を担当した。

1. グループの初期過程

グループの初回では，まずは自己紹介から始め，グループ経験を通してどうなりたいのかなどを話し合うことになる。グループの安全感を醸成させるためにセラピストのリーダーシップが発揮されるが，メンバーにとってはかなりの緊張感や不安が掻き立てられるであろうし，それへの対処の仕方はまさにその個人のあり様を特徴づける。筆者は，グループでは，「いろいろな性格や特性をもったメンバーがいるが，それぞれはそれでいいこと，違いがあるのは当然，むしろ面白い」という考えをはじめから幾度も言及することにしている。そうは言ってもすぐにメンバーが安心感を得られるわけではない。

児童思春期精神科における思春期グループを利用する彼らは，多かれ少なかれ脆弱な部分を抱えているのも事実であり，グループ参加という新たな試みで，「いろいろな気持ちが刺激され，そのことで不安や心配になるのも当然」だと強調して伝える必要がある。また，「その気持ちを言葉にできれば語ればいいし，うまく言葉にならない場合はそのままでいい，難しそうなら棚上げして置いておくことでもいい」と伝えている。初期過程でメンバーたちは対人不安が高まり，何らかの共通の話題を見つけ，同調し合える風土を醸成させることで，何とか生き延びようとする動きが生まれやすい。そもそもメンバーは，対人関係で傷ついた経験があり，適度な関係性を築き難い傾向もある。テンションを高め，無理に楽しく振舞い，他者との距離を即座に近づけようとする者もいる一方で，受身的でひきこもりがちな者もいる。いずれにせよ，はじめの段階では，それぞれ個性的で違うこと，「他者と共通する側面を見出せたら嬉しいしだろうし，他者と違う側面を自分に見出せたらそれもかけがえのないことである」ことを，グループ全体に伝えることにしている。次に，あるグループのはじまりの一場面を提示してみよう。

【ビネット 1】

３名の新規メンバー（A・B・C）と，前回から継続しているメンバー１名（D）の計４名で構成されたグループであった（女子２名（A・B），男子２名（C・D））。Aは自己紹介においてはすべてのメンバーにコメントしていたが，話題をすぐに自分のことに置き換えてしまう傾向がややあった。Bは控え目で多くを語らなかった。Cも積極的には語らないが，聞かれればそれなりに自分を語ることができた。Dは，明るくゲームの話題をして「みんなはどういうゲームをしているの？」と自己紹介から，他者と関わろうとした。当然Aはすぐに反応するが，BとCはすぐには反応できず戸惑い，そのことでDも戸惑い，わずかな沈黙が生じた。すると，すぐにAが反応し，何とか話題をひろげ，さらにDが反応していく。Bは一応相槌を打ちながら聞いているが，Cは固まっている様子であった。AとD，BとCの初期過程でのあり方は対照的な形で浮き彫りになった。Dはオンラインのサバイバルゲームを毎日しているが，その時々で仲間になるメンバーの技量により，勝てるかどうかが違ってくるという話を展開させた。AもDの話に必死について行こうとするが難しくなり，Dは「うまく言えない，伝わらないなー」と焦りつつも照れて笑って語った。Thが，「今日は１回目で初対面で，みんな緊張しているし，どうやってつながりを持てるか心配だったと思う。DもAも何とか話題をつなげようとしてくれているんだと思う」と伝えると，Dは「俺頑張ってたでしょ！　沈黙って気まずいじゃないですか」と返答する。すかさずAも「私も何とか話をつなげようとしたんだけど，ちょっと分からないこともあって，うまく話せなくなって空回りしちゃった」と述べ，一瞬の沈黙も許容できない様子であった。Coは「無理して，何とかしようとしてくれてたんだね」と伝えた。Thは「緊張しているから当然だよね。緊張して頑張って沈黙にならないように話す人もいるし，むしろ逆にＢやＣのように，黙っている人もいるね。同じ状況でも対処法はだいぶ違うみたいだね」と伝え，ＢとＣに今どう感じているかを問いかけた。Ｂは「私はいつも聞き役になることが多いかな，本当に沈黙になれば，何か話すかもしれないけど」と言い，Ｃは「僕は自分からは話しませんね，聞かれれば話しますし，話し出せば話せるけれど，はじめは流れを見ておこうかなって」と述べた。Ｄは「全然違う，性格が。俺いつもこういう役回り，うまくいくこともあるけど，でもちょっと疲れちゃうんだよね，つまらないと思われたくないじゃん」と言い，Thは「それでそんなに頑張る必要があるんだね，みんなについて来て欲しいけれど，思い通りにならないと，空回りと感じるよね。みんなを楽しませたい気持ちが強いんだね」と伝えた。Ｃは「ちゃんと話は聞いてましたよ，全部。ただ話にすぐ合わせることに慣れてなくて，だから自分はどうにもできないというか，しないというか」と言った。Coが「Ｂは今何考えていたの？」と聞くと，「沈黙は好きではないけど，そこまで嫌いじゃない，慣れているというか，黙っていると誰が話し出すと思うし」とＢが発言し，すかさずＤとＡが「俺／私とかみたいのがね」と反応した。Thは，「面白いね，同じ初対面でも感じ方や対処の仕方がこんなにも違うんだね，どれがいいとか悪いじゃないよね，自分の持ち味だし，それがうまくいくこともあれば，いかないこともあるかもしれない。空回りしてつまらない奴と思われたんじゃないかって不安になったり，ずっと聞き役で自分のことを話したくても話せなかったり，普段はそういうことがあってもそれが話題にならないかもしれないけれど，このグループではそういうことも含めて話し合っていきたいし，自分ってこういう傾向あるなって，良いところは認めて，うまくいかないところはどうしたらいいかって考えられたらいいよね」と全体に伝えた。

グループのメンバー構成により，初期過程でのあり様はかなり異なる。ＢやＣのような受身的なメンバーが多くを占める場合もある。彼らはThやCoに聞かれれば返答できるが，それが難しい者もいるが，その場合はグループ内でひきこもることが許容される。緊張してもグループに継続して参加できたり，想像していたよりは不安に圧倒されずにグループにいることができたり，意外にも何気ないおしゃべりができて楽しい時間を過ごせたりといった経験ができると，少しずつ安全感が醸成されていく。

沈黙があった場合でも，「こういう時は困るよね」というThのコメントに，「ほんと沈黙は苦手」「でもだんだん慣れてきた」などとメンバーからの発言があり，学校では沈黙になったときはどうしていたかなど，それぞれの経験が話し合われることもある。これまでの対人関係上の関わり難さが共有され，他者も似たような経験をしていることを発見し安堵する者も出てくる。そして，セッションを重ねるごとに，これまで聞けなかった同年代の者が自分と同じなのか違うのか，さまざまな疑問を話題にして話し合えることもある。特に，どうして不登校になったのか，別室登校をしたり適応支援教室などには行っているのか，勉強はどうしているのか，進路をどう考えているのか，さらには家族との軋轢や対人関係上の悩みなど自分の中で不安に感じていたことを共有してじっくりと話し合えることもある。

一方，ＡやＤのように，テンションを高め多弁になる者が多くを占める場合もある。そのような場合，じっくりと話し合うというよりも，沈黙にならないこと，話し続けること，楽しい感じを何とか共有することで，グループの一体感を躁的に維持しようとすることが続く場合もある。その場合，まじめな話や不登校をめぐる自らの傷つきが露呈することは許されない。話があちこちに飛んだり，メンバー間でバラバラな会話が飛び交う状況になることもある。一瞬の沈黙が強い不安を喚起し，グループをしっかりとリードしないThへの不満として表出されることも多々ある。思春期心性を考慮すれば，グループで躁的な傾向が高まることは自然な現象でもあるが，それが行き過ぎる場合には介入しないわけにはいかない。しかし，どのレベルでどのような方法で介入するかを判断することは非常に難しい。

実際にはどのメンバーも，性質の違いはあるものの対人関係上の問題を抱えており，クラスや部活，あるいは仲間集団におけるヒエラルキーの中から排除された経験がある。にもかかわらず「セラピーとしての思春期グループ」の中でも，はじめは楽しい絡み合いであったものが，次第にエスカレートし，「支配」や「排除」をめぐる関係性が潜在的なものから顕在的なものに浮上してくる局面がある。言葉の端々でその要素の一端が垣間見られることはある。そもそもメンバーは，傷つき長くひきこもっていた者や，自己が脆弱で主体性がすぐに圧倒され呑み込まれると感じてしまう者などであり，何気ない情動の動きに非常に敏感である。このような状況を回避し，傷つかずに安全な対人関係の経験を積み重ねていくことが目指されるが，実際のところそうも言っていられない状況が展開することはあり得る。

本小論では，前者のグループを**「距離をおいて安全を確保しながら，徐々に近づき繋がろうとするグループ」**と呼び，後者を**「躁的な一体感で仮初めの安全を確保し，即座に繋がろうとするグループ」**と呼ぶことにしたい。ビネット1では，この対照的な二つのグループ展開の可能性が含まれた初回セッションを提示した。本小論では後者のグループ展開を中心に取り上げてみたい。

2. 躁的な一体感とその綻び

【ビネット2】

継続してグループに参加してきた男子二人（E・F）と女子一人（G）に，新規メンバーとして男子1名（H）と女子1名（I）が加わり，計5名で構成されたグループであった。EとFは，それなりにエネルギーがある男子だったが，実際には家庭の問題でひどく傷つき抑制されており，数クールのグループ経験を経て，そのような気持ちを話し合うこともあった。一方で，楽しく過ごすことも好んでいた。Eはすぐに自分がグループについていけないと思うと，心ここにあらずという感じで意識がどこかに行ってしまう傾向があったが，それは改善されつつあった。また，Fも調子が悪いとすぐに休んだり，大幅に遅刻をしてきたが，テンションが低くてどうしようもないと自分を感じる状態でも時間通りに来てグループに居られるようになった。Gは学校でテンションの高い女子グループにいたが，無理に合わせていたために苦しくなり，学校に行けなくなった。グループでもその傾向が当初あったが，次第にテンションを高めなくても話し合いができるようになってきていた。この3人は，数クールのグループ経験により，普段はやり過ごしてきたやっかいな情緒を話し合う経験を積んできている。そこに，すぐに刺激に反応してしまう傾向があるが人懐っこい男子のHと，テンションがかなり高く一方的に話してしまう傾向があり本心とは裏腹に口が悪いIが，新たに加わった。

Iは，実際には抑うつ的で家にひきこもっていたが，グループではまるで別人のようになり，そのギャップについてもグループ初期には話し合われていた。無理をしないで居られることを目的にしていたが,「こっちの方も本当の自分なの」とテンションの高い自分を維持した。ただ,「テンション低い自分を人前では見せたくない」と率直に語り，素の自分を時折表しもしたが，思いつきの話を一方的に続けることで対処し，持続することはなかった。そのことにメンバーも実のところは辟易しているようにもThには感じられたが，Iに合わせる傾向はますます強まった。このクールの前半では，グループ全体がバラバラにならないように空騒ぎすることに終始しているようだった。

第6回（全12回）で沈黙になりかけたとき，Iは「えーここつまんない！，何かゲームとかない？，人生ゲームしよう」ということがあったが，すかさずFが「スマホゲームでもいいじゃん，みんなでやろうよ」と言い，他のメンバーも同調し，Eもスマホを取り出してやろうとした。Thがさすがにそれは制限すると，一挙にThへの不満が言語化された。Iは「じゃー先生，何か面白いことしてよ」「先生が面白くしないから，私がこんなに頑張ってるんじゃん，ちゃんと仕事しなよ」と述べた。Thは，わずかな沈黙でも耐え難い彼女がいて，これまで必死に自分で何とかしてきたこと，Thがまったく彼女のそういう大変さを分からないでいると感じていることを伝えた。その後，メンバー間では，学校の先生への不満や怒りの話題で充満した。あわせて，学校の教室で幅を利かせていたグループへの不満や怒りも語られた。いわゆる「(スクール）カーストの上のグループ」に排除されてきた傷つきを皆抱えており，担任をはじめ学校の先生は何の助けにならなかったという内容であった。多弁で不満を口にすることの多いIに触発され，もともとテンションを高めて無理をする傾向のあったE・F・Gも同調して，かつてのようにテンションを高め，グループは教師と大人への不満の話で充満した。それがThにたびたび向けられることもたびたびあったが，その圧力がかなり高まっていた。

また，FとHは好きなゲームの話で盛り上がることも多々あったが，急接近したせいか，じゃれあいから，ふざけ半分ではあるがFにやや乱暴な言動が見られた。Thは仲がよくてちょっかいを出し合うが，エスカレートし過ぎると本当の喧嘩になり，楽しくなくなるかもしれないことを指摘した。Iは「やれ！やれ！，もっとやれ！，どっちが上なの？」と言い，FとHはそれぞれ「俺の方が上だ」と競争心があおられていた。Eは，そのような仲間関係から排除された経験があったので,一挙にテンションは低くなり「あーつまんねー」と黙って心ここにあらずとなった。Gは，男子はじゃれ合いで喧嘩になることもあるけれど，女子は違う感じで関係が難しくなることを話した。「女子グループだと，順番で無視されていくから，次は自分の番にならないか怖くて，本当はしたくないけど上のグループの子たちに同調していた，でも本当はそんなことしたくなかった」と語った。グループには，やや抑うつ的な雰囲気が漂い出していた。そして,Iは「私だってこんなに見えるけど，本当はクラスに居場所がなくなった，でも誰も何もしてくれなかった」と率直に語った。が，その次の瞬間には「でもいちいち考えていても仕方ないじゃん，陰気臭い」と言い放ち，話題を切り替えて一方的に話し続けた。Thは,「テンションを高めて一体感を感じていた方が安心にも感じるけど，一方でそれは何か違う，本当ではないとも感じているみたい」，「みんなそれぞれ学校で傷ついた経験があるから，同じことを繰り返したくないのも分かる。でもその経験を何とかしたいと思っているけど，どうにもできない，だから考えたくない，と感じてもいるんだと思う」と伝えた。Eが「トラウマの発表会しようよ」と言うと，Iは「えーそんなのきついよ」とすぐに反応した。

第7回の冒頭で，Iは「今日も先生とか大人の愚痴大会しよう！」と言い出した。Thが「先生や大人に助けてもらえなかったことが相当頭にきてるみたいだね」「当然の怒りかもしれない」と伝えると，Fは「クラスみんなで授業をボイコットした」ことを面白おかしく語り，Eは「小学校の頃に学級崩壊みたいになって，担任を休職に追いやった，ざまーねーぜ」と笑いながら語った。Thは被害感に圧倒されもしたが，何とか躁的な動きを扱う必要性も感じていて，「このグループでもカーストが存在してしまったら排除されることになるから，それは怖いことだと思う。だから自分の弱さを見せたくないのだと思うけど，このグループではまだ安全にそのことを話し合っていくことが難しいのかもしれない」と伝えた。Iは「どうせ先生何もしてくれないでしょ」と言い，Fは「だからスマホでみんなでゲームした方がいいって」と発言した。Coが，「本当は吉沢先生に何とかしてほしいみたい」とコメントすると，Gは「自分が不登校になったとき，実は担任が相談にのってくれたし，今フリースクール行き出したけど，そこまでたまに会いに来てくれる」と話した。また，いつもなら刺激にすぐ反応するHは思慮深く考えている雰囲気で「僕，学校でちょっかい出されるようになって，何とかそいつを避けようとして，距離を置こうと思っていたんだけど，いっつも近づいてきてちょっかい出されて，本当に嫌だった。だからこの前，吉沢先生が止めてくれたの助かった」と恥ずかしそうに話した。

この回の終わりで，Thは「このグループはもうあと半分（残り5回）だから，不満や愚痴も大切なことなら話せばいいし，でも，それだけじゃない，まだ話し合えていない気持ちを話す必要があれば，それも話していこう。泣いても笑っても，あと半分だからね」と伝えると，すぐさまGは「笑うのは私たちで，泣くのは先生だけどね」と笑顔で反応し，メンバー間で笑いが起こった。

3. 安全感の醸成と率直な自己表現―排除される不安を凌駕する仲間経験

グループの中で，躁的あるいは排泄的に，一方的に怒りや不満を表出するだけではなく，それをめぐる話し合いの交流が展開する経験はメンバーにとって意義がある。メンバー間よりも，まずはセラピストとの交流を通して，自分の怒りや不満がまっとうであると位置づけられつつも，セラピストもメンバー自身もお互い生身の人間で傷つきやすいことを感知し理解していく。そのためにはセラピストは一定程度彼らの怒りや不満という形の主張や自己保護を許容していく必要がある。そして，彼らに攻撃をし返さないでいられること，あるいは傷つき過ぎて自らがひきこもらないでいられることが重要であるが，セラピスト自身が防衛的であると，その余波は思いもよらないところで表出するし，メンバーは敏感に察するだろう。セラピスト自身も適度に率直な自己を語ることは時には必要であるが，グループで何が起きているのか，彼らが何を経験しているのかについても考えている姿勢を提示し続けていくことになる。簡単な作業ではないが，その足場を維持することは，メンバーにとって，躁的に対処したり，誰かを排除して凝集性を高めるのとは異なる経験を提供することになるかもしれない。ビネット2では，やや被害的にもなっていたThは，グループ終了後のCoとのレビュー・ミーティングで何とか自分を立て直す作業を行っていた。Th自身が，メンバーからスケープゴートとして排除されるのではないかという経験を，Coに手助けしてもらいながら，何とか生き延びていたのだった。以下に，ビネット2で提示したグループの後半でのやりとりを，さらに見ていきたい。

【ビネット3】

躁的になりセラピストを排除しつつも，それをめぐり，メンバー自身が排除された経験についての話題が進んだ。Gがカーストの「上のグループ」に同調していた自分について以前（第6回）に言及したことを受けて，第10回では，Fが小学生の頃に周囲に同調して担任をいじめていたことに対して，「実は罪悪感がある」と話した。授業をボイコットしたEは，当時の担任は今から見てもおかしいし許せない，自分の行為は間違っていないと主張したが，「ただ自分に同調していただけの人がいたのかもしれない」とつぶやいた。

この回の中盤でHは急に，「タピオカ・ミルクティ，うざい！」と言い出し，Thは「えっ」と唐突な発言にびっくりしたが，メンバーはかなり共感できるようで，インスタグラムにいかにも「リア充」的に写真を投稿している者への批判や妬みが語られた。女性メンバーのGとIは，カーストの「上のグループ」を「一軍」「イケている系」「ギャル系」「陽キャ」「パリピ」の人たちと呼び，自分たちもはじめは「キャラ設定」してついていこうとしていたけど，「正直女子って本当は陰険だから嫌」「男子の前では可愛くして，男ウケよくしているけど，実際は腹黒い」「ジャニーズ話についていけない」などと盛り上がった。男子校に所属しているFは，「それってドラマとかでやっている都市伝説じゃなかったのか，本当だったのか」と驚いた。Eは男子について話し出す。「スポーツができるとか，喧嘩が強いと一軍で，あとコミュ力が高いと女子とも仲良くてリア充っていう感じで，付き合ったりしている」と話し，クリスマスシーズンということもあり，「カップル死ね！」「タピオカ・ミルクティも死ね！」と発言した。そして，自分は「陰キャでアニオタだけど，それでいいし」と述べた。Fは「俺はアニオタだけど陰キャじゃない！陽キャだ，絶対認めない」と言い，Iも「私も別に陰キャじゃないし」と発言した。

そして，男子と女子の違い，それぞれの異なる生き辛さの話が展開した。そして，カーストの「上のグループ」への怒りや不満が共有される一方で，同調していたメンバーもいて，そこから排除された自分自身をどう位置づけていくのかがテーマとなった。ThとCoは，彼らの話の交通整理をしながら関わっていた。セラピストの仕事は，カーストの中のどこに位置づけるかに囚われている彼らがいること，それは自然なことで仕方ないことでもあるが，他者と比較して見えてくる自分だけではない，未開拓な自分もいるのではないかと彼らに問いかけることであった。

第11回の後半で，Iが「吉沢先生には分からないのよ，私たちの気持ち」と言うと，Gは「実は吉沢先生って中学生の頃，陰キャだったんじゃない」と言い，さらにIは「そうかも，だからこんな仕事しているんでしょ」，Fは「前に，先生，野球部で丸坊主だったって言ってたよ，女子とも全然話せなくて，コミュ障だったんだよね」と述べた。はじめThは「そんなこと言ったかな？……」とはぐらかしたが，「まー，その時の自分がいるから，今の自分があると思っている」と言うと，Hは「先生はタピオカ・ミルクティお好きですか？」と発言し，グループ一同で笑いが起こる。Th は，これまで彼らの話し合いを聞きながら，自分の中学生時代を想起しつつ，ほろ苦い思い出ややるせない気持ち，さまざまな後悔の気持ちが掻き立てられていた。また，彼らの生き辛さも感じつつも，こうして笑いを交えて話せることを貴重にも感じていた。

Ｆは「俺，別にアニオタだけど，一見陽キャ，でも陰キャの部分もある」と言い始めた。Th は「そうだね，みんなどっちも本当はあるよね，無理して片方だけしかないことにしたり，合わせてキャラ設定してたら，本当の自分が分らなくなるもんね」「陰キャでもタピオカ・ミルクティ飲んでもいいじゃん，好きでもいいよね」「丸坊主でコミュ力なくて卑屈になっても，どんな自分になりたいか思い描ければ，そういう自分に向かっていけるかもしれないじゃん！」と返答すると，Ｉはすぐさま「くさっ，金八みたい」とツッコミを入れて，グループで笑いが起こる。Co が「Ｉは，金八先生，嫌いなの？」と聞くと，Ｉは「金八ウザイよ！」と言い，さらに Co は「確かにそうかも，でも嫌いじゃないかも私は」と返した。Ｇは「実は私，タピオカ・ミルクティ好きなんだけど」と言い，一同「えー，そうだったの！」と驚くが，Ｉは「実は私も，けっこうジャニーズ好き」と続き，また一同で「えー」と驚く。Ｈも「僕は……」と発言しようとすると，すぐにＥ･Ｆが「お前もか！」とツッコミを入れるが，Ｈは，「僕は甘いカフェオレが好きです，って言おうとしただけなんだけど」と言い，「なんだよそれっ！」と一同意表を突かれて，笑いが再度起こった。

このようにクールの後半では，緊張感がある瞬間もあったが，力が抜けた中学生らしい冗談交じりのやりとりも増えていった。躁的ではない，別の種類の一体感が芽生え始めていた。もちろんこのメンバーでのグループが，あと１回で終わることの影響があるのだが，グループでの困難さを何とか共に乗り越えてきた仲間感覚のような連帯感が漂っていた。

Ⅳ　考察

1．グループでの繋がりをめぐる相互作用のモード

まずはじめに，**「距離をおいて安全を確保しながら，徐々に近づき繋がろうとするグループ」**と**「躁的な一体感で仮初めの安全を確保し，即座に繋がろうとするグループ」**について考察していきたい。二種の対照的なグループの相互作用のモードを，視覚的に表現したものが図１である。前者がＸ，後者がＹであり，Ｚはグループ過程の進展の方向性を示している。モードＸとモードＹは異なるグループの状態を示すが，この二種は表裏の関係にある。

モードＸでは，メンバーはひきこもりがちであり，はじめはセラピストとの繋がりで個々にグループに存在している。グループの設定の中でメンバーはバラバラに点在しているだけの状態である。メンバー同士が能動的に交流することは避けられている。初期の多くの時間をセラピストのペアがリードしていくことになる。メンバー自身が安全を感じ，主体性が発揮されるまで，受身的なスタンスで外界から身を守っている彼らのバウンダリーの維持に協力していくことになる。メンバーそれぞれのスタンスでいいと強調するのは，そのためである。急にメンバー間の相互交流を促進させると，当然このバウンダリーを維持できなくなり，不安感が高まる。彼ら自身

が相互交流の準備ができ始めたら，幾分それを促進させる。彼らの主体的な動きに伴い，セラピストはより受身的になっていくが，殻から出たり，引っ込んだり，出過ぎたり，出られなかったり，出たけれどつまずいたり，彼らの状況に応じて，セラピストは関わりにおける能動性と受身性のスタンスを調整していく。ひきこもることが認められているという安心感のもとに，能動的に他のメンバーと関わっても脅かされないことを経験していくことが目指される。

一方，モードＹは，テンションを高め空騒ぎをするなど，あくまでも躁的防衛により仮初めの安全を確保し，グループ設定の中でいわば密集しているだけの状態であり，いつその仮初めの安全が崩壊するのか分からない脅威が常にある不安定な状態でもある。それゆえに，躁的であることをやめられない。しかし，そもそもメンバーは，思春期心性のその傾向について行けず，あるいは排除され，痛みを伴う無力な経験をしているために，そうしたテンションを維持すること自体が難しく，必ず綻びがでる。また，メンバーの全員が躁的に振る舞う傾向を持ち合わせていないのであればなおさらである。そのようなメンバーが多くを占める場合は，かなり混沌とした様相となるが，思春期らしいとも言える。しかし，必ず諸々の問題が生じてくるので，それをセラピストがいかに取り扱うのかが非常に重要な局面となる。彼らが躁的になりすぎた時には介入する必要があるのは当然だが，躁的な一体感が綻びたときにこそ，セラピストは能動性を発揮し，個々のバウンダリーを保護する必要がある。そこでは，モードＸで示したようなセラピストのスタンスを取る必要がある。

グループの展開は，躁的な局面と無力さや弱さが露呈しそうになり殻に閉じこもる局面，つまりはモードＸとモードＹを行きつ戻りつして進むことになる。とりわけモードＹに親和性の高いメンバーの中には，対人場面においては，心的皮膚の脆弱性を殻に閉じこもりひきこもることで保護できず，グループでの一体化や融合そのものがそのバウンダリーとなる。無力さを直接扱うことは，躁的防衛を再度強めてしまうので慎重である必要がある。まずは，躁的にならないでも落ち着いて居られる，トーンダウンできることだけでも重要な進展である。しかし，グループの展開において避けては通れない，彼らが抱える困難さに真剣に向き合う局面があると，筆者は考えている。ともあれ，モードＹにおいては，躁的な一体感だけに頼らずとも，脅かされずに落ち着いてメンバーやセラピストと相互交流できるようになることが目指される。

グループ展開は，典型的にはモードＸかモードＹのようになる場合もあるが，実際的にその二極の間のどこかに位置づいたり揺れ動くことになる。（個人の殻にバウンダリーを依拠するメンバーと，躁的な融合や一体感にバウンダリーを依拠するメンバーの割合など，メンバー構成によって異なる。両方の動きを状況に応じて取り得るメンバーもいる）理想的には適度な凝集性のある「適度に透過性のある個人バウンダリーが確保され，相互交流が展開できるグループ」モードＺを目指して展開していくことになるが，その過程ではさまざまなバリエーションと困難さがある。

集団力動は，ビオン Bion（1961）により提示された，共通の目的に向かい協働的な相互交流がなされ，経験から学ぶことが可能な「作動グループ working group」と，苦痛を伴うためそれを回避しようとする３種の「基底的想定グループ basic assumption group」により説明されることが多い。しかし，本小論で検討している「セラピーとしての思春期グループ」のモードは，ホッ

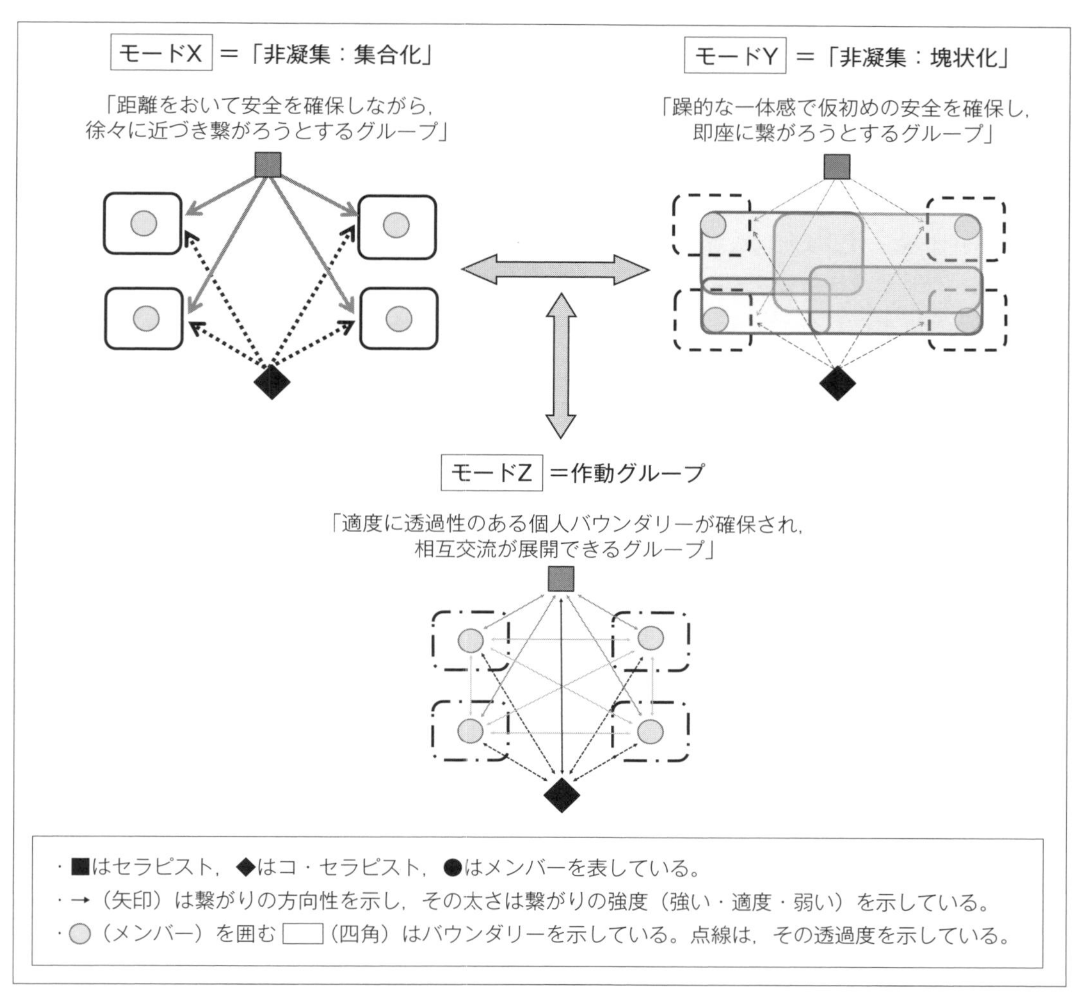

図1　グループでの繋がりをめぐるモードの二方向性（X・Y）と目指される方向性（Z）

パー Hopper（1997）による第4の基底的想定としての「非凝集：集合化／塊状化[注2]」の観点から捉えることが妥当なように思われる。ホッパーは，「集団の無意識的営みにおける外傷的体験：第4の基底的想定」という論文の中で，外傷体験を持つ者が抱く絶滅や崩壊の恐怖を防衛するための第4の基底的想定グループについて論じている。「闘争－逃避 fight-flight」「つがい（ペアリング）pairing」「依存 dependent」という3種の基底的想定グループは，協働関係に必要な適度な凝集性とは異なる特異的な凝集性を示している。ホッパーは，ビオンが示唆した「融合 fusion」や「一体性 oneness」という着想を発展させたターケ Turquet（1974）の理論をさらに改定し，「集合化 aggregation」と「塊状化 massification」からなる「非凝集 incohesion」という集団力動について研究を行った。

注2）太田・西村訳（1999）では「密集化」と訳されているが，「塊状化」の方が適切であるという西村（2020）の指摘を受け，本小論ではそれを採用している。

以下，ホッパーの定義を引用してみたい。「集合では魅力や関与が最小限であり，相互依存的ではなく，必ずしも信念，規範，価値を共有基盤にして同感しているわけではない。集合化状態であれば，ほとんどグループとは言えない。これに対して，塊状とは魅力や関与が最大限であり，相互依存的ではないが，団結の幻想を短い間だけ共有する人々からなる。塊状化状態であれば，ほとんどグループとは言えないが，メンバーはそう思っていない。集合はグループになるには個人性がありすぎるが，塊状はなさすぎる。集合は独自の力動をもった非凝集的な社会的構造であり，それに対して塊状は凝集的に見えるが，実際は集合と同様に非凝集的であり，いわばグループに見せかけた集合なのである。わかりやすく喩えれば，ひとつかみの小石が集合で，ひとつかみの暖かくぬれた数個のスポンジが塊状なのである」(Hopper, 1997／太田・西村訳, 1999. p.17)。

ホッパーは，非凝集的なグループは，集合と塊状の間の変化を揺れ動きながら，凝集性のあるグループへと長い時間をかけて進むことを述べている。筆者が提示した，グループのモードX・Yは，それぞれ集合化と塊状化に相当するだろう。モードZは適度な凝集性をもつ作動グループと言える。以下，仮初めの凝集性（非凝集性）を持つ思春期グループが，いかに凝集性を持つグループになっていくのかについて，「迫害的な内的グループ対象」の展開との関連でさらに考察してきたい。

2.「迫害的な内的グループ対象」の囚われとその脱却過程における相互作用

1）ビネット2の考察：「同調する自己」と「放置し助けてくれない対象」

沈黙になりかけ，楽しいことを提供しないThは，メンバー（とりわけI）が自力で頑張り躁的状態を保つことを放置する，助けてくれない，役立たない対象として責められることになった。それは，カーストの「上のグループ」から排除される，あるいは拒絶される経験と，それを学校の先生が助けてくれないことをメンバーに想起させた。助けてくれないと責められるThは，まさにグループのスケープゴートとして排除されかかっていた。グループは，カーストの「上のグループ」と先生への怒りや不満で充満した。その次に起きたFとHの小競り合いは，どちらが上かを競うもので，Iがはやし立てていた。学校の日常生活の中では，どこまでがちょっかいの出し合いで，どこからがいじめなのか，その判別は非常に難しいし，はやし立てる者たちもいる。類似の現象がグループでも展開した。Fの方がHを微妙なレベルで排除しつつあったが，それにEは敏感に反応した。Eにとってはまさに過去の体験が目の前で再演されるようであり，排除される経験が賦活されて彼はひきこもった。その後の，FとHに対するThの積極的介入は,「放置し助けてくれない対象」とは異なる大人の一側面を提示したようであったが，実際のグループは，すぐにはその対象の一側面を許容せず，躁的動きは維持されそうであった。Gが「同調する自己」と「同調したくない自己」という二側面の葛藤を言語化すると，Iは「誰も何もしてくれなかった」と助けてくれる対象を希求しつつも放置された怒りとともに，孤立している悲しみを交えて表現した。しかし，そこに留まることはすぐに回避された。Thは，Iのその動きと，それにまさに同調するグループ全体を捉えて，その裏腹な気持を取り上げた。

次の第7回では，その反動として再度躁的な動きでグループは開始された。「放置し助けてくれない対象」の一側面を担っているThは，間接的に責められ締め出されているように被害的に経験し，無力さを感じてもいたが，「放置して助けてくれない対象」への怒りが正当なものであることを伝えた。その後のEの「授業をボイコット」したこと，Fの「担任を休職に追いやった」ことへの言及は，正当な怒りの表明が許された経験を示している一方で，「放置せず手を差し伸べようとする対象」，あるいはそのような一側面を持つ対象の存在は信頼ならず，再び排除することを示してもいた。Thはグループの中での排除（いわばグループ内カースト）をめぐる不安と,「依存的な弱い自己」を表現することを,グループの安全感のなさとの関連で取り上げた。Thにとっては躁的な動きを何とかしようとした介入であったが，「放置し助けてくれない対象」をグループに賦活させた。しかし，Thに対する希求性を明確化したCoの介入により，「放置し助けてくれない対象」とは異なる大人の一側面，つまり「自分に関心を示し考えてくれる対象」に気づき許容し始めた。セッションの終盤のGの「泣くの先生だけどね」という発言は，依存への抵抗を示しつつも躁的な動きではなかった。「素直になれなさ」と表現できるかもしれないが，それは親密さを抱きながらも反発するという思春期らしい印象でもあった。

2）ビネット3の考察：「単一思考に囚われた自己」から「多面性のある自己」の認識へ

第10回では，カーストの「上のグループ」に「同調する自己」を対象化し，自己を多面的に捉える視点がグループに生まれた。また，「依存的な弱い自己」部分は，露呈し排除されるのではなく，メンバー同士で共有することができた。すると，カーストの「上のグループ」について話し合われ始めた。「タピオカ・ミルクティ，うざい！（あるいは，死ね！）」という言葉は象徴的であろう。カーストの「上のグループ」の背後には，時代の流行という否応なしに彼らを呑込み同調することを誘う圧倒的な力が存在していて，それに対して，同調するでも，否認するでもなく，不満や怒りを表現することは，主体性の回復の兆しを意味しているように思われる。「陰キャ」か「陽キャ」か,「リア充」か「非リア充」か，という二分法での自己規定の思考は，カーストのどこに位置付くのか，位置づかないのか，という単一思考と連動している。その枠組みで自己を捉えることに囚われていること自体がテーマとなっていった。

第11回では，その囚われを取り上げるThに対して批判が向けられた。彼らからすればその囚われで苦しみつつも，そこにしがみつかざるを得ない現実があり，口で言うほど簡単に変われないことも事実であろう。また，何よりも彼らにとっては，同じ地平ではなく，大人の視点で分かった風に言われたことへの嫌悪感の現れでもあったのだろう。その後,Thは「陰キャ」で「こんな仕事している」「丸坊主」で「コミュ障」な対象となり，ある意味では彼らと同じ地平に引きずり降ろされることになった。Hの「先生はタピオカ・ミルクティお好きですか？」という発言で，まさに彼らに対して問いかけた問いを，Th自身が問われることになった。Thは一度躊躇したものの,その後に率直に語るスタンスは,頑なに陰キャを認めなかったFの背中を押した。その後のThは，そのことに手ごたえを感じ，率直なスタンスをいささか熱めに打ち出してしまい,Iに冷や水を浴びせられるが,当初の「放置し助けてくれない対象」としてのThは,今や「金八」先生として側面を持ち始めた。Coの排除を恐れない絶妙な介入も加わり，「同調する自己」だけにしがみつかず，なりたい自分を探そうというメッセージは暑苦しくも彼らに響いた。その後,GとIは,「実は,……」とこれまでとは異なる側面の自己を語り出した。それは,カーストの「上のグループ」の持つ価値観への怒りと拒絶感もありながら，部分的には実は共有している自己部分でもあった。これは，「同調する－同調しない」という単一思考とは異なる視点を保持し始めたことを意味し，グループ全体に多様性を受け容れる安全感が以前よりも醸成され始めてきたと言えるだろう。

3)「迫害的な内的グループ対象」の展開―相互投影同一化による「排除」をめぐる相互作用

次に，「単一思考に囚われた自己」から「多面性のある自己」の表現を許容するグループ風土が展開するまでの過程を考察してみたい。それまでの塊状化（Hopper, 1997）し，いわば密集しているだけのグループは，典型的な中学生グループ（Meltzer, 2011：飛谷, 2015）の様相を呈するようになった。つまり，相互投影同一化が活発になり，凝集性が高まると同時に，パラノイア心性や排除の力動が活性し，スケープゴートとなる対象はグループ内部においては流動的になり得るモードである。メンバーにとっては，カーストの「上のグループ」という外的対象との排除をめぐる現実的な傷つき経験があり，「迫害的な内的グループ対象」を内在化しているが，それと「放置し手助けしない対象」は共謀し，彼らに脅威を与える。「セラピーとしての思春期グループ」は，凝集性を失えばすぐさま「迫害的な内的グループ対象」そのものになり得るために，メンバーは「排除される自己」をThに投影し攻撃することでグループとしての凝集性を高めた。それゆえに心的皮膚の代替機能としてのグループ機能は幾分作動し始めていた。Thはこの排除される経験を持ちこたえ，彼らの経験を幾分身を持って理解する必要があった。そして，排除し返さないということが大切ではあったが，排除することで凝集性を高めているグループへ介入していくことは，まさに彼らを脅かす排除する対象となり得る側面があり，カーストの「上のグループ」と共謀する「放置し手助けしない対象」にThは位置づき，グループの中で「排除－被排除」をめぐる葛藤をさらに賦活させていたことは否めない。ここでまさにグループの「闘争－逃避」心性が活性化していた。スケープゴートとなる対象はグループ内部においては流動的で，どのメンバーにもその対象となる可能性があった。さらにグループでは，パラノイア心性が刺激されていたことから凝集性を高め，スケープゴートとなる対象を固定化する必要性が生じていたと考えられる。

このような状況では，Thは排除される必要がある一方で，被害感や無力感など，彼らの内側で**彼ら自身が自分で**排除している「依存的な弱い自己」部分も担っていたと考えられる。「排除する対象」と彼らの「排除される自己」部分の両方の経験を許容できることが，セラピストの重要な機能であった。それは，メンバーがカーストの「上のグループ」に「同調する自己」と「同調したくない自己」を分化させ，「依存的な弱い自己」を自らの経験として考えていくための前提として必要不可欠であったと言える。「依存的な弱い自己」部分を許容することは，過度に防衛的にならずに率直に自己を語る経験を促進させる。

そして，ここでさらに筆者が主張したいセラピストの機能は，この引き裂かれた二側面の投影をできるだけ保持しつつも，相互作用の中でよりパーソナルな存在として彼らと対峙する必要性である。極端に言うならば，セラピストとしての立ち位置ではなく，思春期である彼らと同等のメンバーとしての立ち位置から「率直に自己を語る対象」となる局面があるということである。

これは当然，節度やタイミングをわきまえず，メンバー役割に没頭し自己開示をすることとは異なる。彼らは，真剣かつ対等に向き合ってくれる大人の対象を求めてもいるが，権威や脅威を感じ拒絶もしている。このようにセラピストが，自身の率直さに動かされる局面は，「セラピーとしての思春期グループ」のプロセスの転換点では必要となってくると，筆者は感じている。しかしながら，このセラピストの動きが功を奏すには，協働関係にあるコ・セラピストの存在が欠かせない。

そこで次に，コ・セラピストの機能について考察してみたい。顕在的に Th はメンバーに直接不満や怒りを向けられ排除の対象となっていたが，そこには交流が存在していた。一方，Co はグループ内では多くを語らない（語れない）状態に位置づいており，交流に参加できず，事実上グループから排除されていた側面があった。第 11 回で，Th と I の間でなされた「金八」をめぐるやりとりで，Co が「でも嫌いじゃないかも私は」と発言したことをきっかけに，G と I は率直な自分を語りはじめた。Co は潜在的に排除と同調の圧力に晒されながらも，メンバーに同調するのでもなく Th を擁護するのでもない，より自立的な立ち位置，いわゆる第三の位置（Britton, 1998）から「率直に自己を語る対象」として立ち現れたと言えるだろう。この Th に連動した Co の別の視点の提示により，I の躁的傾向にグループ全体が同調していた傾向が緩和される方向に進んだ。もちろん，I 自身も同様であった。この局面においては，あえて単純化して表現するならば，Th が「迫害的な内的グループ対象」と共謀する「放置し手助けしない対象」と「依存的な弱い自己」の揺らぎを保持し，Co が「同調する自己」と「同調したくない自己」の揺らぎを保持し続けていたことが基盤にあったと言えるだろう（もちろんこれは部分的には重複している）。セラピスト・ペアが，メンバーの投影を受けつつも一定期間保持し，それに汚染されない純粋な（genuine）自分自身の考えを率直に表現することは，思春期のメンバーが「迫害的な内的グループ対象」に対する「同調する自己」と「同調したくない自己」の葛藤を抜けて，セラピスト・ペアを「自分に関心を示し考えてくれる対象」や「率直に自己を語る対象」として経験し，それらを許容し取り入れはじめる礎になる。

このようなセラピスト・ペアの協働の機能は，権威を行使する対象でもなく，あてにならない対象でもない，異なる大人像としてメンバーに経験されたのではないだろうか。それは，子どもを排除したり呑み込むカップル対象ではなく，子どもを育むカップル対象と表現できるだろう。こうしたセラピスト・ペアの協働の機能に支えられ，攻撃は排除ではなく，手ごたえのある接触となり，ぶつかりつつも親密さも含まれたアンビバレントな心性を保持できるグループ風土が次第に生成されていった。そこには，ユーモア，適度な小突き合い，ボケとツッコミなど，思春期らしい楽しさや活気が醸成されてもいた。

3.「セラピーとしての思春期グループ」における凝集性

排除の性質には「攻撃する」「無視する」という二種があるが，一定程度グループ内でそれが展開し，まさに「闘争－逃避グループ」の様相を呈した。前述したように，思春期における心的皮膚の脆弱性はグループの凝集性の中で保護されるが，そのためには排除されるスケープゴートを必要としている。多くのメンバーには，かつては自身が排除されるか，その不安に怯えていた経験がある。「セラピーとしての思春期グループ」に参加している，そのような不登校中学生は，程度の差こそあれ外傷経験を抱えている。グループ参加に際しては，無意識的には絶滅と崩壊の恐怖に圧倒されることとなり，第4の基底的想定としての「非凝集：集合化／塊状化」の活性が生じる。

ビネット2･3で提示したグループはもともと「塊状化」しているだけの状態であったが，グループ内で排除をめぐる流動的な集団力動が動き出し，セラピスト・ペアが排除される対象に位置づき凝集性を高め，「闘争－逃避グループ」に移行したと言えるだろう。この移行は，「セラピーとしての思春期グループ」において「迫害的な内的グループ対象」の活性化を伴っていた。逆説的ではあるが，排除をめぐる凝集性の高まりにより，ようやく「迫害的な内的グループ対象」の脅威を緩和する可能性を秘めた心的作業が展開したのであった。ただこの展開に伴い，メンバーおよびセラピストが負う心的負荷はより大きくなった。グループ開始における「塊状化」状態では，グループでこれらのことを扱うことは不可能で，グループは絶滅や崩壊の不安が喚起させられていたので，むしろ「闘争－逃避」状態への移行は，その展開を可能とする程度には，絶滅や崩壊の不安は緩和されていると考えられる。提示したビネットのグループでは，数クール継続して参加していたメンバーが3名いて，そこに新規メンバーが2人加わった。3名のメンバーには一定程度のグループでの安全感がすでにあったが，新規メンバーの参入による影響で一挙に状況が一変し，絶滅と崩壊の危機が広がり，「塊状化」することでグループは維持された。その後の「闘争－逃避」状態への展開は，当初からある一定程度の安全感に支えられていたと考えられる。すべてのメンバーが新規メンバーであった場合には，おそらく「非凝集性」の期間はより長く必要となってくるだろう。

飛谷（2017）は，メルツァー（2011）を援用し，思春期過程は相互性投影同一化のもとで不安定で流動的なパラノイア的同性グループが形成されることからはじまり（思春期グループ：外向き，逃走逃避グループ），その後の相互コンテインメントによって中学の3年間を経て高校生になると，より抑うつポジションで機能する社会化・個人化（青年期グループ：内外相互浸透性，ペアリング・グループ）へと進展すると述べている。不登校やひきこもりの心的外傷を負った中学生は，この思春期過程のはじまりの「闘争－逃避」グループから排除された経験があるために，第4の基底的想定である「非凝集：集合化／塊状化」グループの経験が必要であり，それは仮初めや防衛的なグループであったとしても，安全感を確認し，絶滅不安や崩壊の恐れが幾分緩和されて，ようやく「闘争－逃避グループ」へと移行できるようになる。つまり，「排除」をめぐる葛藤を取り扱える「闘争－逃避グループ」への移行は，彼らの外傷経験の実演となり得る要素を含みつつも，それに取り組むことを可能とする，ひとつの進展でもあると言えるだろう（図2）。さらに，「セラピーとしての思春期グループ」における「迫害的な内的グループ対象」のワークスルーは，「依存的で弱い自己」が「排除」されないというある程度の安全感と信頼感がグループの中で育まれ，同年代の仲間関係が構築されることとパラレルに進展する。これを支えるのはメンバーから投影される排除をめぐる両価性を保持し続けるセラピスト･ペアの協働機能である。率直な自分，等身大の自分を，排除される不安を伴わずに表現できるような局面に至り，ようやく「排除する対象」は外部にあるだけではなく自己内部にもあり，まさに自分自身で「依存的な

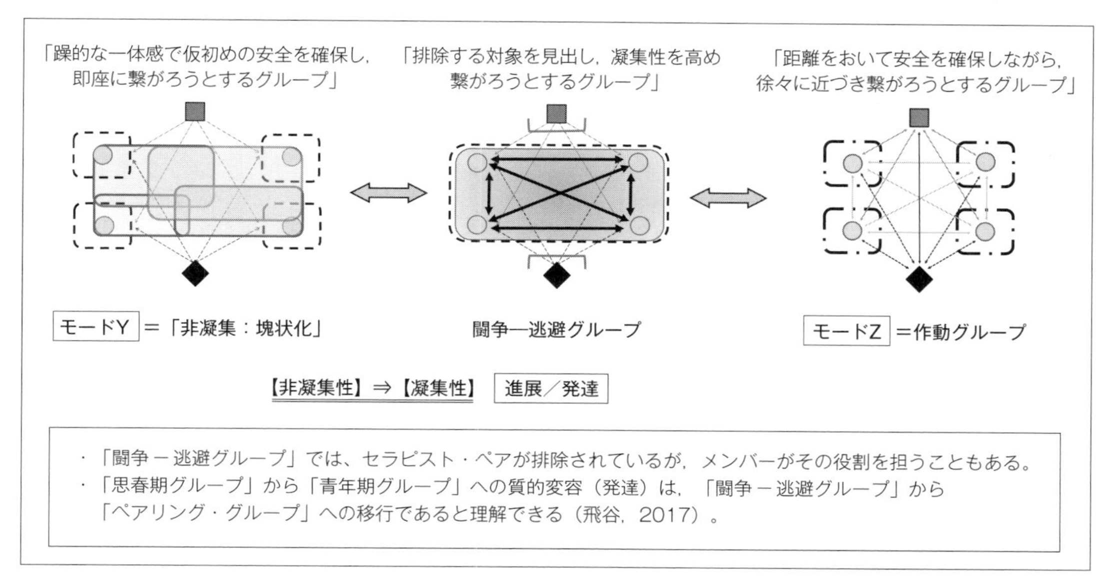

図２　「非凝集性」グループから「凝集性」グループへの発達

弱い自己」部分を排除し同調していた側面に取り組むことが可能となる。「セラピーとしての思春期グループ」は，「迫害的な内的グループ対象」の脅威を緩和し，「排除－被排除」とは異なる次元の自己や対象との関係性を育み，「現実の思春期グループ」あるいは「青年期グループ」に移行していくための足掛かりを提供できる可能性が内包されている。

V　おわりに

本小論では，不登校中学生を対象とした力動的な小集団精神療法の実践を提示し，(1) 外傷経験を抱えた思春期グループの相互作用のモードについて第４の基底的想定「非凝集性：集合化／塊状化」を参照して論じ，(2)「迫害的な内的グループ対象」の脅威とその囚われからの脱却過程についてセラピスト・ペアの協働機能を含めて考察を行った。また，(3) その展開を可能とするための基盤には，仮初めのつながりである「非凝集グループ」から，排除をめぐる凝集性のある「闘争－逃避グループ」への発達的移行が必要であることを示した。本小論では，モードＹからモードＺの移行に焦点をあてているが，モードＸについては別の機会に取り上げて論じてみたい。

＜付記＞
本小論を執筆にする過程で，国際基督教大学の西村馨先生に貴重なコメントをたくさんいただきました。また，広島市こども療育センターの渡部京太先生はじめ，子どものグループ研究会の諸先生方との意義深い議論が，グループを理解する上で非常に役立ちました。さらに，こども思春期メンタルクリニックの山崎孝明先生には，最終的な原稿に的確なコメントをしていただきました。ここに感謝の意を表します。

文　献

Bick, E.（1968）. The experience of skin in early object relations. *International Journal of Psycho-analysis,* 49, 484-486. In, Spillius, E.B.（Ed.）. *Melanie Klein Today Vol, 2.* The Institute of Psycho-Analysis, London. 松木邦裕監訳（1993）. 早期対象関係における皮膚の体験. メラニークライン・トゥデイ②. 岩崎学術出版社.

Bion, W. R.（1961）. *Experiences in Groups and Other Papers.* London: Tavistock. ハフシ・メッド監訳（2016）. 集団の経験―ビオンの精神分析的集団論. 金剛出版.

Britton, R.（1998）. *Belief and Imagination: Explorations in Psychoanalysis.* Routledge, London and New York. 松木邦裕監訳（2002）. 信念と想像　精神分析のこころの探求. 岩崎学術出版社.

Hopper, E.（1997）. Traumatic experience in the unconscious life of groups: A fourth basic assumption. *Group Analysis,* 30: 439-470. 太田裕一・西村馨（1999）. 集団の無意識的営みにおける外傷体験：第4の基底的想定. 集団精神療法. 15（1）11-27.

伊藤美奈子(2016).「さなぎとしての不登校」「さなぎになれない不登校」. 思春期における不登校支援の理論と実践：適応支援室「いぐお～る」の挑戦. ナカニシヤ出版.

Meltzer, D. & Harris, M.（2011）. *Adolescence: Talks and Papers by Donald Meltzer and Martha Harris.* Karnac Books.

西村馨（2020）. Personal communication.

飛谷渉（2015）. 思春期青年期の精神分析的アセスメント　タビストック・クリニックの方法. こども・思春期精神分析セミナー講義資料.

飛谷渉（2017）. バーチャルワールドと現代の思春期：クライン派精神分析の視座から. 大阪教育大学保健センター平成29年度年報告. 60-64.

Turquet, P.（1974）. Leadership: The Individual and the Group. In: G.S. Gibbard et al.（Eds.）: *Analysis of Groups.* Jossey-Bass, San Francisco, .

山中康裕（1979）：少年期の心―精神療法を通してみた影. 中公新書.

第8章

発達心理学と療育の知見に基づいた心理療法

――発達障害特性をもつ子どもたちとの関わりをめぐって――

相澤みゆき

Ⅰ　はじめに

筆者の臨床の出発点は，大学院を修了後3年間勤務した，地域療育センターでの発達障害のある子どもたちの療育である。学生時代は，学校教育の中で心理臨床を行いたいと漠然と考えていたが，縁あって，基礎の基礎しか知識を持たなかった療育の世界に身を置くことになった。療育センターに勤務していた3年間は，幼児期から学齢期の子どもたちに対して，小集団で行う療育や心理アセスメントにがむしゃらに取り組んだ。「療育」は，肢体不自由児療育事業の始祖とされる高木憲次が肢体不自由児の社会的自立を目指すチームアプローチを「療育」と名付けたことがはじまりであり，その定義を要約すると「現代の科学を総動員して不自由な身体をできるだけ克服し，それによって幸いにも復活した肢体の能力そのものをできるだけ有効に活用させ，以て自活の途を立つように育成させること」とされている（高木の昭和23年の最終講義のテーマは「療育の理念」であった）。その後，高松（1990）は「療育」の定義を「心身に障害のある児童に対して可能な限りの回復と発達の促進を図る，組織化された総合努力」とした。つまり，障害のある子どもたちの社会的自立を目指し，障害特性の可能な限りのキャッチアップをめざしてトレーニングを行うことが「療育」の考え方の基本にあったといえる。発達障害をもつ子どもたちへの「療育」には，さまざまな技法が用いられている（表1）。筆者が療育センター時代に取り組んでいた療育アプローチは，TEACCH（Treatment and Education of Autistic and related Communication-handicapped CHildren の頭文字をとって，ティーチと呼ばれる）の考え方に基づき環境を構造化し，視覚支援を用いることは大前提となっており，そのうえで望ましい行動を育むための働きかけとして，応用行動分析（Applied Behavior Analysis:ABA）の考え方も取り入れており，子どもの発達段階によってはソーシャルスキルトレーニングも行っていた。「療育」現場の実際は，このように，さまざまな技法を取り入れて，発達障害をもつ子どもたちが生活する中での困り感を軽減できるようにトレーニングとサポートを行い，社会の中で生きていけるように支援するという方向性が一般的である。

その後「療育」の概念はさらに発展，拡大され，平成29年7月，厚生労働省が「児童発達支

表1　発達障害の主な療育アプローチの比較

アプローチ名	特徴	基本となる考え方
TEACCH（ティーチ）プログラム (Treatment and Education of Autistic and related Communication-handicapped CHildren の頭文字)	ノースカロライナ大学（アメリカ）のE.ショプラーが中心となって開発した自閉症のためのプログラム。ノースカロライナ州では，公認のプログラムとして州全体で実施されている。 自閉症の人々の個々が違った仕方で環境や他者と知覚し，反応することを重視し，教え込むのではなく，引き出す指導を行う。そのために，自閉症の情報処理の特性にかなった「見てわかる」さまざまな工夫（視覚支援）が盛り込まれている。	子どもにとって予測・統制可能な環境下での構造化した指導を通して，適切なコミュニケーションスキルと個としての自律性がステップ・バイ・ステップで発達できるようにすること。 子どもの情緒的ニーズの一体感を通して，関係形成や自己表現を増進させようとすること。
応用行動分析（ABA）	心理学の学習理論をもとに開発された応用行動分析（Applied Behavior Analysis : ABA）を利用したアプローチ。 セラピストがA（先行刺激）を行い，子どもがB（行動）をしたときに，C（結果）が子どもにとってよいものであればその行動は子どもに強化されて増え，嫌なものであれば行動は減少。AとCの部分を変化させることによって，不適応行動を望ましい行動へと変える。	望ましい行動を教える ↓ 望ましい行動を維持・般化させる ↓ 問題行動を減らす
ソーシャルスキルトレーニング (Social Skill Training : SST)	社会生活や対人関係を営む上で必要な技術をソーシャルスキルと呼び，その技術を学ぶための方法。 教示→モデリング→リハーサル→実行→フィードバック→般化と維持，が基本的なステップ。	SSTで学んだことの定着には，子どもが自分にとって必要性と有用性を理解して実践しようとする能動性，そのチャレンジを温かく励まし支える環境作りが必要。
感覚統合	アメリカの作業療法士ジーン・エアーズ博士によって体系化された。日本でも作業療法士がその中心的役割を担う。 個々の子どもに応じてさまざまな感覚情報を豊かに，時にはしぼりながら，楽しく遊びの形で提供し，脳が能動的に情報を取り込み，それをうまく処理できるような適応反応を引き出す。	身体の外や中から送られてくるさまざまな感覚情報を意味ある情報として整理し，環境に適応したり働きかけたりする脳の働きを感覚統合といい，この感覚統合が子どもの情緒の安定，運動や学習などの発達に影響を及ぼしている。

援ガイドライン」を作成，全国の自治体と医療機関に送付した。「児童発達支援ガイドライン」の中では，障害児支援の基本理念として，①障害のある子ども本人の最善の利益の保障，②地域社会への参加・包容（インクルージョン）の推進と合理的配慮，③家族支援の重視，④障害のある子どもの地域社会への参加・包容（インクルージョン）を子育て支援において推進するための後方支援としての専門的役割，の四つがあげられた。特に障害のある子ども本人の利益の保障として，「障害のある子どもの支援を行うに当たっては，その気づきの段階から，障害の種別にかかわらず，子ども本人の意思を尊重し，子ども本人の最善の利益を考慮することが必要である」とし，繰り返し子どもの「主体性」を尊重する関わりについて述べられていることは注目に値する。

ことばが遅い，他者へ意識が向きにくい，落ち着いて行動できないなどさまざまな状態を示す子どもたちが，「療育」を続ける中で，「療育」の場にいることを楽しみ，大人の言葉に耳を傾けて行動するようになり，同年代の他児と関わりたいという気持ちが強くなり，コミュニケーションの力を伸ばしていくことはとても多い。適応的な行動を「トレーニング」されながらも，そこにはトレーニングを受けるだけではない，子ども本人の「楽しんで遊びたい」「他者と関わりたい」という主体的な気持ちを大切にする関わりが日常的に行われている。筆者の臨床経験から，「療育」が効果的であるとき，そのプログラムを行っているセラピストと子どもたちの関係性の質が非常に重要な基盤となっているように思われたが，子ども自身の「療育」に対するモチベーションの大切さに言及されることは多くても，セラピストとの関係性の大切さについては論じられることがほとんどないのが現状である。

筆者は療育センターを退職後，縁あって児童精神科クリニックでの職を得た。児童精神科クリニックで発達障害特性のある子どもたちと出会うとき，彼らは他者との関係の中で傷つき，もともと苦手だった他者との関係にはさらに不信感が募り，関係することに大きな不安を抱えた状態であることが多い。そこでとられるアプローチは，「療育」とは異なったものとなり，筆者は子どもたちと，心理療法（プレイセラピーやカウンセリング）を通して関わることとなった。発達障害特性をもつ子どもたちとの心理療法を続ける中で，筆者が行う遊びや対話の中には，必然的に療育センター時代に得た知識や体験が組み込まれる構造となった。心理療法を子どもたちに行うときには「主体性」が大切にされるが，自由な構造の中で主体性を引き出すような関わりは，その認知特性や感覚的な問題から，発達障害特性のある子どもたちには，強い不安を与えかねない。また，社会で生きていくことを考えたときに，人間関係の中で生き抜く本人なりのスキルを得るという「療育」の考え方は，彼らにとって決して必要のないものではない。結果として，筆者が行ってきた心理療法は，臨床心理学が培ってきた心理療法の視点と「療育」の視点を混ぜ合わせたものになっている。筆者の試行錯誤はクリニックの構造にどっしりと抱えられ，クライエントである子どもたちに教えられながら，同僚や友人たちに助けられながら，発達障害特性をもつ子どもたちに対して，有益な心理療法を模索してきたように思う。本章はその試みをまとめたものである。

なお，本章における「発達障害」は，発達障害者支援法にある「自閉症，アスペルガー症候群その他の広汎性発達障害，学習障害，注意欠陥多動性障害その他これに類する脳機能の障害であってその症状が通常低年齢において発現するものとして政令で定めるもの」という定義にならうものとする。この章のなかで「発達障害」ではなく「発達障害特性」ということばを用いるのは，現在の発達障害の考えかたがいわゆるスペクトラム概念であることに基づいている。発達障害特性を持っていたとしても，生活に支障があるなどの本人および周囲に困り感がない場合は，それを「障害」とするかどうかはとてもデリケートな問題であると筆者自身が考えるからである。また，発達障害特性をもっていたとしても，それぞれの子どもに合った関わりの体験を重ねることで，「発達障害特性」そのものが和らぎ，生活しやすくなることは多く，そういった場合にそれを「障害」と呼ぶかどうかもまた，とてもデリケートな問題であると考えるからである。

Ⅱ　発達障害特性のあるクライエントとの臨床で大事にしていること

この項では，発達障害特性をもつ子どもたちの心理療法を行う際に，筆者自身が意識している基本的な四つの事柄について順に述べていきたい。

1．クライエントの体験している世界を知り，クライエントが安心していられる関係性の基盤を作る

前述のとおり，発達障害特性のある子どもたちとクリニックで出会うとき，彼らは彼ら自身がいる世界そのものに，そして他者と関係することに大きな不安を抱えた状態であることが多い。まずは，クライエントが安心して他者とともに「いられる」環境を関係性の中で整えることが重要になるが，その際にはクライエントが体験している世界を知ることが基本となると考える。

宮岡・内山（2018）が「発達障害の基本は認知の障害」と言っているように，発達障害特性のある子どもたちとの心理臨床を考えるとき，彼らの認知的な特性について十分に知っておく必要があることはいうまでもない。筆者は，ウタ・フリス Uta Frith（1989）がまとめた三つの理論が発達障害の診断基準の背後にある認知特性を最もよく説明していると考えている。三つの理論とは「心理化の困難」「弱い全体的統合」「実行機能の障害」である（表2）。また，発達障害特性をもつ子どもたちの多くが，感覚（視覚・聴覚・嗅覚・味覚・触覚に加え，固有受容覚・前庭感覚も含む）をうまくまとめて整理することができないために，感覚過敏や感覚鈍麻といった感覚の問題をもつことも知っておく必要があると考える。

発達障害特性を持つ子どもとプレイセラピーを行う際には，その認知特性から，自由に遊んでもらう設定よりも，ややこちらが構造をはっきりさせる設定のほうが効果を得やすい。彼らは，その実行機能の障害から，どこに注意を向ければよいのか（選択的注意や注意の配分の問題）がわからない，ひとつの対象に注意を向け続ける（注意の持続の問題）ことが難しいといったことが起こりやすいためである。プレイセラピーの基本的な考え方である「アクスラインの八原則」（Axline, 1947）では，自由な設定こそが子どもの自主性を育むとされているが，実行機能に課題がある場合，自由すぎる空間は，整理できない刺激が多すぎるために不安感を増し，場合によっては衝動的な行動を増やすことになってしまう。ここに，「療育」の「環境を構造化する」知見を活かすことができる。出す玩具は限定したほうが効果的である。ともに遊ぶ中で，遊びが発展することにより遊びのテーマが変わってゆくことはあり，そういった場合にはそのテーマの発展

表2　UtaFrithよる三つの理論

	認知特性
心理化の困難	「心の理論」とは，行動を説明するために，自身や他者には独立した心的状態があると考える能力。UtaFrithやHappeは，これを「心理化」と呼んだ。Baron-Cohen,（1995）は，自閉症児には「心の理論」が欠けており，これが自閉症の社会性の障害やコミュニケーションの障害を説明すると考えた。その後，自閉スペクトラム症の子どもは「心の理論」が欠けているのではなく，心の理解の方法が異なっている，直感的な心の理解が難しいのではないかといった研究もされている（別府・野村，2005）。
弱い全体統合	「全体的統合」とは，物事の詳細な部分にはあまり注意が向けられず，代わりに要点や全体を優先的に処理する認知バイアスのこと。「全体的統合」が弱いと，全体的構成やつながりの意味に対して注意を配分せず，代わりに物事の細部の特徴を優先的に処理し続ける細部集中型の情報処理が行われるとされる。
実行機能の障害	「実行機能」とは，目標に向けて適切な解決方法を維持する脳の働きのこと。 主な下位機能として，以下の4点があげられる。 ①ワーキングメモリ：必要な記憶を一時的に保持しながら情報を処理する機能 ②プランニング：目標を達成できるよう計画をたて，その計画に適した一連の行動をした後にそれらをモニタリングする機能 ③認知的柔軟性：ある次元から別の次元へ柔軟に思考や反応を切り替える機能 ④抑制制御：思考において優勢であるが不適切な情報を抑制したり衝動を抑制する機能

をセラピストも感じ，筋を追うことができる。そうではなく，注意の問題から明らかに違ったテーマの遊びになってしまったとセラピストが感じた場合，遊びの連続性が感じられない場合がある。そういったときは，無理のないかたちで，もともと遊んでいたテーマに戻すといった関わりが有効なこともある。

遊びを構造化して関わる工夫のひとつとして，自閉スペクトラム症の早期支援のひとつであるJASPERという支援方法が確立されている（黒田，2016）。UCLAで開発されたJASPERは，共同注意（Joint Attention），象徴遊び（Symbolic Play），関わり合い（Engagement），情動調整（Regulation）の頭文字をとったものであり，遊びを構造化して，子どもの主体性を大事にしながら関わりを続けることで，認知発達および社会性の発達が他の手法よりもかなり促進される，という結果が出されている。JASPERでは，子どもの主体性を尊重し，遊びを通して関わるが，使用する玩具はとても限定されている。対象となる子どもの発達段階をアセスメントし，最も伸ばしたい力を遊びの中で伸ばせるようにするため，遊びのテーマをしっかり共有できるようにするためである。

カウンセリングというかたちで，彼らと出会う場合にも，安心していられる環境の工夫は大前提である。他者との関係に傷つき，関係することに対して閉じられているような場合は，対話をすることだけに主眼を置くのではなく，カウンセリング空間に絵を書く道具・折り紙・レゴブロック等を持ち込むことがある。侵襲的にならずに一緒にいられるように，あえて別々に手作業を行うこともある。また，目に見えて共有できる対象があることは，「心理化の困難」や「弱い全体統合」の認知特性のある発達障害特性をもつ子どもたちに話すテーマを与えることにもつながり，テーマがあることによって何をすべきかが明確になり安心してカウンセリングの空間にいやすくなるといった効果があると考えている。

二律背反的にはなるが，「発達障害特性のある子どもたちの認知特性を十分に理解したうえで，診断名や特性で固定的に捉えることはせず，先入観をもたずに，一人一人の子どもがもつ固有の世界に目を向け，共感しようとし続けること」もまた，非常に重要である。そして，セラピストが子どもとの関係の中で体験したことを内省し，子どもにとって安全なかたちで伝えることが，不安を抱えた子どもが他者との関係に目を向ける力を育むと考えている。

2. 他者と一緒にいるその関係性を，子どもが生き生きと体験する

安心してともに「いる」ことを基盤に，セラピストとの関係を通して，人の中で生きることへの肯定的な感覚をもてるようにサポートすることも，発達障害特性をもつ子どもたちとの心理療法ではとても重要である。

発達障害特性をもつ子どもたちは，その認知特性から情動的にも認知的にも他者の世界を共感しにくいために[注1)]，他者から理解されたという感覚を持ちにくいまま育ち，自分の感じている世界が他者と共有しえない異質なものである，という体験を繰り返し，他者や世界への不信感を強める。心理療法においては，彼らのみている，感じている，体験している世界は，その認知特性からくるものであるという知識的理解を基盤に持ちつつ，関係性の中で起こっていることをセラピストが自分自身のこころや体験を使って内省することがとても重要であると思う。セラピストが主観的に体験したことを，関係性の中で「生き生きとしたかたち」で共有することができたとき，彼らのこころにしなやかさが生まれることはとても多い。他者の視線が怖くて外出もままならなくなった高校生とのカウンセリング場面で，以下のようなやりとりがあった。彼は，「こういうことって，他人に言ってもわかってもらえないんです。リア充の人（現実（リアル）の生活が充実している人物を指すインターネットスラング）は，こういう感覚もたないみたいで」と語った。その特性から，その恐怖感はどうしようもならないものであり，合理的配慮を含む環境調整も筆者の頭をよぎっていたが，それよりもまず，その怖さがまざまざと感じられていたので「それは嫌だよ，とっても怖い。安心できない」と伝えたところ，彼は「わかってもらえる人がいるだけで，ちょっと頑張ってみようと思える」と言い，それまで頑なに拒否していた外出に対して，少しでも不安なくできる方法がないか，主体的に筆者と一緒に考えるようになり，少しずつ外出ができるようになった。関係性の中で起こるセラピストの主観的体験を，子どもが納得できるかたちで伝えることは，共感的理解を示す。心理療法における共感的理解の重要性についての論考は枚挙にいとまがなく，ここで論じるには紙幅が足りないが，心理療法における治療機序に大きな影響を及ぼすものであることに，議論の余地はない。発達障害特性をもつ子どもたちは特に，その認知特性から日常生活の中で共感される経験自体が乏しく，自身の感覚と他者の感覚とのずれを繰り返し経験しやすいからこそ，心理療法における共感的交流はより貴重なものとなる。

加えて，発達障害特性をもつ子どもたちの多くは，その認知特性から，困りごとがあると視野狭窄になりやすいうえに，「自分でなんとかする」と語り，その結果うまくいかない体験を積み重ねてゆく悪循環を繰り返すことが多い。または，家族に相談するという一択になることも多く，選択肢が多くないために困った事態から抜け出せないといったこともある。困ったときには家族

注1）情動的共感に関しては「ミラーニューロンシステム」の研究（たとえば，Pfeifer ら，2009）が，認知的的共感に関しては「心の理論」の研究（たとえば Bron-Cohen，1995）が有名である。

以外の他者に頼っていい，他者と一緒に問題解決をしてみようと思える，良質な被援助体験をすることもまた，彼らが経験を他者と共有できず二次障害を重ね続けることを減らし，主体性を育むことを支えると考える。

3. 情緒的交流を大切にする――情緒的なやりとりの中で情緒が育つ――

人間関係の中で困りごとが生じ，それをなんとか解決するための手段のひとつとして，心理療法が選択される。自分自身の気持ちや感情を適切に表現することが難しくなっているために，子どもたち自身がその子なりに生活しやすいかたちで気持ちや感情を表現できるようになることが，心理療法の目的として子どもたち自身や保護者と共有される。発達障害特性をもつ子どもたちを考えたときに，幼児期の子どもの多くは，その感情の奥行き（大きさ・激しさ・強さ）に翻弄され，子どもたちのこころの中に，その感情をおさめる空間を持つことが難しいように思える。いわゆる，衝動のコントロールが難しいといわれる状態である。そして，さらに思春期に至ると，内側にはふつふつとした大きなこころのエネルギーを抱えながら，おさめる空間は小さいので，こころを動かさないように極端に刺激を抑制しようとして，内側にこもるような反応を示す場合もあるように思われる。そのため，現実的な世界の中での他者との接触を避けてしまう，言われたことを淡々と行うことで適応的な行動をとろうとするといったことが起こりがちである。

人間関係の中で自分の気持ちや考えを適切に表現でき，適応的な行動を取ることができるようになることは，「療育」の中では「社会性」の育ちとされることが一般的である。そして，「社会性」の育ちを目標とする手法の多くが，知識的に感情を知り，振舞い方を知ることで，子どもたちが生活の中でうまく感情を扱えるようになることを目指している。もちろん，知識的に感情を知ることがとても重要であることはいうまでもない。しかし，それだけがこころの育ちを支える方法なのだろうか？

子どものこころが発達していくプロセスを考えたときに，養育者との情緒的な相互交流が重要であることは，発達心理学の多くの研究が明らかにしている。ミュージック Music (2016) は，「自分の感情を他者から理解され，考えてもらうということを学んだ子どもは，情緒的に理解されることを期待し，自分のこころの重荷を他者に率直に伝えることができる。自分のこころの状態が他者の興味の対象になることを知っているこうした乳児は，自分自身の情緒を認識でき，さらには他者との情緒についてもより良く認識できるようになる」としている。

発達障害特性のある子どもたちは前述したように情報の取り入れや注意の向け方に困難さを抱えてしまうことが多く，結果として，適度な相互交流が難しいまま育ってゆくことになる。よって，彼らのこころの育ちを支えるためには，彼らとの「相互交流」を促進できるように関わり，子どもたちに生き生きとした情感をもった「相互交流」を体験してもらうことが必要だと考える。安定した関係の中で子どもが体験している情緒を照らし返すことによって，自己理解が深まり，他者理解が促進される。そういった体験のうえに知識的な理解が生かされるのではないだろうか。

4. 安定した治療構造の中でつながりを体験する

発達障害特性をもつ子どもたちの認知特性を考慮したときには，これまで述べてきた「療育」

の中で活用されている環境を構造化するエッセンスが重要であるが，情緒的な相互交流の経験を確かなものにするためには，心理療法独特の治療構造も重要である。

心理療法における，時間や場所が変わらない，一定の間隔であり続けるという安定した治療構造は，セラピスト - クライエント関係を守り，支え，構造を守ることそのものが治療的に働くことがあるほど，心理療法の根幹となるものである。また，「治療者が一貫したアイデンティティを持った，コンスタントな恒常性を持った存在であること」も治療構造のひとつの側面であり，治療機序の基本的要素となる（小此木，1981）。児童精神科クリニックで出会う発達障害特性をもつ子どもたちとの心理療法でも，その重要性はいうまでもなく，治療構造を一定に保つことにより，子どもの体験の意味や微細なこころの動きを理解することができる（松本，2017）。

また，発達障害特性をもつクライエントは，その認知特性から外的な体験は断片化されて取り入れられやすく，ゆえに内的なまとまりやつながりを体験しにくくなる。安定した治療構造は，内外のさまざまな事象を，意味のあるつながりとしてまとめる働きも担う。セラピストの外的にも内的にも同一性を保とうとするありようは，外的対象との体験がバラバラになりやすいために内的な対象恒常性をも育みにくい彼らに，内的な対象恒常性の獲得を促進する。

発達障害特性のある子どもたちとの心理療法の中で，先週していたことと今週しようとしていることがつながっていない，という体験をすることはとても多い。安定した治療構造の中で心理療法を続けていると，子どもたち自身に「つなげたい」という気持ちが育まれ，「（何をしていたか）おぼえておいて，教えてほしい」と頼まれることも少なくない。そういった場合は，セラピー終了後のプレイルームの写真を見せる，言葉でどんな遊びをしていたかを伝えるといったことをしてから，子どもたちに何をするかを決めてもらう。内的な対象恒常性の獲得や，時間や空間といった外側のつながりの繰り返しの体験により，子ども自身がセラピー体験をつなげられるようになる。そして，そうなったとき，子どものこころに空間ができたかのように，時間や手順のこだわりやすさに代表される頑なさの中に，「ま，いいか」というような自分自身の気持ちや相手との折り合いをうまくつけるようなこころの動きがみられるようになることが多い。

筆者は，時間と空間のつながりを自然な流れで生成されるのを待つことの重要性を念頭におきつつ，療育のエッセンスを活用して，時間と空間のつながりの体験を促進させる方法をとっている。筆者の経験では，そのやり方はおおむね功を奏している。

Ⅲ　臨床素材

この項では，前項の視点を生かした心理療法の実際を，事例を通して紹介していきたい。

1．他者との関係に身を置くことに関心を持ち始めたケース
――Ａくん（３歳男児）――

３歳のＡくんは，知的発達は年齢相応であるにもかかわらず，一人遊びが多く，家族には話しても，保育園ではほとんどおしゃべりをしない男児だった。筆者は，心理療法を行うことが適当かどうかを判断するためのアセスメントを主治医から依頼され，Ａくんとプレイルームで会うことになった。

Ａくんは母と離れることはできなかったので，母も一緒にプレイルームで会うことになった。筆者は，遊びの構造化の工夫として，Ａくんが興味を持ちやすいと考えられた型はめなどのいわゆる認知系玩具，プラレール，ミニカー，ボールテント，遊びから他者とのかかわりをアセスメントするためにままごとセットとぬいぐるみをプレイルームに用意した。Ａくんは，型はめなどのいわゆる認知系玩具を使って，モノに反応するかたちで遊び始めた。そして，ことばの遅れはないにもかかわらず，筆者のことばの働きかけにはまったく答えず，かたくなに視線を向けようともしなかった。

ところが，たまたまボールが転がったところを見た瞬間「ボール転がった」と楽しそうにお母さんを振り返った。認知系玩具の遊んでいる様子を見て，感覚運動的な遊びの世界が好きで，その世界では安心できるのだなと見立てていた筆者は，「ボール，転がった」と彼のことばを繰り返しながらボールを転がすことを繰り返した。そのうちに彼は，筆者の顔も見るようになり，しばらくしてプレイルームを探索しはじめ，ミニカーとプラレールを使って，線路をつなげ，プラレールやミニカーを置いていく遊びを始めた。

プラレールとミニカーは無機的に並んでいるようにも見えたが，しばらく眺めていると筆者には世界の動きが見えるような感覚があった。車が一列に並んでいるのは，踏切の部分から続いていて，踏切によって車が通ることができなくなっているように見えた。筆者は，ことばの力はあるのにうまく使いこなせていない彼のようだなと思いながら，「電車が通って踏切が開かないと，車通れないね」と伝えてみた。彼はびっくりしたような表情で筆者を見てから，おもむろに電車を動かし，踏切をあけては，数台ずつ車を動かしていくという遊びを続け，車を通すたびに筆者の顔を見るようになった。

その日は，筆者の顔をおそるおそる見ながら遊んでいたＡくんだったが，次に会ったときには，Ａくんは筆者のことばかけにもことばで応じてくれるようになった。

お母さんの話では，彼は保育園でもブロックを使っていくつも建造物を作っていたが，それはただ箱を作って並べていると周囲からは思われており，それに対して他者から働きかけられることはなかったようだ。その写真を見たときも，筆者は，彼は彼の内的な世界を表現しているのだと感じたのだが，それをことばにして彼と共有しようとしたのは，筆者が初めてだったのだろう。彼は，彼がみている世界を知って共有しようとする他者として筆者を体験したのだと思われる。

筆者との数回の関わりを経て，Ａくんは保育園でも，年齢相応の言語発達の水準で話すことができるようになった。様子をうかがいながらではあったが，自ら先生に近づいていったり，他児の遊びに加わることも増えた。

2.「独自の世界」を共有することと「ゆるやかな体験」を共有することを続けたことで，自己理解を深めていったケース――Ｂさん（20代半ばの女性）――

Ｂさんとの出会いは彼女が中学生のときに遡る。とても理知的で，それでもどこか幼さを残したＢさんは，幼児期から自分の意見をはっきりと表現する，いわゆる場の空気が読めないと言われてしまいやすい子どもだった。小学校３年生になるころには，対人関係の中でさまざまな違和感を覚えていたが，小学校時代は受け身的に相手に合わせればなんとか集団に適応することをＢさん自身が発見し，そのやり方で適応を続けていた。ところが，中学に入学していじめに巻き込まれ，別室登校を余儀なくされた。もともととても真面目なＢさんは，別室には毎日登校していたが，他者に対する不信感はとても強い状態で，筆者との心理療法が始まった。

中学生の彼女は，ことばで何かを語ることはとても難しい状況だった。絵を描くことが好きだということだったので，筆者と面接室にいる間は絵を描いて過ごすことから始めることとした。彼女からは『不用意に近づいてくれるな』という雰囲気が立ち込めており，筆者は一緒に座って，別々に絵を描き，描きあがった絵について話をする，ということを続けた。描かれる絵には，彼女の好きな，ドラマ・漫画・アニメ・舞台などのモチーフが表現されることが多く，必然的に面接は彼女が好きな作品の話を聴くという方向へ変化していった。彼女は好きなモチーフを使って物語を作った。筆者はその一読者として，その物語に耳を傾け続けた。彼女が作る物語を聴きながら，彼女が世界をどう見て，どう体験しているのかをアセスメントをし，筆者の理解を彼女に伝え，筆者の理解がずれていれば彼女がまた物語を使ってそれを訂正した。彼女は彼女の作る物語を，物語のままに理解してほしいようだった。この営みは数年にわたって続いた。

その間，日常的な出来事については面接室の中ではあまり扱われなかったが，主治医が保護者と丁寧に面接を重ねていたため，日常の様子は主治医と綿密に連携することで知ることができた。

自分の好きなアニメや漫画を使って彼女なりの物語を語ることに加え，筆者は意図的にいわゆる『雑談』をするようにもしていた。この『雑談』は，前述のＢさん独自の物語を語ることは異なり，新しく好きになったアニメや漫画やドラマの話のような，Ｂさんが日常生活の中で興味を持っていることに対して，生き生きとした好奇心をもって話を聴き，ときに筆者自身の感想を述べるようなやりとりであった。『雑談』は二者の安定した関係があってこそ成立し，またそこには「ゆるやかさ」が必要でもある。理論的に，また四角四面に物事をとらえやすく，そういった認知特性によって他者と衝突することの多かったＢさんにとって，ゆるやかな『雑談』は，対人関係の柔軟さの体験につながったと考えている。

絵を描いていたころや，独自の物語を語っていたときには緊迫した空気も流れる面接室も，雑談が増えるころには，対話を楽しむ空気も生まれてきた。好きな物語を使って自分の体験している世界を表現する時間ととりとめもないゆるりとした雑談の時間を繰り返しながら，数年の面接が経過した。その中で彼女は主体的に高校を選び，大学にも進学，自分に合った仕事を選んで就職した。大学進学を機に，心理療法は終了となったが，就職した後，対人関係で悩んだ彼女は再び心理療法を希望した。就職後の心理療法では，具体的に人間関係の中でのコミュニケーションスキルを話し合う，ときどき不調になる身体とどう付き合っていくかを話し合う，ということに加え，Ｂさんがぽつりぽつりと語るようになった内的体験について不安を強めない程度に扱うこともある。

Ｂさんは，自分の体験する世界を味わいながら，ときには自分の気持ちや他者と折り合いをつけ，責任をもって仕事し，趣味を楽しむ友人関係にも恵まれ，彼女なりの生活を送ることができるようになった。

3. 爆発する感情とどう折り合いをつけて生きていくかを模索しているケース――Cくん（小学2年生）――

Cくんは知的に非常に力のある子どもだが，幼稚園に入園してから，急に遊び方がわからなくなり，心配になった保護者がクリニックに連れてきた。保護者の話では，パズルをして過ごすことはできても，いわゆる「ごっこ遊び」ができなくなってしまい，本人自身も幼稚園でうまく遊べずに困っている，とのことだった。筆者はまず，検査者として彼に出会った。検査での反応を通して，Cくんが遊び方を他者から取り入れる力はある，プレイセラピーを通して，他者との関係を体験することや遊びの幅を拡げることができるとアセスメントした。その後，主治医によりプレイセラピーが導入され，筆者がプレイセラピーの担当者として再び会うことになった。

彼は，プラレールやミニカーを使って，彼なりの世界観をもって，遊びを通して自分の気持ちや考えを筆者に伝えることができた。筆者は彼との遊びを通して，単調な展開が続くときには侵襲的にならない程度に遊びを拡げるように関わった。また，実際に筆者との距離感が近すぎてしまうときや，状況や筆者の意図を度外視して遊んでいるような場合は，筆者自身がどのように感じているのかを言葉にして伝える関わりも続けた。

父の仕事が忙しく，母は病を抱えながらプレイセラピーに連れてきていたこともあり，セラピーの頻度が安定しない時期もあった。そういった時期は，彼の遊びは一人で完結してしまいやすく，複雑な線路を黙々と組み立て続けることもあった。筆者はセラピーの空間の中に取り残されたように感じ，セラピーを続けることにどれほどの意味があるのか迷いが生じることもあった。が，継続した関係の中で彼の経験世界を共有する営みは，Cくんに対して治療的であると捉え，プレイセラピーを続けた。

あるとき，電車の遅延でプレイセラピーに大幅に遅れてきた彼は，プレイルームの中で生々しい怒りを爆発させた。筆者は戸惑い，瞬間的に「療育」で行う「タイムアウト」[注2]という手法をとるために，二人のあいだでその感情を扱わず，強制的に場所を変えようとした。それには抵抗を示したCくんだが，自らトイレに行くと宣言，トイレにこもってからかなり長い時間が経過したあと，プレイルームの前にいた筆者のところに戻ってきた。「とっても怒っていたんだね。その気持ちを一緒に考えられなかった」と伝えると「そうだよ，先生は心理学者なんでしょ？なんでそんなこともわからないんだよ」と彼は怒って答えたが，その声はいくぶんか柔らかかった。彼は筆者の胸を叩くために手をあげた。筆者は自分の手で彼の手を受け止め，彼は甘えたように筆者の手を数回叩いた。そして，筆者のネックレスに触れて「きれいだね。先生が選んだの？」と尋ねた。そこから筆者たちは少し会話をし，穏やかに次回の約束をして，その日は別れた。ソーシャルスキルを考えたとき，彼に他者を叩くことや他者の身体に近づきすぎることは良くないと教えることも，ひとつの方法ではある。ただ，筆者はこのとき，この怒りの感情を二人の間で扱うことが，Cくんにとって必要なのだと感じていた。

こうしたセラピーの流れの中で，もともとなんでも一人で解決しようとしていた彼が，他者との関係の中で問題を解決することにひらかれていき，またプレイルームは「自分を心理学すると

注2）衝動的な行動や怒りがコントロールできない場合に，別の場所に移動させ，一定時間刺激を与えずに過ごし，衝動的な行動や怒りを落ち着かせる方法。

ころ」となり，自分自身の内的体験や情緒を筆者と一緒に考えるようになった。

さらに彼の遊びの中に物語が生まれはじめ，セラピーが終わるときには「続く」ということばが出て，翌週には物語の続きを語るようになり，時間にこだわっていた彼が，家族の事情での遅刻に対して「ま，いっか」とその葛藤をこころの空間におさめられるようにもなった。爆発的にしか感情を表現できなかった彼は，次第にユーモラスに怒りを表現するといったしなやかな感情表出も手に入れている。

Ⅳ　まとめ

滝川（2014）は，「乳児期の発達障害に共通するのは，共同注意や情動調律など養育者とのシンクロナイズする活動の乏しさ，すなわち『一体』『融合』の希薄さである。この希薄さこそが観念の共同世界への参入（心的誕生），さらなる自立的な主体の成立（心理学的誕生）を困難化させているものに違いない」と述べている。この章では，発達障害特性をもつ子どもたちが，他者との情緒的な関係を体験しながら，「観念の共同世界に参入」し，「自立的な主体」を育むための関わりとして，以下の四つの観点から，筆者の臨床経験を述べてきた。

①クライエントの体験している世界を知り，クライエントが安心していられる関係性の基盤を作る
②他者と一緒にいるその関係性を，子どもが生き生きと体験する
③情緒的交流を大切にする——情緒的なやりとりのなかで情緒が育つ——
④安定した治療構造の中でつながりを体験する

しかし，これらの関わりにも注意点や限界点があり，以下，それについて述べていきたいと思う。

児童精神科クリニックで筆者が出会った子どもたちの多くは，人に対する不信感やあきらめを抱え，ときには怒りと悲しみでいっぱいになっていた。彼らはその特性とその特性ゆえに傷ついた体験から，他者との関係や生きている世界そのものに大きな不安感を抱えている。そのため，彼らとの心理療法では，急激に近づくことや深めようと関わりすぎないということが非常に重要である。子どもたちとの生き生きとした「相互交流」は，他者と安心して一緒にいられることから始まる。そのためにセラピストにとって必要なのは，彼らの特性を知識的に理解し，その特性に配慮して関わることである。ここに「療育」が培ってきた知見を取り入れることができる。同時に，その特性で固定的に捉えることはせず，セラピスト自身が内的体験にひらかれることで，一人一人の子どもがもつ固有の世界に目を向け，共感しようとし続けることもまた，非常に重要である。ここには臨床心理学が培ってきた知見を取り入れることができる。両方の視点を持ち合わせて関わることが治療的であり，その視点のさじ加減は，目の前にいる子どもおよび子どもとセラピストとの関係性を不断にアセスメントし続けることで柔軟に変化させる必要があるだろう。

「間主観性」という用語を親と乳児の関係記述に用い，親子のやりとりの相補性を微視的に分析したことで知られている発達心理学者トレバーセン Trevarthen は，子どものこころの発達における，仲間空間（Companion-Space）の重要性を繰り返し述べている。仲間空間とは，「二人の人の共通認識の場であり，そこでコミュニケーション中の行動や意識が制御される」空間で

ある。さらに，自閉症の子どもたちへのさまざまな介入方法を紹介する中で，子どもたちのもつ仲間性を意識した関わりは，どんな技法であっても発達促進的に働くことが繰り返し述べてられている（Trevarthen，1998）。現代クライン派の子どもの精神分析的心理療法家アルヴァレズ Alvarez（1992）は，自閉症の子どもたちとの心理療法の仕事の焦点を，彼らがいかにして「生きている仲間（live company）」と出会い，それにひきつけられていくかという問題であることを明確にしている（脇谷，2017）。「生きている仲間」であるセラピストとの生き生きとした「相互交流」が彼らのこころの育ちを支え，彼ら自身のこころの動きを知ることにひらかれ，他者のこころに思いをはせる動きが生じるのではないだろうか。

本章では，発達障害特性を持つ子どもに対する心理療法の試みについて述べてきたが，発達障害特性をもっていても，特性ゆえの傷つき（いわゆる二次症状）が深くない場合，「療育」が支援の最初の選択肢としてあげられるだろう。「療育」により子どもたちの発達が促進されているとき，「療育」を行っているセラピストと子どもたちのあいだに，この章で述べてきたような関わりがみられることはとても多い。「療育」の中で育まれるものはスキルにとどまらないと考えられるが，それについて論じられたものはほとんどなく，今後，重要な課題として論考していきたいと考えている。

また，本章においては，家族の支援について述べることができなかったが，発達障害特性をもつ子どもたちとの関わりにおいて，家族を支援することの重要性はいうまでもない。家族の傷つきやその歴史にも配慮しながら，子どものもつ特性について知識的に理解し，情緒的に受けとめていくことができるような支援が必要である。また，心理療法の中でつながりを体験することや，情緒が動く体験をすることによって，日常生活の中で一見するとネガティブな反応を示すことがある。多くは，意味のある変化であるが，その意味について家族と共有し，理解を促すことは，安定した治療構造を支える。今起こっている小さな変化の意味を伝え，子どもの発達の状況について家族と共有し，理解を促していくことが，家族と子どもたちの生活を支えることになる。

安心して一緒に「いる」ことを基盤に，主体的に関係の中で生きる経験をすることが，こころの育ちの礎となる。子どもたちがセラピストとの関係をどのように体験するか，そしてそれをセラピストとどように共有するか，ということが，とても重要な治療的関わりであると筆者は考えている。

＜付記＞
本章を執筆にあたりご指導ご助言をいただきました，千葉大学大学院教育学研究科磯邉聡先生に心より感謝申し上げます。

文　献

Alvarez, A.（2012）. *The Thinking　Hearts：Three levers of Psychoanalytic therapy with distuebed children.* Routledge. 脇谷順子（監訳）（2017）. 子どものこころの生きた理解に向けて：発達障害・被虐待児との心理療法の三つのレベル．金剛出版．

Alvarez, A.　& Reid, S.（1999）. *Auitsm and Personality: Finding from the Tavistock Autism Work shop.*

Routledge. 倉光修（監訳）(2006). 自閉症とパーソナリティ. 創元社.
Baron-Cohen, S.（1995）. *Mindblindness: An Essay on Autism and Theory of Mind.* A Bradford Book. 長野敬・長畑正道・今野義孝（訳）(2002). 自閉症とマインドブラインドネス. 青土社.
別府哲・野村香代（2005). 高機能自閉症児は健常児と異なる「心の理論」をもつのか：「誤った信念」課題とその言語的理由付けにおける健常児との比較. 発達心理学研究, 16, 257-264.
Frith, U.（2003）. *Autism:Explaning the enigma*（2nd *ed.*）. Blackwell. 富田真紀・清水康夫・鈴木玲子（訳）(2009). 新訂　自閉症の謎を解き明かす. 東京書籍.
Happe, F.（1994）: *Autism an introduction to psychological theory.* Routledge. 石坂好樹・神尾陽子・田中浩一郎・幸田有史（訳）(1997). 自閉症の心の世界：認知心理学からのアプローチ. 星和書店.
原仁編（2014). 最新　子どもの発達障害事典. 合同出版.
今福理博（2019). 赤ちゃんの心はどのように育つのか：社会性とことばの発達を科学する. ミネルヴァ書房.
磯邉聡（2004).「治療構造論」と学校臨床. 千葉大学教育学部研究紀要, 52, 141-147.
片桐正敏（2014). 自閉症スペクトラム障害の知覚・認知特性と代償能力. 特殊教育学研究, 52（2）, 97-106
黒田美保（2016). 自閉スペクトラム症の早期支援の最前線：ジャスパー・プログラムの紹介. 臨床心理学. 16（2）, 151-155.
松本拓真（2017). 自閉スペクトラム症を抱える子どもたち：受身性研究と心理療法が拓く新たな理解. 金剛出版.
Music, G.（2011). *NURTURING NATURES:Attachment and Children' s Emotional, Sociocultural and Brain Development.* Karnac Books　鵜飼奈津子（監訳）(2016). 子どものこころの発達を支えるもの：アタッチメントと神経科学, そして精神分析の出会うところ. 誠信書房.
宮岡等・内山登紀夫（2018). 大人の発達障害ってそういうことだったのか　その後. 医学書院.
小川絢子（2007). 幼児期における心の理論と実行機能の発達. 京都大学大学院教育学研究科紀要, 53, 325-337
小此木啓吾（1981). 精神療法の構造と過程 その１〜その２. 小此木・岩崎・橋本・皆川（編). 精神分析セミナーⅠ. 岩崎学術出版社.
Pfeifer, J, H., Iacoboni, M., Mazziotta, J.C., &Dapretto, M.（2009）. Mirroring others' emotions relates to empathy and interpersonal competence in children. *NeuroImage,* 39, 2076-2085.
高松鶴吉（1987). 療育と教育の接点を考える. リハビリテーション研究, 55. 18-22.
高松鶴吉（1990). 療育とはなにか―障害の改善と地域化への課題. ぶどう社
Trevarthen, C., Aitken, K.Padoudi, D.&Robearts, J.（1998）. *Children with Autism, 2nd Edition: Diagnosis and intervention to meet their needs.* Jessica Kingsley public. 中野茂・伊藤良子・近藤清美（監訳）(2005). 自閉症の子どもたち：間主観性の発達心理学からのアプローチ. ミネルヴァ書房.
滝川一廣（2014). 書評：河合俊雄・田中康博編『大人の発達障害の見立てと心理療法』. 心理臨床学研究, 32（33), 408-410.

第9章

フィリアルプレイセラピー

——親子関係介入に遊びを活用した事例プロセス——

湯野貴子

I はじめに

子どもの発達にとって最も重要なものは，愛着を基礎とした重要な親や養育者との関係である（Ludy-Dobson et al., 2010）。しかしながら，近年のわが国における虐待数の増加及び深刻化（厚生労働省，2012）に見られるように，子どもと親双方にとって，育児を取り巻く環境はストレスやリスクが高まっており，親子関係の機能不全による問題の増加が懸念される。親子関係の機能不全から生じる子どものメンタルヘルスの問題は，各家庭や子ども個人の問題であるだけでなく，学校や地域，社会全体にとってのリスクへと発展しうる社会的な課題でもある。また，国際化や社会的養護の推進などの社会的な変化要因もあり，家族のあり方も多様なものになっている。そのような多様性に対応していくための社会的な資源はまだ充分とは言えず，現実の課題に追いつく努力の道半ばである。親子の多様な課題に直接関わる子ども臨床の専門家たちは，そのような中にあって，どういったありようが求められるのだろうか。子ども臨床での介入の第一選択肢であるプレイセラピーは，子どもの発達を考慮において，遊びをその介入の中心においている（Association for play therapy, 2003）が，従来のプレイセラピーアプローチにおいては個人プレイセラピーが主流であり，子どもの発達に不可欠な親子関係を促進する視点が希薄となりやすい（Guerney, 2003）。プレイセラピーにおける親への関わりは，親子並行面接が主に選択されることが多く，その形式の中で親への傾聴的カウンセリング，あるいは親教育や子育てアドバイスなどを通じた親の内面的／行動的な変化を試み，親子関係の改善を目指すことが多い（湯野，2014）。しかし，その方法においては，子どもの発達を促進する最良の方法である「遊び」を親子が活用し，親子「関係」に直接介入することには充分寄与しきれていない。本論ではプレイセラピーにおいて親が関与することの重要性を論じつつ，さらに，多様な親子関係の課題に介入するためのプレイセラピーアプローチの一つとして，近年，研究によってその効果が支持されてきているフィリアルプレイセラピー（Filial Play Therapy：以下 FPT と略す）を，「遊び」と「関係」の両方の視点が入っている，親子への優れた心理教育的／臨床心理的介入方法として紹介し，筆者自身の臨床での経験を踏まえ，その意義と日本における適用可能性を考察したい。

Ⅱ　親へのアプローチの歴史

子どもの心理的問題へのアプローチとして，親の関与を活用した最初の例は，フロイトによる「ハンスの症例」（Freud, 1909）であることは良く知られている（Landreth, 2006; 村瀬 , 2003）。子どもの心理的問題への親の関与の重要性は，このフロイトによる児童分析の最初の事例報告からすでに認識されていた。その後，アンナフロイト（A. Freud, 1932）が，子どもの心理治療の成功のためには，母親を中心とした家族への関与が必要であることを明確に指摘し，家族環境の調整や，母親自身が内的な変化をすることによって，児童分析の効果がさらに上がることに言及している。母親の面接は，こういった理由からその重要性が指摘され，この指摘はおそらく多くの臨床家の実感と合致したことから，多くの子ども臨床の現場で「親子並行面接」という形で引き継がれている。日本の子ども臨床においても，この「親子並行面接」アプローチが広く用いられ，重要な役割を果たすものとして位置づけられてきている（飽田 , 1999 ; 弘中 , 2003 ; 村瀬 , 2003 ; 田中 , 2011）。

その一方で，たとえば子ども中心プレイセラピーの創始者であるアクスライン（Axline, 1947）などは，親の関与について積極的ではなく，親の関与がなくとも，子どもとの個人プレイセラピーのみで子どもの心理的な変化は可能であるとの考えもまたある。この考えも先の考えと同様，日本のさまざまな臨床実践現場において広く受け入れられているように思われる。親はその場合，子どもをつれてくる人，子どもの現実生活での情報を提供する人，という補助的な役割であり，あるいは，親が子どもの治療の妨げとなることを防ぐことを親面接の重要な機能として捉える場合もある（弘中 , 2003）。この延長に，親子それぞれの担当者が別々のケースとして関わっているかのような，不連携の問題が生じることも少なくない（田中 , 2011）。親面接についてのこの両方の考えが，日本の臨床実践においては混在しており，親の関与の持つ可能性を充分に生かしきれていない場合もあるように思われる。このように，親子並行面接という同じ形をとっていても，実際にはその内容や意図するところはさまざまではあるが，現在は，種々の理論や技法の違いによらず，親の治療参加を子ども臨床の重要な位置にあるものとしてみなすのは主流の考え方とされており（Schaefer, 2003），いくつかの子ども臨床の効果研究に対する分析においても，親が治療に関わる方が子どもの変化が著しく見られることが明らかとなってきている（Bratton et al., 2005）。

Ⅲ　フィリアルプレイセラピーとは

1．子ども臨床において遊びを活用する意味

子ども臨床では遊びを用いたプレイセラピーが第一選択肢として必ず活用される。なぜならそれが，子どもの発達上のニーズに最も対応している方法だからである（Bratton et al., 2005）。11歳以下の年齢の子どもたちは一般に，言語表現に不可欠な抽象思考能力の発達途上にあり，自己

の感情や考えなどの充分な表現方法として言語を用いることができない。その代わりに，子どもにとっては遊びや活動などの具体的な方法を用いて自己表現することが自然なのである。遊びを用いたプレイセラピーでは，子どもが遊び活動を通してセラピストなどの大人とコミュニケーションを行うと考えられており，言葉にならないさまざまな思いや感情を遊びとして表現すると考えられている（Axline, 1947 ; Landreth, 1991, 2002）。また，コミュニケーションの手段としてだけでなく，遊びには，子どもの発達を促進したり，健康な情緒を保ったりなどのさまざまな力があるとされている（Schaefer, 1993, 2013）。遊びの活用の方法としてプレイセラピーにはさまざまな理論が発展してきているが，たとえば日本において主に行われている介入方法の一つに，ロジャーズの来談者中心療法理論に基づきアクスラインが提唱した，非指示的な方法である子ども中心プレイセラピー（Child-centered play therapy : 以下 CCPT）がある。CCPTは，子どもが自分のペースで遊びの力を用いて自分の問題解決をしていく能力をプレイセラピストが信頼し，子どもへの積極的な関心と受容的な関係の中で子どもの遊びを促進する方法である（Landreth, 1991, 2002）。

2. フィリアルプレイセラピー（FPT）の特徴と目的

そのような子どもにとっての遊びの持つ重要な力を活用して，親子関係に直接アプローチするプレイセラピーには，さまざまなものがみられる。親子が一緒にプレイセラピーを受ける，親子同席・家族プレイセラピーのような形もあれば，セラピーの主体者（つまりプレイセラピスト）として親が子どもに関わるアプローチもある。この，親がセラピーの主体者となるアプローチの一つであるフィリアルプレイセラピー（文献によっては，フィリアルセラピー，親子療法などと呼ばれるが，ここではフィリアルプレイセラピーに統一）（Guerney, 1995, 1997 ; Van Fleet et al., 2005）は，親子関係への治療的な介入方法の一つで，子ども中心プレイセラピー（CCPT）の基本的な原則や方法をセラピストが親に教え，3歳から11歳ぐらいまでの子どもに対してCCPTを親が子どもに行うことによって，子どもを援助する方法（Guerney, 2000 ; Landreth, 2002 ; Landreth & Bratton, 2006 ; Van Fleet, 2011a）である。FPTにはさまざまなバリエーションが展開されてきているが，原則や方法は共通しており（Van Fleet et al., 2005），CCPTのスキルを親が学ぶ，親が子どもにCCPTを行う，プレイセラピストによる指導を親が受ける，という流れが一般的である。このプロセスにおいてセラピストは親子関係の変化を支え，親が子どもの行動や態度の変化の主要な力となるのを助ける（Bratton et al, 2005）。つまり，この方法は，親が子どもの生活にとっての重要な存在であるという考えに基づき，適切に親が子どもと遊ぶことにより，遊びを活用しながら親子関係を強化改善し，子どもや親子関係のさまざまな問題を解決／予防することが目指されるものである。親が子どもを受容するという親子関係の質的変化によって，子どもの心理社会的問題の解決，予防がなされることを目標としているが，それにより子どもにとっては，適切な感情表現の向上，自己肯定感の向上，問題行動の減少，また親にとっては，遊びや発達知識の改善，子ども理解の深まりと子どもへの適切な期待，親の子育てスキルの増加による問題解決能力の向上，自信の回復，子育てストレスの減少など，多岐にわたる効果がみられる（Rennie et al., 2000 ; Van Fleet, 2011a）。このように，プレイセラピストが子どもに直接プレイセラピーを行うのではなく，親が子どもに対してプレイセラピーを行い，変化をもたらす主体者となるよう支援することがFPTの最大の特徴である。

3. FPTの歴史

FPTの開発は1950年代後半から1960年代初頭にかけてのガーニー夫妻の功績によるところが大きい（Guerney, 2000）が，それ以前からも臨床例としてはフロイトによる「ハンスの症例」（Freud, 1909, 1959）やロジャーズの娘ナタリーによる例（Landreth et al., 2006）など，親が子どもに遊びを活用した関わりを行うことによる治療的介入は存在していた。親面接の始まりとして考えられているフロイトの「ハンスの症例」（1909）は，まさに，親をトレーニングして，子どもの生活の中で治療的に働きかける治療経過であり，FPTの先駆例だとも言える。フロイト自身も，その治療の成功の鍵となったのは，父親の関わりがあったことであると主張している。それ以外にも，カールロジャーズの娘ナタリーが，ロジャーズの勧めによって，アクスラインの遊びの原則を用いて，自分の子どもに「特別な遊びの時間」と称したプレイセラピーセッションを行い，子どもの情緒的な問題を克服することに成功した例などが，FPTの歴史として見られる（Landreth et al, 2006）。その後，そのアプローチを明確にフィリアルセラピーと名付け，概念化したのはガーニー夫妻で，子どものメンタルヘルス問題の改善のために，親の関わりが果たす役割の重要性の着目や，親の病理の改善よりも，親の子育てスキルの不足を補うことによって，親子のメンタルヘルスの支援可能性に対する着想を得たガーニー夫妻の功績によって，CCPTの遊び方を親に教える教育方法，また，親による実践的なセッションと親へのスーパービジョンの方法が確立された（Guerney, 1997）。近年，ランドレス（Landreth, 2005）がその方法に修正を加え，10週間の親子療法モデル（Child-Parent Relationship Therapy, CPRT）を確立し，詳細なトレーニングマニュアルを著したことによって，より適用しやすい方法にする努力がなされている。また，この方法は，3歳以上12歳以下の子どもを最適な適用対象と考えられているが，3歳以下の乳幼児に対して，Watch, Wait, and Wonderという技法が，フィリアルセラピーと似た原則に基づいて概念化されてきている（Lojkase et al., 2008）。

4. FPTの効果研究

FPTは，さまざまな親子の問題への適用，異文化での適用，子どもと関わる専門職のスキルアップへの適用などが検討され，その効果が実証されてきた（Bratton et al., 1995 ; Ray et al., 2001 ; Rennie et al., 2000）。例としては，家族や子どものリスクや問題に応じた効果（Bratton et al., 1995 ; Kale et al, 1999 ; Ryan et al., 2007 ; Taylor, et al., 2011），異文化への適用の効果（Chau et al., 1997 ; Jang, 2000 ; Lee, et al., 2003 ; Grskovic et al., 2008 ; Garza, et al., 2009），教師や子どもに関わるボランティアスタッフなどによるプレイセッションの効果（Helker, et al., 2009 ; Sepulveda, et al., 2011 ; Bennett et al., 2011）などが挙げられる。またこれまでのプレイセラピー研究のメタ分析の結果，専門家であるプレイセラピストによるプレイセッションよりもFPTの方が効果があるとされている（Ray, et al., 2001 ; Bratton et al., 2005）。この結果により，FPTはかなり効果の高い介入であることが広く支持され，それ以降，より一層FPTの研究や実践が活発になってきている。日本においては，FPTはまだ広く知られていないが，異文化での適用可能性が支持されてきていることを考えると，充分に日本においても活用する意義があると考えられる。

5．柔軟な適用可能性

FPTには，その時々の必要性に応じて，また狙う効果によって，さまざまなバリエーションがあり，柔軟に適用される可能性がある。FPTの開発者であるガーニー夫妻は，もともとは親のグループに対してこの方法を用いており，ランドレスも，グループの方法を用いている。グループで行うことによって，グループの治癒的力としての共感や受容，モデリングによる学習などの効果が得られやすいという利点が重視されているが，その後，グループに限らず，個々の家庭の問題に焦点を当てた，個別にFPTを行うという手法をヴァンフリートが開発した（Van Fleet, 2011b）。

また，行う期間についても，ガーニー夫妻は20週以上の長期グループを想定してFPTを行っていたが，ランドレスは親の動機付けや時間的経済的制約などを考慮して，10週で一通りの訓練を修了できるコース形式へと変化させた。ヴァンフリートは，10週から20週を想定して，個々の家庭の状況に応じて期間に柔軟性を持たせている。先述したように，教師などへの適用の拡大もあり，対象や年齢（Glazer, 2008 ; Lojkase, 2008）も柔軟に選択されている。

日本においては，FPTはまだ実践においても理論的にもまだあまり知られていないが，親子並行面接において，親が子どもと関わる具体的な方法として傾聴などの基本的な姿勢を教育することは珍しくないであろう。FPTは，これをより体系だった方法にしたところが特徴である。本来はグループで行うことが推奨されているが，日本において親子がプレイセラピーに通う教育相談所や児童相談所，病院やクリニックで，親のためのグループを定期的に一定の回数を持つことは容易ではない。筆者は，個別のケースに対してそれぞれの家庭に合わせた方法に修正しながらこのアプローチを行っているが，経験的には個別であっても親子関係改善のさまざまな効果が充分見られているように思う。

6．FPTの方法

FPTはさまざまなバリエーションへと展開しながらも，以下の５段階のような方法が一般的である（Van Fleet, 2005）。

1）子ども中心プレイセラピー（CCPT）の基本スキルの教授

ここでプレイセラピストが親に教授することは，大きく二つのことである。一つには，CCPTの基本的なスキルである態度や遊び方（遊びへの共感的受容的傾聴の態度，制限設定，遊びへの参加の仕方，構造作りなど）であり，これを学ぶことによって，遊びに備わる力，および親との信頼関係を子どもが存分に活用することを助け，子どものメンタルヘルスの向上に役立つ関わり方を親が知ることを目指す。二つ目には，子どもにとっての遊びの意義や象徴的なテーマが表現されることについての教授であり，これを学ぶことによって，親は子どもの遊びに関心を持ち，子どもへの共感的な理解をより深いレベルで持つ姿勢を得ることを目指す。

2）CCPT のデモンストレーションの観察

スキルを学ぶのと同時に，プレイセラピストによる子ども（FPT を行う当該の子ども）とのプレイセッションのデモンストレーションを親が観察する。この方法はビデオやワンウェイミラーなどを用いて行われ，デモンストレーションを見ながらセラピストは教授するスキルや，子どもの遊びに見られる象徴的な表現についてなどを親とディスカッションして学びを深める。

3）ロールプレイによる技法演習

さらに親のスキル獲得を確実にするために，セラピストと親，親同士などでロールプレイを行う。セラピストが子ども役になり，親がスキルを練習し，できていることや改善すべきことなどについてフィードバックを行う。

4）家でのセッション導入

家で親子でのプレイセッション（多くは週に１回，決まった曜日，時間に，15 分から 30 分間）を開始するために，セッションの構造化を手伝う。具体的には，おもちゃや部屋の準備，時間の始め方や終わり方，子どもへの説明などについて親とセラピストが話し合う。

5）プレイセッションのスーパービジョン

親が実際に子どもとの間でプレイセッションを行うところを，プレイセラピストが観察し（できればビデオあるいはワンウェイミラーなどで），遊びのスキルの定着や，子どもが遊びを通して表現している事柄の理解を深めることを目的に，セッションに対してスーパービジョンを行う。直接の観察ができなければ，親からの報告に対してスーパービジョンを行う。その中で，子どもの発達や遊びの理解，親のスキルの難しいところ，できているところなどを話し合う。この時期，どのような展開が見られるかについては，後ほど事例プロセスを通して例示する。

7. FPT の利点と課題

FPT は特殊な方法であるため，以下のような固有の利点がある。

1）遊びのロールプレイを親とセラピストとの間で行う意義

FPT では，親に遊びのスキルを教授するために，親とセラピストとの間で親子の役割を取りながら遊びのロールプレイを行う。そうすることによって，話を聴くだけでは伝わらないさまざまな親の気持ちや考えに触れることが可能となる。親が子ども役をする場合に，セラピストに遊びにじっくりと寄り添ってもらう体験は，子ども時代に体験したさまざまなことを親が想起し，感情を伴った親子関係への気づきのきっかけとなることも多い。また，親役を親自身が行い，子ども役をセラピストがする場合には，親子関係をセラピストが体験として生き生きと感じることができ，親も体験をセラピストと共有しながら，日常での悩みを分かちあうことが可能となる。

2）親としての効力感

自分が親として子どもにとっていいことができる存在であるということを親は体験する。また，実際にフィリアルセラピーのセッションを家庭で始めると，多くの子どもは親のいつもと違う対応に最初は戸惑いを見せつつも，親との遊びを明らかに楽しみにし，親子関係の改善を親が感じ始めることが多い。そのことは親にとって自信となり動機となる。

3）親の負担の軽減

多くの親は，子どもへの対応を四六時中変化させることは無理だと感じる。子どもへの受容や共感を 24 時間親がしなくてはいけないのではないかと感じ，変化させることを負担に感じ，あきらめと失敗を感じて来た場合も多い。FPT では，そのセッションの間（多くても 1 回 30 分）だけ普段の自分とは異なる行動や声かけを求められるため，親の負担が少なく，親子関係の改善に取り組みやすく，成功体験も得やすい。その結果，子どもへの受容的態度が身につき，日常的にも自然と親が受容的な態度へと変化することも少なくない。

4）子どもが来談できなくとも介入が可能

子どもがさまざまな理由で来談できない場合，親のみの来談であっても，子どもに働きかけることができ，親子関係の改善を通した変化が可能であるという実際的な利点がある。また，ターゲットではない他のきょうだいに対しても，親の良い態度の変化が生じるため，家族全体のシステムが子どもにとって良い環境へと変化することへとつながる。

5）親子関係のアセスメント

親子の関係の直接的な交流を対象にしているため，親子関係が抱えている問題と持っている力のアセスメント，理解が可能となる。

また，逆に課題としては，セラピストが CCPT を熟練して行えることにとどまらず，教授するスキル，スーパービジョンをするスキルなどの，さまざまな役割が求められるため，FPT を行えるようになるための訓練が難しいことが挙げられるであろう。親への受容的な態度やプレイフルで好意的な態度を親との間で持てることなど，その資質も問われるであろう。

Ⅳ　FPT の適用意義と可能性

1．事例概要

ここでは，FPT がどのように展開するのかを具体的に例示しながら，その臨床的意義と適用可能性を描き出してみたい。プロセスを断片的に描写しながら解説するが，いずれも個別のケースの匿名性を維持するために，具体的な部分については変更を行い，意義を例示するために典型的な出来事のエッセンスを基に創作している。

FPT を導入したのは，養子縁組の家庭である 4 歳のカイトくんと母親（養育母親）の心理相談においてであった。カイトくんは3歳の時に乳児院施設から家庭に引き取られ，養子となった。その後しばらくの家庭での様子から，養育母親や養育父親を回避するような，拡散的な愛着の表現が見られること，全体的な落ち着かなさや社会性の未熟さからくる集団場面での不適応が見られたことを主訴に，母親と共に心理相談を訪れた。母子での自由遊びの観察からは，母親からの働きかけとして，自然なアイコンタクトやスキンシップが見られたこと，子どももそれに応えることができていたことは，親子関係を作っていく上での親子双方が持つ強みとして感じられた。カイトくん自身の発達については，全体的な幼さはありつつも，知的身体的な能力発達に関しては平均的であったこと，母親と一緒に遊ぼうとする関わりの求めもみられたことなども，子どもの持つ肯定的な側面として感じ取れた。母親は，子どもの遊びのうち，仲良く楽しい気持ちをお互いに感じるような遊びや，甘えや愛着を示すような遊びについては，心地よく受け入れることができるようだったが，その一方で，戦う遊びや攻撃的な遊びを子どもがすることについては，明らかに母親の不快感がみられ，あからさまにやめさせようとしたり，口調や表情に拒絶感が表れたりしていた。そういった母親の拒絶を感じると，カイトくんは攻撃的な遊びをやめるというよりも，攻撃的な遊びをより一層エスカレートさせる傾向が見られ，その結果，母親からさらに拒絶され厳しい口調で叱られることになってしまっていた。このような関わりが増えていたことから，母親も子どもとの関係や，自分の子育てに自信が持てないことが日常でもよくあると語った。親子関係を良くしていきたいという母親の動機も高かったため，母子間の愛着関係形成，母親の子育ての自信を高めること，カイトくんの社会性と情緒表現の発達促進を中心とした，全体的な発達の強化と改善を目的に，FPTを導入することとした。

2. スキル演習の時期：母親自身の関わりの傾向に気づき，遊びの重要性に触れる

FPTを行うためのスキルを講義，デモンストレーション，ロールプレイ演習を通して学ぶこの時期，母親は，自由遊びでも観察された，子どもとの遊びの中で自分が心地よく感じて受け入れる気持ちになるような遊びと，逆にやめさせたくなる遊びの両方があることにまず気づいていった。具体的には，母親は実際にカイトくんと自分の自由遊びをアセスメントのために録画したものを見ながら，カイトくんが喧嘩や戦いのような遊びをしている時の攻撃性の表現について自分があまり関心を示していないか，あるいは逆に仲直りをさせようとしたり喧嘩はダメだよ，と制止するような声かけや，拒絶的に「やめて」というような声かけをしたりしていることに気づいた。その一方で，子どもの甘えや愛着を示すような遊びについては，非常に関心を示し，その気持ちを共有することができているのにも気づき，自分自身の中に受け入れやすい子どもの表現と受け入れにくい子どもの表現があることに気づいた時期であった。

また，遊びのスキルを学ぶためのセラピストとのロールプレイを通して，子どもが遊びの時に，いろいろと親から指示されること，逆に関心を示されないことを子ども役として母親自身が体験し，いかに遊びの時の大人の関わりが子どもの遊びに影響があるか，また大人への信頼の気持ちに影響があるかにも気づいていった。遊びを通して理解されることや，いい関係を作るために遊びがいかに重要かということについてもまたそこで理解が深まっていった。

このように，親子遊びの観察のフィードバックや，ロールプレイによるスキル演習を通して，話だけでは伝わらない親子間で感じている難しさを，より生き生きとセラピストは体験することになり，母親との間でもより具体的に共有することができることはFPTでよく見られる。カイトくんの事例でもみられるように，親が子どもの遊びの中で，教育的に関わろうとして，「していい遊び」と「してはいけない遊び」を，やんわりと示すことはよくあることだが，親がどのような遊びにも関心を示し，子どもが理解され受け入れてもらえる体験につなげていくためには，まず親が自分と子どもの遊びの傾向，自分自身の遊びの中での傾向に気付くことが重要である。カイトくんの場合には，自分の中の攻撃性や怒りが，母親との間でうまく受け入れてもらえず，そのことは，怒りを感じると母親に見捨てられるという不安へとつながり，愛着を形成する際の大きな課題の一つになっていたと考えられる。

期間としては，この時期の母親のスキル演習は毎週1回行われ，4回ほどの面接で一通り終了したため，心理相談が開始されてから1カ月後には，家でのカイトくんと母親のFPTを開始できることとなった。さらに開始に先立って，まず時間やおもちゃなどの構造を設定する作業をセラピストと母親との間で丁寧に行う回を1回もった。ここでは，どのようなおもちゃをどのぐらい用意できるのか，さらに付け足す必要があるのか，曜日や時間，頻度の設定の仕方，毎回のセッションの始め方や終わり方など，構造に関することを生活の中で無理のない形で行えるように話し合った。その結果，カイトくんのFPTセッションは，毎週1回25分のセッションとして家で開始されることとなった。

3. FPT開始初期：ごっこ遊びを使った子どもの遊び表現への親の関心，感情表現への親の気づきが深まる

FPTを開始してすぐに，いくつかの遊びのパターンが見られたと母親から報告された。一つは，母親と赤ちゃんというごっこ遊びである。カイトくんは赤ちゃんの役を母親にとらせ，カイトくん自身は母親役になる。ありとあらゆる場面で赤ちゃんは母親から見捨てられ，無視されるという展開である。ある時赤ちゃんはスーパーに置き去りにされたり，保育園に預けられたまま迎えに来てもらえなかったりする。さらには攻撃的暴力的被害的な目にあうという遊びも見られた。たとえば，赤ちゃんの体の具合が悪くなっても病院に連れて行ってもらえない，あるいはひどく暴力的な治療を受けて，結局治らない，そのほか赤ちゃんのために用意した食べ物が毒である，などの展開もよくあった。しかし，そういった遊びをした直後には，役割を降りて，カイトくんはおままごとをするのだが，そこではママの好きなご飯をカイトくんが作りご馳走をひたすらふるまうことが多かった。母親はカイトくんに手厚くもてなされるが，一緒に食べようと母親が誘っても，カイトくんは一緒に食べることは決してせず，美味しいということはそこでは共有されない。こういった遊びが繰り返し交互に行われていた。母親は，この初期の遊びを非常に辛く感じると語った。ごっこ遊びとはいえ，なぜ自分がこんなにひどい目にあうのか，自分が何か悪いことをしたのだろうか，カイトくんに嫌われているのだろうか，と話すことも時折あった。その一方でみられるおままごとでの自分への過剰なサービスについても，自分が何かを子どもにしてあげたり，一緒に喜んだり，ということは決して許してもらえず，楽しい気持ちを子どもと一緒に

楽しめない辛さがあった。毎週1回のセラピストとの面接の中で，この遊びの報告を母親から受け，母親が感じている辛い気持ち，母親としての，良い関係を子どもと持ちたい思いが拒絶されている辛さをセラピストは十分に受け止め，その苦しさに対して共感的に理解を伝えることがまず重要であった。また，この遊びは非常に重要なもので，カイトくんが自分自身の体験の中で感じてきた見捨てられる不安や，自分がひどい目に遭うのではないかという不安などをごっこ遊びとして表現し，母親にその役割を取らせることで，その体験を母親と共有しようとしている遊びであることも，少しずつ母親が理解できるよう手伝っていった。

また別の遊びとして，家にまつわる遊びもよく見られていた。積み木を使って，カイトくんは家を作ろうとするのだが，積み木を組むときに，必ずセメントのように粘土を積み木に塗って，積み木と積み木をしっかりとくっつけるという方法をとっていた。そうして組んだ積み木の家も，最後にはカイトくんの「嵐が来たぞ！！」という言葉とともに踏まれ蹴散らされ，ぐちゃぐちゃに壊れてしまう。せっかくわざわざ頑丈に壊れないように作られた家があっという間に壊れてしまうことに母親はとても驚き，なんとか壊れないようにしたい思いがありつつも，それをぐっとこらえて遊びに懸命に付き合っていたという報告がなされた。「せっかく作ったのに，なぜ？？」という怒りとも悲しさとも言える気持ちを一緒に遊んでいる親が感じるのは当然のことで，その思いゆえに遊びをやめさせたくなるところをぐっと耐え，遊びに寄り添うことで子どもの気持ちを受け止めることを母親は努力していた。その母親の努力を励まし，母親の気持ちをセラピストが受け止めることで，母子の重要な遊びを支え，その遊びの中で表現されている，家が壊れてしまった，壊れるかもしれない，という家に対するカイトくんの怒りや悲しみの気持ちを，母親自身が自分の主観を通して理解することを促進していった。

日常では，一つの行動から次の行動に移ることができないカイトくんに対して，母親がイライラしたり，注意をしたりすることもあったが，その直後には必ずカイトくんは母親に対して反発するというよりも，「自分なんかいらないんだ！死んでしまえ！」と自責的，自虐的なことを泣きながら言うこともあった。また別のときには注意された直後テンションが急に高くなり，ふざけた様子で乱暴な言葉遣いをわざとやめないこともあった。いずれの場合も，母親は非常に困惑し，母親として子どもを受け入れることができない，という自責感のために，しつけや子育てに対して前向きになれないこともあった。

この時期のセラピストと母親との面接を通して，遊びの時間での子どもの表現が何らかの大切な子どもの心の表れであるということに母親は徐々に気付くようになって行った。赤ちゃんと母親のごっこ遊びを通して，そして母親に赤ちゃんの役割を取らせることによって，自分のこれまでの見捨てられた体験がどのように辛いものだったのか，そしてそれがまた起きるのではないかという恐れ，そしてまた，母親への求めや肯定的な結びつきを感じることによって，また，その関係が壊れてしまう不安の高まりがそこに表現されているのではないかと考えるようになった。しつけにまつわる日常でのカイトくんの振る舞いについても，遊びでの表現との関連を母親自ら繋げて考えることもあった。そのような中，母親が思い通りにいかない子育ての中で感じられる子どもへの怒りがセラピストに語られることがあったが，母親自身が子どもに対してイライラする自分を認めがたく，怒りは相手との関係を壊すものであると自責的に考える傾向にあり，陰性感情を自分にも相手にも認めることが難しかった。しかし，セラピストとの作業を通して，自分の中の陰性感情を，愛着関係の中においてであっても感じることは自然なことであること，抑圧していた子どもに対する怒りの感情も，当然のことであると少しずつ気づき，受容をし始めた時期であった。その受容に伴い，カイトくんが怒りを持つことに葛藤を抱いていることへの理解が深まっていった。遊びにおいても，日常においても，母子にとって辛く苦しい時期ではあったが，この時期の子どもの表現は，里親家庭や養子縁組の家庭において最も乗り越えるのが重要な愛着をめぐる葛藤である。FPT では，日常の中での葛藤と遊び表現との繋がりを常に行き来しつつも，日常での関わり方を変化させることよりも，遊びの中で親子が葛藤を共有し作業していくことを目指す。こうした遊びの中で子どもが葛藤を表現し，遊びの中で親が理解するという作業によって，言語ではなく非言語でのより深い体験的な理解が起き，情緒的な結びつきに基づく愛着関係形成へとつながる。

そのプロセスによって，日常で起きるさまざまな問題についても母親が落ち着いて理解することが可能となった。また，母親は，遊びを通して子どもが何か大事なことを自分に伝えようとしている，という思いを持てるようになり，子どもの遊び表現への関心が母親の中に育まれ，カイトくんも母親との遊びの時間を特別な時間と認識し，その時間を楽しみにしていた。FPT を開始してからおよそ半年（24 回ほどのセッション）が経過していた。

4. FPT 中期：遊びの変化，象徴表現の発達と解決を模索する作業

母親が攻撃的な遊びにも受容的に関わるようになるにつれ，カイトくんの遊びは，徐々に攻撃性が緩和され，保育園での日常を再現するような遊びや，家族で出かけた先のワクワクやドキドキを再現するような遊びが増えて行った。たとえば，家族で一緒に行ったテーマパークの係りの人の役をカイトくんがとり，母親がそのお客さんとして乗り物をドキドキ怖がりながら乗ったりして，またその役割を二人で交代するなどしながら，楽しいね，怖いね，などを表現しつつ，その思いを一緒に共有するような様子も見られるようになった。

初期から見られていた積み木を使って家を作る遊びにも変化が見られた。まだ粘土を使って頑丈な家を作ることもあったが，それを壊すという遊びはなくなり，カイトくんお気に入りの虫や車のフィギュアが現れ，虫や車たちがお出かけをしている間に家が壊れないように積み木と粘土を使って頑丈な家を作らなければならない，というお話に変わっていった。徐々に，粘土を使わずに積み木だけで家を作ることも時折見られるようになり，それと同時に，家が壊れるのではないかという不安ではなく，虫や車が出かける先に怖いことや危険なことがあり，助けてくれる人が外にはいないのではないかと言う不安，家に戻れないかもしれないという不安を示すようになり，最後にはギリギリのところで戻れる場所として積み木の家を使う，というような遊びへと変化していった。そこには，家というものへの彼の思いが変化していることを見ることができる。つまり，彼にとって家は壊れてなくなってしまう不安定な脆いものから，安心を得るための安全基地へと感じられるようになったことが遊びから受け取れた。

ここで着目すべきは，遊びの内容の変化もさることながら，ごっこ遊びの形態の変化である。これまでのカイトくんの遊びは，自分自身や母親がその役割になったりするごっこ遊びが多く見

られていた。つまり，それまでは，自分が主体であって，人形やフィギュアなどに主体を持たせた象徴性の高い遊びがなかなか見られなかったのだが，この時期，少しずつそういった遊びが見られるようになる。このような象徴性の高い遊びによって，子どもは自分の内的な葛藤を遊びの中で視覚化することができ，より客観的に作業することが可能となる。分離個体化という難しい葛藤に子どもが取り組む時期（2，３歳から５歳ぐらいまで）には特に必要となる遊びである。母親との遊びの機会を得て，そういった遊びが促進されたこともまた，彼の内的な変化を促す助けとなったように思う。

日常の家庭生活においても保育園においても，生活態度に落ち着きが見られるようになり，園においては，集団の活動にも実際にはすべて参加できるわけではないが，参加したいという本人の意欲が見られるようになり，担任の先生がすぐそばにいてくれれば，参加できる活動も増えて行った。お友達と一緒に遊ぶ姿もよく見られるようになった。家では，父親や母親が見えなくなると不安そうにしたり，困ったときに母親を呼べるようになったりした。後追いやおっぱいを触りたがるなどの甘え行動も見られるようになっていた。こういった遊びの変化，日常の変化をセラピストとの面接で母親が理解していく中で，母親自身も自分との遊びの時間の効果として，カイトくんと自分の関係が深まっていることを感じ，関係への自信がついてきていた。また，カイトくんを可愛いと思うことが増え，カイトくんも遊びの時間を楽しみにしていることを感じ，自分自身にとっても遊びが楽しみな時間になってきていることを驚きとともにセラピストに報告した。親子関係の不確かさがあった時には，養子縁組の事実についてカイトくんに伝えることは，親子関係が壊れてしまう不安のために，絶対にできないと感じていたが，事実を告げても関係は壊れないものであるという考えに変化してきたのもこの時期であった。また，これまでは，すべてを子どもの言うなりに受け入れなくてはいい関係が持てないのでは，と感じていたことから，一貫したしつけに対して消極的な母親だったが，関係を確かなものと感じられるようになり，日常生活におけるしつけに対して自信を持って行えるようになっていった。この時期，カイトくんは誕生日を迎え，5歳になった。年齢が上がったこともあり，日常において，スケジュールやルーティンの決まり，マナーなどを，しつけとしてカイトくんに課すことが自然と増えてきた。たとえば食事の時の姿勢，言葉遣い，おもちゃの片付けや，ひらがなの練習，テレビを見る時間の決まりなどの，通常の５歳の子どもにとって学ぶべき日常生活のあれこれをカイトくんが両親から言われることが増えた。それに対するカイトくんの態度は明らかに反抗的で，自分から自発的にできる時もあるのに，言われるとしない，というようなこともあり，母親は通常の親が感じるようなしつけの方法についての悩みをセラピストとのセッションで語ることが増えていった。

5. FPT 後期：さまざまな感情表現の豊かな深まりと，母の受容的関わりの増加

二人の関係の前進とともに，遊びの時間においても新しい展開が見られた。カイトくんの遊びは，日常の再現や楽しい気持ちの共有の遊びが多く見られるようになっていたが，同時に，時折，母親の制限が必要となるような遊びをわざと行うこともあった。たとえば，粘土を粘土板ではなくわざと床にばらまき，それを制されると母親に対して手錠をかける，母親に毒入りの痛い注射

をする，と言うような攻撃性や怒りを母親に直接向けるようなごっこ遊びが見られることもあった。母親とセラピストのセッションで，母親はやはりこういう遊びは受け入れがたく，いい気持ちはしない嫌な遊びであると報告していたが，こういったカイトくんの怒りの表現は，後退というよりもむしろ関係の前進であり，カイトくん自身もこれまで関係が壊れてしまう不安，自分が見捨てられてしまうという恐れのために，表現できなかった怒りや反抗を，母親に直接表現できるようになってきているのではないか，ということを話し合った。また，怒りや反抗を子どもが身体的な攻撃でなく，安全に母親が受け入れられる形で表現できることを促すプレイセラピーの制限設定のスキルを母親が学ぶ機会として，改めて制限スキルの演習をすることもまた必要であった。こういったカイトくんの反抗的な怒りの行動について，前進であると理解するようになった母親は，制限をする中で，「してはいけないと言われて，ママにすごく怒ったんだね」と子どもの怒りの気持ちをそのまま受容する声かけもできることが増えていった。その結果，遊びの中だけでなく，日常的なしつけの際にも自信を持って気持ちを受け止めつつ，適切な行動を子どもができるように促すような関わりができることにつながった。カイトくんは，制限を受け入れる中で，怒りのさまざまな表現と解決方法をごっこ遊びを通して模索していった。たとえば，虫や車同士が正面からぶつかり合い激しく戦うこともあれば，協力者が現れて，一緒に敵に立ち向かうという遊びをすることもあり，攻撃的な遊びと協力的な遊びの両方が交互に見られた。この時期の母親は，以前のように協力的な遊びのみに関心を向けるということはなく，協力的な遊びであっても戦いの遊びであっても，同じように関心を向けて寄り添うことができるようになっていた。むしろ，戦いの遊びの中で子どもが怒りの気持ちに向き合っていることに心から寄り添って，その困難を乗り越えようとする努力に共感していた。こういった母親の変化によって，カイトくんも遊びの中で充分に自分の怒りにまつわる表現を安全にすることができ，母親に自分の怒りを受け止めてもらっている，理解してもらっているという安心感の中で感情表現を豊かに深めていくことができていた。紙幅の都合でここでは詳しく触れられないが，怒りにまつわる葛藤を作業する中で，そのほかにも分離に伴う喪失，失うことにまつわる抑うつ感情なども同様に大切なテーマとして親子の間で作業が行われた。こういったさまざまな重要な感情表現のやりとりが深まっていったのは，FPT が開始してからおよそ1年が経過したころであった。

日常でのカイトくんは，自分がされて嫌だったことを先生に話すことや，お友達に言葉で不満や主張を言えたりすることも増えていったことで，園での生活も安心して適応的に過ごす場面が増えていた。母親自身も日常でできることが増えたカイトくんへの信頼感が増し，同じ保育園に通うお友達家族と一緒に遊びに出かけてカイトくんがその中で楽しくお友達と遊ぶ姿を見ることや，少しの気持ちを親子で共有できる日常の些細な一コマの中に幸せを感じ，子育ての楽しさが増してきた。その間に，カイトくんに養子である事実を両親で伝えるという大きな出来事もあったが，その後も親子の絆が不安定になると言うよりも，より一層子どもへの愛情が深まることとなった。もちろん，発達に伴うお友達とのけんかやしつけの難しさなどは子育てとして当然生じることはあったが，それらを子育ての中の当たり前の悩みとして感じられるようになったため，セラピストとのセッションを毎週から2週に1回，そして月に1回へと頻度を減らし，フォローアップに移行した。

6. 事例にみる変化の考察

FPTの効果として，親子関係の改善が主たるものであるが，その効果に至るための要素として，具体的には，この例で見られたように，親がそれまで気付きにくかった，あるいは受け入れ難かった子どもの気持ち，そして自分自身の気持ちへの理解が深まり，子どもに対する受容と共感が起きること，そのことによって親への適切な愛着や信頼が子どもの側に育まれること，またそういった関係の中で，子どもの情緒表現が適切に発達する機会が与えられることなどが挙げられる。親子関係が改善することによって，親の側の子育てストレスの低減，子育てへの自信の増加，子育てスキルアップなどもFPTの重要な効果として挙げられる。ここで描き出した事例では，特に，母親がそれまで受容することが難しかった子どもの陰性感情などを子どもが感じて表現することを，遊びを通して受容し，理解することが可能になっていったプロセスが見られた。また，親子で遊ぶ機会を得て，子ども自身の遊び表現が発達し，愛着の課題，分離個体化の課題の難しさに伴う子どもの葛藤や不安を安全に表現し探索することも可能となった。こういった難しい葛藤や不安は，遊びを通してでなければ親が理解することにはかなり時間がかかり，困難を極める過程となりえたであろう。多くの親は，FPT開始直後は，基本スキルの獲得に関した検討やディスカッションをセラピストに求めるが，スキルが安定した後は，もっぱら遊びのテーマや象徴的な表現の理解に親の関心の焦点が移行していくことがほとんどであり，その過程を難しくもやりがいがあるものと感じていくことが多く見られる。愛着と分離の課題に対して懸命に自分で解決の方法を見つけようとする子どもの心を，スーパービジョンを通して親が理解し，その遊びの様子に辛抱強く寄り添い，心の中で励ましながら，その気持ちを親が子どもと共に感じていく。このようなとき，常に感じることだが，プレイセラピストと子どもとの間の遊びよりも，親との間の遊びの方が，子どもの遊びの深まりは予測以上に早く，非常に豊かに展開していく。遊びを通して親が子どもの心に触れ，親子が心の奥深くでつながりを強めて行く過程を見るのは，FPTセラピストの喜びの最たるものである。

V　終わりに：FPTの今後の展開可能性

これまで筆者がFPTを適用してきた事例はさまざまであるが，特に週末里親家庭や，養子縁組の親子，発達障害や学習障害などの，発達上，適応上の困難を抱える子どもとその親，虐待の問題，離婚調停中の親とその子ども，など，親が子育てをする上で愛着やトラウマのリスクを抱えている事例が実際には多くあった。特にこういったリスクを抱えた子どもへの介入には，問題行動への焦点というよりも，その裏にある愛着にまつわる葛藤や感情に焦点を当てることが重要であり，情緒に焦点を当てたプレイセラピーが効果的であるとされている（Hughes, 1997, 2007）。また，愛着に問題を抱えた子どもを育てる親はストレスをさまざまに抱えやすく，親へのサポートも不可欠であるため（Weir, 2011），従来の個人プレイセラピーの枠組みだけでは十分ではなく，家族・親子関係への介入を統合的に取り入れたアプローチがふさわしいとされている（Corbin, 2007, Carnes-Holt & Bratton, 2014）。これまでのFPTの研究からも，里親里子，養子縁組などの家庭においてFPTが効果的であると言われている（Marks, et al., 2017）。日本において里親委託率は平成18年3月には要保護児童のうち9.5%（3424人）だったのが，この10年で18.3%（6546人）へと倍増しており（厚労省，2018），さまざまな支援体制が整えられることが今後ますます必要となるだろう。子どもを受け入れよう，良い関係を提供しようと親が望むときに，愛着の形成がうまくいかないことで，親の子育ての失敗感につながり，親子の関係形成の失敗は，子どもにも親にも心に大きな傷つきとなる。ここで論じたように，子ども，親子の抱えるさまざまな問題に対して適用可能なFPTは，里子里親支援，養子縁組支援などに見られる愛着の問題への介入に特に今後の可能性があるであろう。この重要な課題については今後もさらなる論考を展開していきたいと思う。

文　献

飽田典子（1999）．遊戯法－子どもの心理臨床入門．新曜社．

Association for Play therapy（2003）. Membership directory. Retrieved September 20, 2003 from http://www.a4pt.org

Axline, V.（1947）. *Play therapy*. New York: Ballantine Books. 小林治夫（訳）（1972）. 遊戯療法．岩崎学術出版社．

Bennett, M.O.M., Bratton, S.C.（2011）. The Effects of child teacher relationship training on the children of focus: A pilot study, *International Journal of Play Therapy*, 20（4）, 193-207.

Bratton, S., & Landreth, G.（1995）. Filial Therapy with single parents : Effects on parental acceptance, empathy, and stress. *International Journal of Play Therapy*, 4（1）, 61-80.

Bratton, S., Ray, D., Rhinet., & Jones, L.（2005）. The efficacy of play therapy with children: A meta-analytic review of treatment outcomes. *Professional Psychology: Research and Practice*, 36, 376-390.

Carnes-Holt, K., & Bratton, S.C.（2014）. The efficacy of child parent relationship therapy for adopted children with attachment disruptions. *Journal of Counseling & Development*, 92（3）, 328-337.

Chau, I., & Landreth, G.（1997）. Filial therapy with Chinese parents: Effects on parental empathic interactions, parental acceptance of child, and parental stress. *International Journal of Play Therapy*, 6（2）, 75-92.

Corbin, J. R.（2007）. Reactive attachment disorder: A biopsychosocial disturbance of attachment. *Child & Adolescent Social Work Journal*, 24, 539-552.

Freud, S.（1909, 1959）. Analysis of a phobia in a five-year-old boy. In: *Colleced papers*. New York: Basic Books. 高橋義孝他（訳）（1965）．ある5歳男児の恐怖症分析．フロイト著作集5. 人文書院．

Freud, A.（1932）. *Introduction to the Technique of Child Analysis*. New York, NY.: Nervous and Mental Disease Pub. Co. 北見芳雄・佐藤紀子（訳）（1961）. 児童分析．誠心書房．

Garza, Y., Kinsworthy, S., and Watts, R.E.（2009）. Child-Parent Relationship Training as Experienced by Hispanic Parents: A Phenomenological Study, *International Journal of Play Therapy*, 18（4）, 217-228.

Glazer, H.R.（2008）. Filial Play Therapy for Infants and Toddlers. In: Schaefer, C. E. et al.（Eds.）*Play therapy for very young children*. New York: Jason Aronson.

Grskovic, J. A., and Goetze H.（2008）. Short-Term Filial Therapy With German Mothers: Findings from a controlled study, *International Journal of play therapy*, 17（1）, 39-51.

Guerney, L.（1995）. *Parenting: A skills training manual*（*5th ed.*）. Maryland: Relationship Press.

Guerney, L.（1997）. Filial Therapy. In: K. O'connor & L. Braverman（Eds.）*Play therapy: Theory and practice*. New York, NY.: Wiley.

Guerney, L.（2000）. Filial therapy into the 21st century. *International Journal of Play Therapy*, 9（2）, 1-17.

Guerney, L.（2003）. Filial Play Therapy, In: Schaefer, C. E.（Eds.）. *Foundations of Play Therapy*. New Jersey: John Wiley & Sons. 串崎真志（監訳）（2011）．プレイセラピー14の基本アプローチ．創元社．

Helker, W. P., and Ray, D.C., (2009). Impact of Child Teacher Relationship Training on Teachers' and Aides' Use of Relationship-Building Skills and the Effects on Student Classroom Behavior, *International Journal of Play Therapy*, 18 (2), 70-83.

弘中正美（2003）. 遊戯療法. 大塚義孝他（監修）. 臨床心理面接技法 2. 誠信書房.

Hughes, D. A. (1997). *Facilitating developmental attachment: The road to emotional recovery and behavioral change in foster and adopted children*. Northvale, NJ: Jason Aronson.

Hughes, D. A. (2007). *Attachment-focused family therapy*. New York, NY: W.W. Norton.

Jang, M. (2000). Effectiveness of filial therapy for Korean parents. *International Journal of Play Therapy*, 9 (2), 39-55.

Kale, A.L., & Landreth, G. (1999). Filial therapy with parents of children experiencing learning difficulties. *International journal of Play Therapy*, 8 (2), 35-56.

厚生労働省（2012）平成 24 年児童虐待の定義と現状. http://www.mhlw.go.jp/seisakunitsuite/bunya/kodomo/kodomo_kosodate/dv/dl/about-01.pdf.

厚生労働省（2018）子ども家庭局家庭福祉課，平成 30 年 10 月里親制度資料集. https://www.mhlw.go.jp/file/05-Shingikai-11901000-Koyoukintoujidoukateikyoku-Soumuka/0000173888.pdf

Landreth, G. L. (1991). *Play Therapy: The Art of the relationship*. Bristol, PA: Accelerated Develeopment. 山中康裕（監訳）(2007). プレイセラピー――関係性の営み. 日本評論社.

Landreth, G. L. (2002). *Play Therapy: The Art of the relationship.* (*2nd ed.*). New York; Brunner-Routledge. 山中康裕（監訳）(2014). 新版プレイセラピー――関係性の営み. 日本評論社.

Landreth, G. L., & Bratton, S. C. (2005). *Child-Parent Relationship Therapy (CPRT): A 10-session filiatl therapy model*. New York, NY: Routledge. 小川裕美子・湯野貴子（監訳）(2015). 子どもと親の関係性セラピー. 日本評論社.

Lee, M., & Landreth, G. (2003). Filial therapy with immigrant Korean parents in the United States. *International journal of Play Therapy*, 12 (2), 67-85.

Lojkase, M., Muir, E., and Cohen, N. J. (2008) Watch, Wait, and Wonder: Infants as Agents of Change in a Play-Based Approach to Mother-Infant Psychotherapy. In: Schaefer, C. E. et al. (Eds.) *Play therapy for very young children*. New York: Jason Aronson.

Ludy-Dobson, C. R. and Perry, B. D. (2010). The Role of Healthy Relational Interactions in Buffering the Impact of Childhood Trauma. In: Gil, E. (eds.). *Working with Children to Heal Interpersonal Trauma*. New York, Guilford Press.

Marks, D.F., and Garza-Chaves, Y. (2017). Adoption counseling: Improving the parent-child bond. *Play therapy*, vol. 12, Issues 3, pp.18-22.

村瀬嘉代子（2003）. 統合的心理療法の考え方―心理療法の基礎となるもの. 金剛出版.

Ray, D., Bratton, S., Rhinet., & Jones, L. (2001). The effectiveness of play therapy: Responding to the critics. *International Journal of Play Therapy*, 10 (1), 85-108.

Rennie, R., & Landreth, G. (2000). Effects of filial therapy on parent and child behaviors. *International Journal of Play Therapy*, 9 (2), 19-37.

Ryan, S.D., and Madsen, M.D., 2007, Filial Family Play Therapy With an Adoptive Family: A responseto preadoptive child maltreatment. *International Journal of play therapy*, 16 (2), 112-132.

Schaefer, C. E. (1993). *The therapeutic powers of play*. Northvale, NJ: Aronson.

Schaefer, C. E. (Eds.). (2003). *Foundations of Play Therapy*. Hoboken, NJ.: John Wiley & Sons. 串崎真志（監訳）(2011). プレイセラピー 14 の基本アプローチ. 創元社.

Schaefer, C. E. and Drewes, A. D. (2013). *The therapeutic powers of play* (*2nd ed.*); *20 core agents of change*. New Jersey: John Wiley & Sons.

Sepulveda, C., Garza Y., Morrison, M.O. (2011). Child Teacher relationship training: A phenomenological study. *International Journal of Play Therapy*, 20 (1), 12-25.

Taylor, D.D., Purswell, K., Lindo, N., Jayne, K, and Fernando, D. (2011). The impact of child parent relationship therapy on child behavior and parent-child relationships: an examination of parental divorce, *International Journal of Play Therapy,* 20（3）, 124-137.

田中千穂子（2011）．プレイセラピーへの手引き．日本評論社．

Van Fleet, R., Ryan, S. D., & Smith, S. K.,（2005）. Filial Therapy: A critical review. In: Reddy, L. A., Files-Hall, T. M., & Schaefer, C. E.（Eds.）. *Empirically Based Play Interventions for children.* Washington, DC. : American Psychological Association.

Van Fleet, R.（2011a）. Filial Therapy; Strengthening Family Relationship With the Power of Play. In: Schaefer, C. E., *Foundations of Play Therapy*（*2nd ed.*）. New Jersey: John Wiley & Sons.

Van Fleet, R.（2011b）. Filial Therapy for Maltreated and Neglected children In: Drewes, A. et. al.,（eds.）. *Integrative Play Therapy,* New Jersey: John Wiley & Sons.

Weir, K. N.（2011）. Playing for Keeps: Integrating Family and Play Therapy to Treat Reactive Attachment Disorder. In Drewes, A. A., Bratton, S. C. and Schaefer, C. E.,（Eds.）. *Integrative Play Therapy.* NJ: John Wiley & Sons.

湯野貴子（2014）．プレイセラピー（遊戯療法）における親へのアプローチ：その重要性と可能性の考察．静岡大学心理臨床研究第，13, 45-54.

湯野貴子（2015）．親子関係介入における「遊び」の積極的活用：フィリアルプレイセラピーの意義と可能性．静岡大学心理臨床研究第，14, 27-37.

第10章

親の離婚と子どもの心理

松谷克彦

I　はじめに

本論のテーマは,「表現されえないもの」である。目の前で子どもが言っていることや態度など表現されたものの奥には表現されえなかったものがある。その表現されえないものをどのように理解してゆくかについて考えてゆく。つまり，現象についての横並びの知識ではなく，現象の奥に動くプロセスに対してどのようにアプローチするのかということである。

それらを踏まえた上でどのようなことが子どもの心の回復にとって必要なのか？ 何が回復を難しくさせているのか？ について筆者の考えを述べる。

II　親の離婚が子どもに与える影響

1．喪失体験からの回復

子どもにとって離婚は，家族の喪失である。喪失という意味では再婚も同様である。どちらもある時期を過ごした家族の形を失うことである。ただ，本論は離婚や再婚の是非を問うものではない。婚姻関係は大人同士の契約であり，それをどうするかは最終的には当事者同士の判断である。もちろん子どもも当事者として巻き込まれる。時に「あなたが二十歳になるまでは離婚を我慢したのよ」と語られたりもする。子どもが親に最も言ってほしくない科白のひとつである。そのような喪失をどう感じ，どう表現して，どのように周りに支えられて乗り越えていくのか，について考えてゆく。

人生においては何か大切なものを失うことはある。そのときは，まず「どうしてそうなったのだ！」と怒りが生じる。この怒りは周りに受け止めてもらえると徐々に治まってくる。そしてどうしようもないことを受け入れる用意ができてきて,失ったことへの悲しみが出せるようになる。その悲しみを周囲に支えられて癒されてゆくと未来に向かって再生してゆく。子どもの場合は，怒りや悲しみを受け止めて子どもを支えていく家族が機能しているかが重要となる。

離婚は，先に述べたように再婚も同様であるが，ひとつの家族を失う体験である。本来は，そのことへの怒りから始まり，周りの大人に受け止めて共感してもらうことにより悲しみ憂うつといった感情に至り，それも抱えてもらうことにより回復してゆく。ところが，憂うつになることへの恐れを持った子どもはそうはならない。妙にハイテンションになって多弁や多動だったり，不自然に元気だったりする。あるいは，怒りの感情のみが持続してあたり散らしてばかりの子どももいる。怒りが自分に向くと過度に自責的，すべて自分のせいではないかと思ってしまう。時にはまったくの無感覚になって喜怒哀楽という感情がすべて動かなくなるということもある。

このような子どもには，憂うつになることへの恐れがある。憂うつになると無気力になり悲観的になる。つまり自分の弱いところが露わになり，周りの知るところとなる。そうなってもきちんとケアされる安心感のある子どもは弱音が出せるが，ケアしてもらえないのではないかという恐れを持った子どもは辛さを出せない。特に見下されたと感じることで傷つきやすい子どもは，辛さを自覚することなく強がってしまう。

怒りは防衛に強く，悲しみは打たれ弱い感情である。怒りは，相手から受け入れられず「たかがそれくらいのことで腹が立つの？」と言われても「むかつくに決まっているでしょ！」とさらに怒って相手を攻撃することで弱った自分を防衛できる。これに比べて悲しみは，周りから理解されず「たかがそれぐらいのことで悲しいの？」と言われると傷つき，さらに悲しい気持ちになる。傷つきやすい感情を出せるということは傷つけられないという安心感がある場合であり，逆に周りを信頼できる安心感がないと悲しいという感情を出せなくなってしまう。その場合は怒りの感情のままに停滞して心の回復が遅れることになる。

2. 大人の葛藤に巻き込まれることと，喪失からの回復プロセスの困難さ

離別の場合，その前後は両親にも余裕はなく，また両親間のいろいろな葛藤に巻き込まれるため，喪失にまつわる子どもの情緒がケアされにくくなる。

離別を体験した子どもの多くは同居の親のパートナーになる。そうならざるを得ない。子どもとしては，今同居している親に捨てられたら天涯孤独になるので，一緒に生活している母親または父親を助けようとする。同居してない親とは意識下ではつながっているが，つながりたい気持ちはなかなか表現されない。そして同居の親の欲望を自らのものとする。それが行き過ぎると同居の親の病理を引き受けることになってしまい，喪失をめぐるケアどころか，自らの人生を生きられないということすら起こりうる。

離婚調停や訴訟の場では，子どもも当事者となりその後の両親の関係に巻き込まれる。親権・監護権・面会交渉権・養育費，などは交渉の材料にされることもある。「養育費を出してもらうなら面会はやむを得ない」というような交換条件である。時には，本当に子どもとの面会を望むというよりも係争を有利に進めるために面会交渉権を利用することすら行われる。面会では子どもの意向も問われ，子どもの言動がその可否を左右する場合もある。そのような力を持つことは，同時に責任をも背負わされることとなり，子どもにとっては幸せなことではない。大人の思惑に翻弄されて子どもの安心感は脅かされる。そのような状況では怒りや悲しみを表現して支えられて乗り越えるという喪失からの回復は難しくなる。

離婚によって，子どもにとって新しい環境がつくられるが，子どもはそこに適応していかなくてならない。この適応が子どもにとって無理がある場合，その無理を「ムリだよ」と言えない，または無理をしているとすら自覚できない場合，その状況に子どもが適応していることは果たして成長なのだろうか。実際には，適応しているように見えて，それが状況への服従になっていることもある。

3. 離婚に巻き込まれる子どもの心の揺れ

以下に提示する症例はいずれも架空のものである。

1）Aくん：父親を恐れる母親と一体化するしかない小２男子

父親から母親への暴言のために母親と一緒に家を出て離婚が成立し，その1カ月後にAくんが「夜が怖い」と訴えたために初診になった。母親は夫婦間で父親がいかに不適切な発言をしたかを書いた分厚い文章を最初にこちらに渡した。母親は父親と偶然にでも出会うことを恐れて，父親の仕事の休みの日は母親とAくんでホテルに籠っているとのことだった。母親はもともと不安の強い方で，さらに暴言の影響もあり，父親をひどく恐れていた。母親の不安はAくんとも共有されて，この母子にとって父親は実像以上に怖いものになっていた。

Aくんは，父親と突然別れることになり，父親に対するいろいろな気持ちがあった。怒りもあったが，楽しい思い出もあったので，父親を失ったということに対する悲しみもあるようだった。しかし母親の不安にのみ込まれて自分の感情に気づけなくなっていた。

面接場面では，母親が「この子もきっと父親が怖いのだと思います」と言い，その横でAくんは「お父さんが怖い」と小声で呟いて涙を見せる。そうすると，母親は横で大きくうなずく。まるで演劇のような現実感のない場面であった。

Aくんは「お父さんが怖い」と言っているが，この言葉に字面以外のいろいろな思いが入っていると思われた。たとえば，父親を求める気持ちを抱くことが怖い，父親を求める気持ちを母親に知られるのが怖い，母親に知られて叱責される，または捨てられるのが怖い，父親を求める気持ちが高まって，自分がどうにかなってしまうのではないかということが怖い，父親という言葉から誘発される母親の極端な行動が怖い，そういう表現しえないものをいろいろ抱えていると思われた。

もちろん，この状況で「君にはそういう気持ちもあるよね」と言っても，Aくんは母親の不安と一体化しているので，「そうです」とはならない。ただこの子の表現しているのはある一面であり，その裏に表現されえない気持ちがあるということを考えておく必要がある。

Aくんの父親に対する思慕の情を母親が許容できるのは，母親の内省が進んでからになる。その後，母方祖父も暴力的な父親であったこと，しかし母親は祖母よりもそのような祖父に対して実は親近感を感じていたことが明らかになっていくのである。

2）Bさん：DVで避難した母親に連れられて家を出た小４女子

DVで避難していて，離婚調停中で情緒不安定になった母親と小4の子どもであった。母親は自信がなくて情緒不安定で，一方の父親は頑固で譲れない性格であった。面会の日時を決めるたびに，母親が勧める日と父親の都合の良い日がかみ合わず，最後に希望を尋ねられてＢさんは困っていた。父親に合わせると母親を裏切るように思え，合わせないと父親を裏切ることになるので，どっちとも言えなくなっていた。子どもにとっては自分の発言の影響力が大きすぎた。両親の板挟みになってＢさんは自分の意見が言いにくくなっていたが，同時にこれは彼女の発言に操作可能性があるということにもなる。それを徐々に母親との関係で使うようになった。たとえば母親とのケンカしたときに，「私はお父さんに会いたいな～」と言い，母親を追い詰め，情緒不安定な母親はさらに不安定になってしまうのであった。

女性心理士が定期的なカウンセリングを行った。当初は父親や母親がともに理想的であるように語られていたが，少しずつ自分の家庭に起こったことの理不尽さを振り返るようになった。その後は，時に怒り時に泣きながらくやしさや辛さを訴えた。

3）Ｃくん：離婚が剥奪体験でもあった中１男子

Ｃクンの場合は，離婚が喪失と言うより剥奪として体験された。父親（継父）の財布から高額紙幣を抜き取ったという中１男子で，継父と母親は，罪悪感がまったくないと怒っていた。

母親は，Ｃくんを妊娠中に離婚して，実家で暮らしていた。Ｃくんが小学校１年のときに母親は再婚した。Ｃくんの回想では，東京に行きたい？ と言われて「うん」と言ったら引っ越し先に継父がいた。それから妹が生まれる。離婚，再婚があって，その後に子どもが生まれると，母と継父と，下の子どもの３人が一つのユニットになり，連れ子の上の子どもはどうしてもその中で疎外感を感じてしまう。

Ｃくんは，もともとの家族を失い，母方実家でやっと落ち着いたところで再婚によって母親と母方祖父母との４人の暮らしを失った。その後，妹が生まれて妹に母親を取られ，直後に祖父母が相次いで亡くなったことも重なって，Ｃくんは大切なものを奪われ尽した。盗みには，かつて世界によって奪われたものを世界から取り戻すという意味がある。Ｃくんは大切なものを奪われたのだから，周りにとって大切なものを奪い返さないとＣくんの心の収支は合わないのである。治療では，盗みの善悪を指導するのではなく，Ｃくんがかつて失ったものや失った時の怒りや悲しさに焦点を当てることになる。

Ⅲ　情緒発達と離別の関連

1．子どもの情緒発達と離別への反応

情緒発達のどの時期に離別を体験したかということも子どもの気持ちを理解するには重要である。発達段階により喪失への反応も異なってくる。

1）生後～３歳　気質から２者関係へ

赤ん坊は不安でいっぱいである。適切にケアされなければ生きていけない存在である。赤ん坊

の不安というのは，大人にとっては自らの生存や尊厳が脅かされるような不安に近い。たとえば自分がばらばらになるとか，奈落の底に落ちるとか，そういう不安を赤ん坊は持っている。

母性的な対象との安定した関係の中で，自分というものがまとまってきて，統合された自分として意識される。まとまった自分が，過去・現在・未来という時間の連続性を認識する。この過程で得られるのが基本的な安心感である。人生ではいろいろと困難なことが起こるが，それでも何とかなるだろうと思えるのが安心感である。それを持っているかはとても大切で，その後の人生にもかかわってくる。自信は達成したことにより得られるが，達成できないと自信は失われる。しかし安心感は達成できないときにでも生きることを支えてくれる。

この時期にネグレクトされた子どもは，発育が遅れることもある。子どもは，食べ物を与えられるだけではなく，言葉や，手を掛けられて，かかわってもらうことによって，3才までに爆発的に発達をする。

3歳までに子どもがやることは，食べること，溜めること，出すことである。これは人間が生理的に生きるために必要なことであるが，同時に対人関係のひな型でもある。食べるというのは知識や相手の気持ちを取り入れるということ，溜めるというのは取入れたものを抱えて吸収すること，出すというのは自分の中に生じた感情を出すということ。それらがスムーズにできることによって心も健やかになる。

3歳までに離別を体験すると，家族の変化は母親の情緒の揺れを通じて子どもに伝わる。母親は子どもにとっては空気のようなものであり，母親が揺らぐということは空気が揺らぐことであり，子どもは不安定な環境の中で生きていくことになる。言葉が生じる前の赤ん坊は母親の不安が直接的に皮膚感覚で伝わってくる。それは言葉以上に赤ん坊を脅かすものになる。

あまりにも不安定な中で生きた子どもは，安定が安心につながらなくなってしまう。通常，安定は安心につながる。しかし，不安定な中でずっと生きてきた子どもは不安定の方が当たり前になってしまい，安定が安心につながらず，逆に不安を引き起こす。すると，安定した対人関係をあえて壊すようなことをしてしまう。また，時間の連続性が持てないと断片化された時間の中で刹那的に生きることになる。その時々で感じることや表現することがまとまらずバラバラになっており，そのことへの問題意識も持てないことになる。

2）3歳～5歳　3者関係から集団

子どもの世界が，空間的，時間的，対人関係的に広がる時期である。その広がりにより生じる驚き，喜び，怒り，悲しみ，それらがうまく表現できて受け入れてもらえることが，子どもたちが素直に健やかに育っていくために大切となる。

3才から5才というのは幼稚園とか保育園に行っている時期である。外の世界では，親子関係，縦の関係だけではなくて，横の関係が入ってくる。同年代の関係であり，その中でいろいろな役割を経験する。同年代のテーマというのは競争と協調である。ライバルだけど仲間でもある。子ども向けの番組でそれぞれに得意技を持っている仲間と競いながらも一緒に戦うものがあるが，この年代の子どもが夢中になるのは当然であろう。

この母親から離れた外の世界にいるときも，最初に母親的な存在との間で得られた安心感が子どもの心の奥の方で支えになっているのかが試される。つまり，いざとなったら自分を受け止めてくれる母親的存在をどのぐらい信じることができるかということになる。安心感のある子どもは同年代関係でうまくいかなくなって不安になったときに周囲の大人や親を頼る。そして自分の大変さを共感してもらえることで不安を和らげることができる。

３歳から５歳までの間に家族の大きな変化を体験した子どもは，自分が外の世界で経験した大変さを周りに抱えてもらえないために子ども自身がさまざまな情緒を抱えることが難しくなる。人は，自分の器では抱えきれない情緒が生じた時にもうひとつ大きな器で抱えてもらうことにより徐々に自分の器も大きく成長してゆくからである。

また，外の世界に展開し始めたところで，基地である家族というものが揺らぐわけであるから，外に向かうことへの怖さ，つまり自立への恐れが生じる可能性がある。

3）６歳～８歳　大人への忠誠心

生後から８歳まで子どもは基本的に大人との関係で生きている。その中で特にこの６歳から８歳という時期は大人への忠誠心が一番高まる時期である。母親のこと，父親のこと，先生のことを子どもは切ないくらいに大切に想っている。他者の欲望を自ら欲する時期ともいえよう。親の気持ち，先生の気持を先取りして答えたりする。

この時期に親の離別や死別を体験した子どもは，それを自分のせいと思う。「僕がいい子じゃなかったからお父さんは出ていった」「僕がもっといい子だったらお母さんは病気にならなかった」など自分を責めることになる。

また，離別の場合は，同居の親に対する忠誠心が高まり，同居親のサポーターになる。時には不安定な母親を守るナイトになったりもする。母親と長男のやり取りが，年上の妻と若い夫とのやり取りのように見えることもある。

4）９歳～ 10 歳　同年代関係での絆

９歳から 10 歳は情緒発達の上で大事な年齢である。

ひとつは，言葉の基本構造が完成する時期であるということ。10 歳の時に話していた言葉が母国語といわれる。言葉の基本構造ができるということは価値観の原形ができるということでもある。思想ができるとも言える。この頃にできた価値観は良くも悪くもなかなか変わらない。終戦の年に 10 歳だった方々は，あの夏に極端な価値観の転倒を体験されたのだと思う。「今日から民主主義」と言われても戦前の思想から脱することはなかなか難しかったのではなかろうか？同じように 10 歳まで習得した倫理観や宗教的教えは，たとえ環境が変わって心の奥に染み付いたものになる。

この 10 歳を家作りに例えれば，基本的な構造が出来上がる棟上げ式にあたる。二分の一成人式というものが小学校で行われるが，人生の句読点として過去を振り返り未来を夢見る意義深い会だと思う。

もうひとつ，生まれてからずっと大人との関係が優位であるが，９歳～ 10 歳になって横の関係が初めて優位になる。幼稚園のときの友達関係とはまた違って，小学校３～４年のときの同性との親密な関係は特異的である。一生のうちのその時しかないというくらいに同性の親友に対して愛他的になる。怪我をした親友の痛みを思って泣きだしたり，いじめられる子をかばって「こいつをいじめるなら俺をいじめろ！」といじめる子の前に立ちはだかったりする。これほどまでに親友に想われる体験は，想われた子どもにとって一生の財産になる。親との関係で安心感を得られず自己評価が低い子どもでもこの時期に親友を持てると，安心感を取り戻すことができ他者との信頼関係を作ることができる。

9歳から10歳までの時期に離別が起こった場合，同年代で自分のことを分かってくれるという友達がいる子はそれが支えになる。親友は，自分が自分であることを保証してくれ，家族の葛藤に巻き込まれそうになる子どもに外の世界での居場所を提供してくれる。信頼できる関係があって初めて場所は居場所になる。

5）11歳以降　思春期以降

この年齢になると，子どもは自分の言語と価値観を持ち，大人と対等に話ができる。子どもなりに周囲の状況を理解でき，家族の葛藤も分かってくる。

母親が言いにくそうに離婚を告げると「分かっていたよ」「いつ言い出すのかと思っていたよ」と長男に言われて母親が驚くこともある。別居を迷う母親の背中を「お母さん，迷っているくらいなら出ちゃいなよ」「人生は1回きりだし」と娘が押すこともある。

もちろん，親の願望を欲しての発言の場合もあるので子どもの発言に奥の表現されえない思いを想像することが必要である。

2．家族の情緒発達

「家族」も個人と同じように，生まれて成長して死にゆくものである。結婚からひとつの家族が始まって，子どもの誕生，思春期，子どもの結婚（ここから下の世代の家族が始まる），親の退職，両親の死で終わる，これが家族の歴史である。家族の歴史の中で各人の立場が変わることもある。たとえば子どもが誕生した時，夫婦は両親になるが，この変化についていけない場合がある。配偶者を選ぶときには自分が持っていないものを持っている人を選びがちである。双方で補いあう関係とでも言えよう。しかし，父親と母親になったとたん，その違いが葛藤的になるのである。

たとえば，論理的な男性と情緒的に豊かな女性とのカップルの場合，夫婦としては相補い合ってうまくいく。しかしこれが父親と母親との関係になると，母親にとって父親は「気持ちの通じない人」となる。母親が帰宅した父親に今日一日赤ちゃんのお世話がどれだけ大変であったかを訴える。父親が「だったら明日からシッターさんでも入れる？」と返すとそこから夫婦げんかになる。母親としては今日一日を「大変だったね〜」「いつもありがとう」と労ってもらうだけで充分だったのであるが，父親は共感よりも対応に動いた。夫婦二人の時は，夫は気持ちの揺れやすい妻に適切な助言をしてその冷静な判断を妻は尊敬していた。しかし，子育ては子どもの情緒を抱えることであり，子どもの溢れるばかりの情緒を投げ込まれた母親が求めているのは助言ではなく，共感と労いであった。

子どもと親との関係には，親の源家族，親がどのように育ってきたかということがオーバーラップしてくる。母親と娘との関わりには母方祖母と母親の関係が反映される。娘を愛せないと言う母親を叱ることはたやすい。しかし，そこで母親自身がどのぐらい自分の母親から愛されていたかを考える必要である。母親が母方祖母に虐待されていたり，母方祖母はまったく母親のお世話にしていなかったりすることがある。時には曾祖母と祖母の関係にまで遡ることもある。その過去への思いを取り上げずに，お母さんは太陽のように子どもを愛しなさいと言われても，もともともらえてない愛情を子どもに注ぐのは難しい。

父親と息子の関係では，父方祖父に厳しく殴られて育った父親は，子どもへの関わりが極端になる。自分は殴られたから子どもに一切手を出さない。しかし，それが行き過ぎると必要なときに怒れない父親になってしまう。逆に自分もやられたから，これぐらい当然と言って殴ってしまうこともある。このように，子どもとの関係には自分の親との関係がどうしても関わってくる。

夫婦というのは鏡のような関係で，表面的には異なっているように見えても底の方で通じ合う何かを感じたもの同士が一緒になる。子どもの相談をするとき，たとえば自分の家族は健康だけど，夫の家族がいかに病んでいるかということを話す母親がいる。（その逆もある）しかし，本当は鏡なのだろうと思う。どちらかの家族のみが病んでいるということはない。

家族にはその家族の特異的な物語があり，各人はその物語からなかなか自由になれない。たとえば，父親が代々アルコール依存になっている家族がある。そこに育った娘は当然ながら自分の夫にはアル中になってほしくないと思い，そうなりそうにない男性を選ぶ。しかし後々その夫がアルコール依存症になったりする。それは不思議な現象ではなく，そうなるべくしてなる「男はみなダメ夫になる」という無意識的な物語を家族は生きているからである。ここでも表現されえないものが動いていることになる。

3．離別を体験した子どもの理解

先に述べたように，離別を体験した子どもの多くは同居の親のパートナーになる。その状況に何らかの行き詰まりが生じると，子どもは症状や問題行動を起こす。それは最終的に子どもと家族が自由になっていくためのきっかけでもある。

以下，架空のケースをもとに，主訴から子どもと家族の表現されえないものへアプローチについて提示していきたい。

1）Dさん：母親のお世話役を引き受けて解離の中でしか反抗できない小５女子

Dさんは，衝動行為と解離，たとえばベランダから飛び降りようとして後で覚えていない，学校から帰るときに行方不明になるが覚えていないということで受診になった。

成育歴では，両親はDさんが小１のときに別居した。二人姉妹で７歳上の姉は父親に引き取られ，Dさんは情緒不安定で怒りが身体化しやすい母親と同居になった。

Dさんは初診時にまず筆者にプレゼントを渡した。こちらの機嫌を取るふるまいのようでもあり，医師と関わる怖さ（これは自身の心と関わる怖さでもある）をプレゼントで紛らわせようとしているようでもあり，また彼女にとって大人は頼る対象というよりも与える対象と認識されているようでもあった。

両親別居となり情緒不安定な母親のケアをせざるを得なかったことは明らかだったので，そこでの子どもの気持ちを聞くべく母親とDさんと別々に話をしようと提案したが，「お母さんと一緒がいい」と断固言い張った。これは母親の願望でもあった。母親はDさんを頼りにしており，一方で自身が不安定であることも自覚しているのでDさんが自分を裏切ることを常に恐れている。Dさんは母親が自分の裏切りを恐れていることを分かっているので，母親が言う前に「お母さんさんと別々は嫌です」と言う。母親の願望を先取りして子どもは言っていることになる。仕方ないので同席で話を聞くことになった。

妊娠中から母親は寝たきり状態で，出産後も寝ていることが多く幼稚園はほとんど行くことができなかった。一方で母親は神経質で，自宅では生活面の細かいことまでDさんに厳しく指示をしていた。それに対してDさんが不満を言うと母親は不調になる。Dさんは不満を感じても母親に何も言えなくなり，それがいつしか不満を感じることすらなくなってしまった。

母方祖母との関係について問うと，母親は母方祖母を頼ることはできないと言った。母方祖母は旧家の出身で非常に厳しく，母親は高校生までは優等生として我慢して生きてきたが，当時は我慢していると自覚はなかった。母方祖母は頑固な祖父との関係に疲れており，母親の成績表を見ることが唯一の楽しみであった。母親も祖母を喜ばせたいと思い頑張っていた。しかし，上京してしばらく経ってから高校までの生活が実は窮屈だったと感じるようになり，それ以来ほとんど連絡も取っていなかった。結婚も事後報告だった。また，母親はもともと優等生でお世話されるよりお世話する側として生きてきたのでなかなか他人に助けを求めることができなかった。

父親は，論理的で情緒に流されない人だった。しっかりしているように見えて実は不安定で安心感に乏しい母親から見ると揺るぎない頼りがいのある男性のように見えた。この父親もDさんの出産までは実家を頼れない母親を支えようとしたが，Dさんが1歳のときに事業を立ち上げてからはほとんど家に帰らなくなってしまった。その後，別居となり姉を引き取った。姉は思春期に入っており，すぐに身体症状を起こす母親に対して批判的だったので，その姉だけを父親は引き取ってDさんは残した。

Dさんは母親を支えなければという忠誠心が高まり，家では母親のお世話をした。学校でも勉強で頑張って友達関係も快活でみんなに好かれる子どもになった。これは成長や適応というよりも状況への服従と言えよう。ここでもうひとつ理解できることは，娘が母親のケアをするという物語が二代にわたって続いていることである。母親も母方祖母の期待に応え，先生の期待に応えて，優等生であることで母方祖母を支えていた。

5年生になって第2次性徴が始まってから思春期らしい攻撃的な衝動とか性的な衝動が高まってきた。それはDさんの対人関係のあり様には収まらないものであった。ただ，Dさんは怒りを感じてはいけないし，出すこともできないでいたので，ベランダから飛び降りようとする行為があっても自分では覚えてないということになった。衝動はDさんにとって都合の悪いこと，Dさんにとっても母親にとってもあってはならないことであった。したがって，解離した中で表現されることになった。

家族の状況により子どもが自由に情緒表現することが難しくなっているので，治療は子どもよりも母親中心となった。母親の治療では，母方祖母への怒りや成績がよくても自分を肯定できなかった辛さが表現された。数年を経て，子どもはようやく気持ちを母親に向けられるようになった。

2）Ｅくん：母親の見捨てられる不安を投げ込まれた小学校１年生の男子

Ｅくんは衝動のコントロール不良ということで初診になった。

母親はＥくんが２歳で離別して小１で再婚した。その後Ｅくんは継父に懐かず激しいけんかの日々が続いた。学校でも落ち着かなく教室を飛び出すことも多く，クラスメートがケガするほどのケンカもしていた。養護教諭やスクールカウンセラーと話して懐きそうになっても，しんみりと話ができるようになってくるとその後はパタッと来なくなり，自分から関係を壊すように見えた。

その後，衝動のコントロールがさらに悪くなったので受診となった。初診のときに言葉ではうまく説明しにくそうだったので，母親に説明してもらっている間，絵を描いてもらった。画用紙一面に殺人とかギロチンとか，破壊衝動にまつわる場面を取りつかれたように描いていた。自分の抱えている破壊衝動にＥくん自身が圧倒されているようだった。

両親の結婚から振り返ると，母方祖父母にひどく反対された結婚で，父親も無職だったため妊娠中から母親は強い不安を抱えていた。妊娠が分かったときに「この命は殺せない」と思った。ここで「この命を守らねば」という言葉ではなく「この命を殺せない」という言葉で表現されるところに母親の持っている激しい衝動とこの言葉とは反対の表現されえない思いが込められていた。

母親は妹に比べて自分は愛されていないと思っており，自己評価が低かった。誰かに愛されたいという気持ちが強かったので，思春期から年上の男性との恋愛関係を繰り返していた。しかし，自己評価が低いため恋愛関係がある程度続くと捨てられるのではという不安が生じ，その不安に耐えられず，捨てられる前に関係を切るという形で自分の方から一方的に別れることを繰り返していた。見捨てられる不安が常にあり，相手に対して執拗に攻撃をして，本当はそれでも見捨てられないということを望みながらも結果的に関係を破壊していた。このことがその後のＥくんとの関係に反映されていた。Ｅくんが自らの意に沿わない言動をとると，Ｅくんが怯えるほど怒り，直後には愛していると泣きながら抱きしめることが繰り返されていた。

そのうち，Ｅくんが母親や周りの大人を挑発するように変わってきた。周りを怒らせて，周りが怒り，怒りをぶつけられる，そのことがＥくんにとっての発散になっていた。逆説的ではあるが，長年怒られることで大人との緊張感が和らぐという体験をしてきた子どもは，怒られることが怒りの発散になる。親と自分との間で緊張感が生じると，ひどく怒られ叩かれることでその緊張感が解消され，すると親は優しい親に戻る。このような体験を繰り返した子どもは，相手との関係で緊張感が起こると，自分が怒りを出すのではなくて，相手を怒らせるように仕向けて，相手から怒られることが怒りの発散になるという自虐的な発散の形を取るようになってしまう。

その後，継父と母親はＥくんのことで激しいけんかを繰り返し別居となり，Ｅくんは母親とのけんかを繰り返しながらも，母親と継父の間で生まれた妹の世話をしている。

男性セラピストとの心理療法では，部屋やセラピストが壊れそうになるほどの激しい怒りが数年にわたって続いた。

3）Ｆくん：母親の操作性に翻弄される小３男子

小学校１年生の時に両親は離婚した。その後，それまでは可愛がっていた妹に理不尽なことを突き付けて暴力的になったということで受診となった。母親自身も常に何かに怒っているが，自分が怒るというよりも周りの人の怒りをあおってケンカさせるという操作的な面が見られた。

母方祖母は母親が小３のときに離婚しており，その祖母は母親の兄ばかり大事にして，母親はないがしろにされたと感じていた。母親は寂しい思いをしたが，自分は悪い子なのだから仕方ないからと納得しようとしていた。実は，祖母も曾祖母にないがしろにされたという思いのある方だった。

父親は，二人兄弟の第１子長男で父方祖母に溺愛された。その父親の愛される自信のようなものに母親は惹かれて結婚した。父親は知的には高かったが，溺愛されて育ったので褒められないと不安になりやすく，母親の怒りを抱える力は弱く，追い詰められると暴力的になった。したがって，母親に追い詰められるままに長男のＦくんを徹底的に責め続けた。その長男への理不尽な暴力が原因で離婚になった。母親は自らの言動により父親が子どもを責めることになったという自覚はまったくなかった。

母親はＦくんに構ってほしくて小言を言いつつ，彼をいら立たせていた。母親とＦくんと同席で面接をすると，母親がＦくんに構う姿はまるでつれない彼氏に甘える彼女のような雰囲気だった。そこに妹が入ると母親は途端に妹にべたべたして，Ｆくんの羨望を刺激していた。

母親は自身についての問題意識がまったくなかったため，Ｆくんと定期的に面接を続けた。数年を要したが，Ｆくんは言語に優れており徐々に母親と自分との間で起こっていることを理解できるようになった。

Ⅳ　まとめ

離別をめぐって子どもと家族の表現されえないものへのアプローチについて述べてきた。

環境が不安定であると子どもは表現することをやめてしまう。だからといって怒りや悲しみがなくなったわけではなく，それらは症状や問題行動という形で表現される。

表現されたものへの対応の前にその奥にある表現されえないものを想像して理解して受け止めること，それができると大人が大人として機能しているということになる。精神科医療を含め，離婚をめぐる問題に携わる専門家は，言葉にならない子どものこころの声に耳を傾け続ける必要がある。

＜付記＞
本論は，「親の紛争が子どもの発達に与える影響―離婚，面会事件における留意点―」（LIBRA 2014年1月号）を加筆修正したものである。

第３部

こころの成長を支える環境へのアプローチ

第11章

スクールカウンセリングにおける精神科医療との「つなぎ」の役割

——思春期の治療を教育の場でどう支えるか——

井本早織

I　はじめに

現代の10代の子どもたちを取り巻く社会は，常に目まぐるしく情報が飛び交い，いわゆる暇や隙間の時間を持ちにくい世界となっている。思春期の心身の変化に伴う心の揺れは，しばしば「嵐のような」と表現されるが，その嵐はこれまでにない多様なストレスが存在する世界の中で起こる。思春期の子どもを育てる親もまた，社会の急速な変化に翻弄されながら「中年期危機」と呼ばれる人生の心理的な節目の季節を迎えるため，子どもにとってのベースである家庭環境は揺らぎやすい。それゆえ，「依存」と「自立」の間で揺らぐ子どもたちの心の葛藤は，彼らの社会生活の場である学校で表現されることもある。見方を換えるならば，学校という環境は彼らの心の不調に気付くことができる場所であり，彼らがサポートを受ける場所になり得るのである。

子どもの心の健康には「教育・訓練」と「癒し・休息」とのバランスが重要であり，学校には前者，精神科医療には後者に主眼を置いた役割がある（本田, 2016）。筆者はこれまで，中学・高校のスクールカウンセラーや大学の学生相談のカウンセラーとして教育機関に勤める傍ら，精神科診療所における心理療法に携わってきたが，子どもの心の援助には教育と医療の双方が欠かせないことを実感している。現代の子どもたちにとって，健康を保ちながら教育を受けるためには，ときに医療のサポートが必要であり，安心して治療を受けながら生活を送るためには学校におけるサポートも必要である。しかし，カリキュラムに沿って集団に一斉指導を行う「学校の文化」と，個別性に応じて対応する「医療の文化」との間では，文化の違いによりコミュニケーションの「ずれ」が生じやすく，その違いについての「洞察」を持った連携が必要不可欠である（本田, 2016）。両者の文化を理解し翻訳するような「洞察」を持った連携においては，スクールカウンセラーが重要な役割を担っている。

スクールカウンセラー（以下，SCと示す）は，子ども，保護者，教職員，学校全体，関係機関などを通じてさまざまな角度から子どもを支えるという，心理臨床の中ではいわばコーディネーターのような職種である。学校現場において個別の配慮をどのように行うかを考え，教職員や関係機関との連携・協働のもとに支援を遂行し，家庭へのサポートも行いながら子どもの学校生活を支えるなど，その職務は多岐にわたる。

学校内の支援だけでは十分でなく，治療が必要だとSCが判断した場合には，学外の精神科医療機関への紹介を行う。SCの導入が始まった頃からその業務の一つとして，生徒に精神疾患が疑われる場合や，心身症状がある場合，思春期危機の課題を抱えている場合には，医療機関に紹介し連携を取ることが重要視されてきた（一丸, 2001）。SCの活動に関する研究調査では，SCの学外連携先の中で第一位が「医療機関」との報告もある（千原, 2010）。加えて，生徒に精神科医療機関での診断・治療が必要と思われる場合，受診することはその生徒にとってどのようなメリットがあるか，治療が学校生活の適応につながるか，診断をもとにどのような支援計画が立てられるべきかなどのケースワーク的な見立ても必要であり，継続的な支援のあり方が課題となっている（上野, 2013; 元永, 2016）。

しかしながら，治療を必要とする生徒へのSCによる紹介のプロセスのあり方については，あまり多く議論されてきていない。海外の研究においても，SCの精神科医療への紹介は倫理的に定められている業務であるにもかかわらず，リファーのプロセスに関する研究の不足や紹介後のフォローアップ支援が少ないことが指摘されている（Lemberger, et al., 2010）。日本においてSCと精神科との連携に関する検討が少ないのは，学校と医療機関の両方における時間的制約と連携のための人材不足が背景にあるとも言われている（森，2012）。すべての学校と医療機関が定期的にカンファレンスを持つことができたら理想的だが，そのような時間を持つことは不可能に近い。

SCの常勤配置に向けた動きがある今，改めて心理臨床の基本である心の理解と援助を基盤としたカウンセリング，校内チームの支援，そして関係機関への紹介・連携が望まれている（福田, 2016）。子どもの心の問題の早期発見と支援において，専門的な見立てに基づく精神科医療への紹介は今後さらに重要な位置を占めてゆくだろう。これは，SCが単に医療機関を紹介するということだけではなく，どのようにつなぐか，治療を受けながら学校生活を送る生徒をいかにサポートするかという長期的な支援プロセスを指している。

そこで本稿では，治療を必要とする思春期の生徒への支援をめぐって，SCがどのように精神科医療とのつなぎ役を担うかについてこれまでの文献と筆者の経験をもとに述べたい。第一に，精神科医療に紹介するタイミングとプロセスについて，本人や関係者へのかかわりに焦点を当てながら考察する。第二に，医療を紹介したらそれで終わりにならないよう，通院しながら学校に通う生徒をいかに支えるかを検討する。そして第三に，心理療法と学校でのカウンセリングとの違いを踏まえて，SCの枠組みと役割のあり方，学外の心理療法が必要とされる場合について考える。

Ⅱ　精神科医療機関へつなぐタイミングとプロセス

10代は自分らしさを探す時期であり，その道のりで不安や葛藤を抱えることが多く，また心身の不調がいわゆる「疾患」なのかどうかがわかりにくい時期でもある。とはいえ，「思春期だからでしょう」と，見過ごすことはできない。アメリカのボストンでは，成人の精神疾患の罹患患者のうち50％は14歳までに，75％は24歳までの間に初発していたとの報告がある（Kessler, et al., 2005）。日本の学校保健の中でも，子どもの心の問題は広く取り上げられるようになってきている。「学校メンタルヘルスハンドブック」（日本学校メンタルヘルス学会, 2017）には，思春期は思春期心性に由来する精神疾患，成人の精神疾患の初期症状，発達障害における二次障害症状などが発生しやすい時期であり，学校は子どもの精神疾患の早期発見・早期介入に大きな役割を担っていることが詳細に記されている。思春期には疾患名や診断がはっきりしない場合も多いが，昨今では精神疾患が若年発症の傾向にあるとも言われており，学校での子どもの様子がいつもと違うことへの気づきと適切な対応が早めに施されることによって，予後の安定につながる（黒沢ら, 2013）。

一方，日本の社会における精神科医療に対するスティグマは，軽減されてきてはいるものの未だ根強く残っている。全国的な調査研究によると，1年間に精神障害を経験した成人のうち約70%は未受診者で，そのうち25%は「心の問題で専門家を受診しない」と回答している（川上, 2016）。その背景には，精神科への抵抗感や情報不足などが関係していると推測される。

学校と家庭との協調がないまま医療に紹介することは，当事者の支援に対する不信を招きかねない。学校が医療機関につなぐための支援を行うことは，生徒と保護者にとって医療を効果的に受けるための環境を整えることでもある。そのことを踏まえて，以下にいくつかの場合に応じた医療へのつなぎ方を検討する。

1. 緊急性のある場合

生徒の心身の状態において，希死念慮が強い場合や，自傷行為がエスカレートしている場合，他者へ危害を加える可能性がある場合，幻聴・幻視・妄想などの陽性症状が疑われる場合などには，基本的に一刻も早い受診を勧める必要がある。

このように緊急性が高いにもかかわらず，学校でチーム体制を整えたり家庭との連携を強化したりするのに十分な時間をかけることが難しい場合もあるが，できる限り迅速に校内の関係者で生徒の状態を共有し，家庭との協力関係の構築を目指すことが大切である。関係者会議では，医療機関への紹介の検討と同時に，これまでの学校での本人や家庭とのかかわりを振り返り，誰がどのような役割を担うか，また今後の情報共有の方法などのポイントを押さえておく。

この過程でよくSCや教職員を悩ませるのは，本人が「親に言わないでほしい」と訴える場面である。状態の緊急性が高いほど頑なさが強いこともあり，かかわる者は保護者に伝えることについて葛藤することもある。このような訴えは，親が何らかのストレスを抱えていて子どもが親に負担をかけたくないと思うケースや，親が子どもの心の不調を受け止めきれないケース，親が過度に攻撃的，または自責的になりやすいケースなどに多い。背景にある事情はさまざまだが，そこには家庭が抱えてきた何かしらの課題が潜んでいる。

とはいえ，こうした状況にある親が子どもを支える機能を果たしていないと決めつけてしまうのはいささか性急である。思春期の子どもの成長過程には，依存と自立をめぐる複雑なテーマが流れているからこそ，本当は親に求めている気持ちを教職員に対して表現しているともいえる。親も子どもをどうサポートしたら良いかわからずに困っているため，このような事態に陥っている場合も少なくない。必要なのは，学校で見られる現状を客観的に伝え，家庭と学校がタッグを組んで子どもをサポートしていくための土台を作ることである。

自殺の危険性がある場合などの緊急時には，本人の同意がないままに情報開示を求められ，止むを得ずそうすることは倫理的にも認められている。しかしながら，できる限り本人の同意の上で親に伝える方がよい。自殺を考える子どもは自己効力感が低下した状態にあり，「自分にはこの困難や苦痛をどうすることもできない」という無力感に苛まれている。こうした状況の中で本人の意向を無視して周囲の判断だけで支援を進めると，ますます無力感を強めてしまう可能性があるからである（松本，2014）。また松本（2009）は，自傷行為について親に伝えるときに子どもが恐れるのは，親の過剰な反応と過小な反応だと述べている。過剰な反応とは子どもへの激しい叱責や親自身への強い自責であり，過小な反応とは「関心を引こうとして誰かの真似をしているのでしょう」といった淡々とした冷静な態度である（松本，2009）。本人の同意を得ることは，自殺念慮や自傷行為以外の子どもの危機的な心理状態を親に伝える場合においても，配慮されるべき課題である。

したがって，緊急性のある支援では，SCが親に対してどう説明しようと思っているかをまず生徒本人に伝え，保護者との面接の流れを一緒に考えながら同意を得るようにする。それは単に同意を得るためでなく，そのやりとりの過程で生徒自身が尊重され，自分の思いや意見が事態の打開に必要だと実感できること，また周囲の人の理解を得ることが自身の回復に影響すると感じられることが大切である。SCからの連絡が親の負担になるのを心配している場合は，教職員の誰からどのように親に伝えるのがベストかを本人の意見を元に一緒に検討するのもよいだろう。さらには，後から親の反応を見て「親に何を伝えたのか？」と，大人への不信感が生じることもあるので，できるだけ親子同席で話す場面を作りたい。

保護者と話すポイントとしては，次のようなことが挙げられる。

- 「親も戸惑うことが当然である」と，親のショックを受け止めながら，「これは問題行動の禁止のための話し合いではない」ことを伝える。
- 叱咤激励をすることや，親自身のせいだと責めることは本人の負担になってしまい，他方「たいしたことではないから大丈夫」などの言葉がけは本人が話した勇気を否定してしまうなど，親の過剰な反応と過小な反応を防ぐための対応の指針を示す。これらによって，子どもが帰宅後ある程度の守りの中で過ごすための後押しになる。
- 「本人が抱え込まずに辛さを表現できるようになることの大切さ」を話の軸にする。
- 親がどのような反応を示すか，親の思いに耳を傾け，その気持ちに寄り添う。今後も協力してゆくことをきちんと伝える。

医療機関の情報を伝える際には，通いやすさや状態に適した思春期専門の精神科を紹介する。15歳までを対象とした児童精神科や，高校生以上を対象とした医療機関などもあるので，ホームページやパンフレットなどを一緒に見て予約の方法などを確認することで，受診までの流れを把握できる。筆者は，子どもが高校生だとしても，必ず初回は保護者が付き添うように勧めている。また，入院の可能性を見据えた場合は，初めから病床のある医療機関を紹介するが，その場合は可能であればかかりつけ医か学校医に紹介状を書いてもらうように手配する。継続的な外来通院を視野に入れているならば，通いやすい距離の診療所がよいだろう。

子どもの心身不調の緊急度が高いにもかかわらず，保護者が恥や自責の念を抱きやすく，特に医療への抵抗感が強い場合，受診を勧められることを「わが子は学校に迷惑をかけている。学校に来られると困るというメッセージではないか」などと捉えてしまうこともある。その後の支援を見据えながら次の面接を初診後の日程で設定し，「それまでに心配なことがあれば連絡してほしい」と伝え，継続して支援する姿勢を示すのが大切である。

このような緊急性のある状況をSCから保護者に説明する場合は，関係する教職員と何をどのように共有するかについても話し合い，学校生活の中でのサポート体制を整えていく必要がある。たとえば，「教科の先生と保健室の先生に『心身の不調があるので通院しています。調子の悪いときは保健室で休養するかもしれません』と伝えましょうか」といった提案をし，本人の安心する伝え方で教職員と共有する。無理をせず休息を取りながら学校で過ごせるように，教員間での支援のあり方を調整することでサポートしやすい。

教員が保護者に伝える役割を担う場合にも，上記の留意点を踏まえた面談ができるように事前にSCと教員が話し合い，受診への抵抗感が強いときにはSCにつないでもらうようにする。翌日は，生徒に帰宅後の家庭の様子を聞く配慮も必要である。また，危機対応は心理的負担が大きいため，SCが教員の気持ちをフォローする時間を持つとよい。

心の脆弱性や複雑な背景を抱える子どもは，とかく自分の問題に対する自発的な訴えが少ない。しかし，危機状態は彼らの必死な「発信」や「表現」でもある。緊急事態の裏にある本人のわずかな意思をキャッチし，それを細やかに言葉にして確認と共有を行いながら迅速に動くことが重要であろう。

2. 受診までのウォーミングアップが必要な場合

緊急性のある場合を除いて，思春期は心身症状などがあっても受診を勧めるタイミングの判断が難しい。その症状は成人と比べてはっきりとしないものも多く，周りが心配していても本人にそこまでの困り感がなかったり，あるいは本人が困っていても家族の理解が追いついていなかったりする。また，子どもが受診を希望していても親が受診に抵抗を示すこともあり，子どもは親の不安を感じ取り，病院へ行くべきか否か混乱してしまう。学校で生徒について慎重に話し合って受診を勧める判断をしたにもかかわらず，医療機関で治療にうまく乗れずに中断してしまうケースもある。さらに，家族が「学校は何もしてくれない」「学校は厄介払いをしているのでは」と捉えて，不信感を持ってしまうこともある。こういうときには，教職員の側にも「医療につなぐ判断が間違っていたのではないか」「病院の対応がよくなかったのではないか」と，落胆や不信の感情が起こりやすい。SCとしては，早期の受診を促すことと並行して，本人と家族の不安に寄り添い，その隙間を埋めるかかわりが必要なのである。筆者はこのかかわりを「受診までのウォーミングアップ」と捉えている。以下，このことについてより詳細に考察してみたい。

まず，医療機関紹介を念頭に置きながらも，学校内の環境調整や支援によってどの程度の改善が見込まれるかを査定しなければならない。直近のストレスになっている物事の調整（部活動や課外活動での負担軽減，対人関係の調整など）や，対応（席の配置，教員の理解を得ること，不調時の退出・保健室利用など）を検討する。環境調整を行うためには，医療機関における診断と見立て（学習支援機器の使用，運動や行事参加の可否など）が必要になることもある。これと並行して，本人や家族に対して受診への動機づけを促すような面接や，心理教育的な支援，医療についての情報提供，学校内での支援体制の整備を同時進行する。そのプロセスの中で，本人の症状についての把握や，家族や教職員の理解と協力関係の構築が進むことが望ましい。

さらに，本人や保護者の抵抗感の軽減のためには，医療機関で何が行われるのか，受診するとどのようなメリットがあるかを伝え，安心して受診できるようになるまでの過程を支援することもSCの役割である。医療機関で行われることについての説明では，一般的な情報に加えて，個別の生徒の見立てに基づく治療に関する予測（数回にわたる検査やアセスメント，薬が処方される可能性，心理療法など）を共有し，それに対する疑問や不安を聞く。

受診することのメリットとしては，一般的には以下のようなことが挙げられる。

- 適切な見立てに基づいた過ごし方により，比較的早めの情緒の安定が図られる。
- 状態が不安定なことによる，勉強や学校生活がままならないことへの不安や，対人関係上のトラブルなど，二次的なストレスが軽減できる。
- 本人の自己理解が進み，さらに周囲の理解を得やすくなり，長期的に見て良好な状態へとつながる。

親子共に「無理をしても頑張り続けなければならない」と過度な焦燥感に駆り立てられている場合，医療機関で納得のいく説明を受けることで「今は休養が必要な時だ」と受け止めやすくなり，焦りによる自己否定的な感情を和らげることができるだろう。

受診の決意が固まったら，SCが紹介状を作成する。紹介状はA4一枚程度にまとめ，本人はいつ頃からどのように困っていて，学校はどう見ており，家庭ではこんな心配があるという３点を簡潔に記載し，受診の目的を明記することが重要である。生育歴や家族歴は医師が必要に応じて聞くので，SCからは学校での様子を伝えることに重点を置く（上野・鈴村, 2013）。医療機関からの紹介状と違い，学校では紹介後も支援を継続するため，「学校での対応についてご教示頂きたい」などの連携を希望する一文を添えるとよい。

紹介状を作成したら，本人と保護者に目を通してもらう。面接場面で読んでもらうことによって，当事者による訂正もできる。紹介状を読んだ生徒は，「こうして文字にしてみると，自分はこんなに大変だったんだな」という感想を述べることが多く，改めて自分自身を振り返る機会にもなることが伺える。また，保護者に読んでもらうことで，子どもの状態の伝え方や受診の目的を再確認することができる。紹介後は，予約できたかどうかを確認し，初診までの間に時間があればその間のフォローも行うようにする。

このように，「受診までのウォーミングアップ」の作業を丁寧に行うことで，本人も家族も学校がサポーターであることを感じられ，医療機関でのケアも学校における支援も受け止めやすくなるであろう。

3. 保護者を医療機関につなぐ必要がある場合

学校の相談室では，保護者面接の中で医療機関への紹介を考えることがある。その一つは，親と教職員からの情報や学校生活場面の観察により，急激な体重減少や妄想状態などが疑われるにもかかわらず，子どもが受診に拒否的なときである。先に述べたように，子どもの意思がまったくない状態で病院に連れて行くことは，それ自体が本人の自己効力感を弱めてしまう恐れがある。保護者主導で受診する場合でも，なるべく本人の目線から見た，自覚している悩みや苦痛（「見知らぬ人に悪口を言われるのが辛い」「太るのが怖い」など）を主訴として受診することが望ましい。子どもが受診を拒否して動かない場合は，本人の受診を前提に保護者のみの相談が可能な精神科を紹介するのもよい。親が医療機関に安心感を持つと，それが子どもにも伝わり，言葉以上に説得力を持つことがある。

保護者を医療機関に紹介するもう一つの状況は，面接の中で親自身の抱える心の問題が明らかになってきた場合である。スクールカウンセリングにおける親の相談は，動機づけが曖昧なままにスタートして継続していることがあり，親自身も何を求めて来室しているかを明確に意識していないこともある。子どもに関する不安，学校への不満や何らかの対応を求めているなど，子どもが大変な時ほどさまざまな要素が重なり合って混在している。したがって，SC は保護者と共に問題を整理することから始め，見立ての微調整を行いながら次回来室の目的を具体化することが大切である。その中で徐々に子どもの問題と自分の思いを客観視し，問題が整理されてくると，親自身の心の課題が浮き彫りになることがある。

子どもの不調をきっかけに親が自分自身の心に向き合うことは，家庭全体の変化や成長につながり，間接的に子どもの回復の助けとなる。SC や教職員のサポートを得て親に心の変化が生まれ，「親として私はなんとかやれているじゃないか。子どもは今やっと苦しみを表現できているのだ」と気づき，自らの自信を回復することもある。しかし，たとえば親自身の生い立ちに家庭内の過度の厳しさや暴力などのトラウマ体験がある場合，同様のサポートを得ても「自分が責められているようで辛い」「子どもへの怒りが増す」といった訴えが続くことがあり，親としての機能は低下したままになってしまうこともある。SC による面接は保護者として話す場であるため，親自身の苦しみが大きい場合には，自分自身の抱えてきた問題に不十分な構造の中で直面することになり，余計に苦しむことになりかねない。そのような場合は，外部の専門的なサポートを増やす提案をするのがよいだろう。

保護者の紹介先としては，精神科や心理療法が考えられるが，自分自身に向き合うことと親としての機能を回復することを同時に行う必要があるなら，家族のみの相談が可能な児童思春期専門の医療機関などでの心理療法を勧めるのも選択肢の一つである。実際に，筆者が児童精神科で親への心理療法を行うなかで，SC への相談歴がある親は治療が進みやすいと感じる。親自身が，心理療法で心の課題と向き合うのには痛みを伴うこともあるが，「子どもの問題を解決するためにSCからここに紹介されて来たけれど，今は子どものおかげで，私がここに来られたのだと思う」と語られることがある。SC への相談が土台となり，心理療法が意義深いものとして継続できたといえる。

Ⅲ　治療中のケースへのフォローアップ支援

生徒が医療機関へつながった後は，治療を受けながら学校に通う間のサポートも大切である。むしろ，この期間の方が長いのではないだろうか。受診までのプロセスが重要であることはすでに述べたが，受診がゴールでないことは言うまでもない。子どもにとっても親にとっても，通院は不安や苦痛を伴うものであり，その道のりに寄り添う人が必要になる。

学校からの紹介状を持って医療機関を受診した生徒については，たいてい情報提供に対する返事が来る。その結果をもとに，学校と家庭でどのような支援ができるかを本人や保護者，教職員と共に考える（上野・鈴村, 2013)。紹介後の「フォローアップ支援」の始まりである。発達に偏りのある生徒には，医療機関からの情報をもとに特性に応じた学習場面での合理的配慮（板書を補う機器やノイズキャンセリングイヤホンの使用，資料の拡大印刷，集団への口頭指示連絡の文字化など)，スケジュール管理や友人関係の構築の援助などを，本人，保護者，教職員と共に検討しながら行う。

一方，精神疾患に関しては，SC は医療に紹介したら治療の妨げにならないよう今までとは違った形で「見守る」対応がなされることも多い。２人の専門家に会っていると本人が混乱してしまうことが起こり得るからである。ただし，「見守る」としても，どう見守るかが大事であり，継続的に状況を見ながら進めていくことになる。

1.「療学援助」の概念とスクールカウンセリング

ここで，大学の学生相談の領域における「療学援助」という概念を考えてみたい。学生相談における学生支援は，教示助言・危機介入・教育啓発・心理治療・療学援助の５つに分類されている。なかでも「療学援助」は，精神疾患を抱える学生の学生生活と療養を両立させるために，症状の再発や悪化を回避し，再発・悪化したときは速やかに治療につなぎ，進級・卒業・就職といった具体的な就学上の達成課題を目的とした支援とされている（下山ら, 1991)。これは，精神科医療機関で治療を受けながら大学へ通う学生に対して，どう自分の症状や特性と折り合いをつけながら学生生活を送るか，という生活全般への支援を指している。すなわち，スケジューリングや対人関係についての具体的な支援をしたり，試験や課題への臨み方について教職員と連携したり，時には医療と連携を取りながら修学と進路において寄り添っていくようなサポートである。この「療学援助」の概念は，中学・高校のスクールカウンセリングにおけるフォローアップ支援にも通ずるものがある。

医療機関につながり治療が始まっても，すぐに効果が出て落ち着くわけではない。精神科医療には，大きく分けて薬物療法や環境調整を主とする治療と，対話による心理療法があるが，どの治療方法も時間を要するものであり，ときにはどのように休みを取るかということも大切である。薬物療法では，薬の効果が出るまで時間を要するものや，自分に合う薬がわかるまで時間がかかることもある。さらに，心理療法においては，集中して対話を行うことによってこれまで見えていなかった心の中の葛藤や苦しみが表出し，一時的に辛さが増すことも少なくない。それまでは社会生活においてなんとか健常に保っていた部分を，治療に入ると装わなくてもよくなることにより，「治療的退行」というものが引き起こされるからである（乾, 2009)。家族や周囲の人たちにとっても，身体の治療であれば治療継続のためのサポートの負担を問題なく担えるとしても，心の治療の場合はその辛さも治療の効果もわかりにくいため，サポートが困難に感じられることがある。

それゆえ学校では，実際の治療は医療機関に委ねながら，生徒が治療で得たアドバイスや気づきを日常生活にどう生かすか，また日常に起きていることのなかで何を治療の場で伝えたらよいかを考えるために，双方を翻訳するような支援が必要である。もっとも，SC がすべての生徒に対して同じように個別面接でフォローしていくのは，難しい場合もあるだろう。そのようなときはケースによって，担任や養護教諭など誰がキーパーソンになるかを見立て，その役割を担う教職員へコンサルテーションを行うことや，保護者が子どもの通院を支える役割を担うための助言やサポートを月 1 回程度行うこともフォローアップ支援となる。

2. 医療への不満にどう対応するか

フォローアップ面接の中では，自然な流れのなかで受診の状況について聞く。すると，しばしば生徒や保護者が医療機関や主治医への不満（診察時間の短さ，主治医の言葉や態度に対する反応など）を訴えることがある。生徒の期待や症状と医療機関の治療方針が合わないということも確かに起こり得るが，心の治療はスムーズに進むとは限らないものである。本人または保護者から医療機関への不満を聞くとき，見立てに応じた主治医の対応の意図を推測すると同時に，本人が主治医の言葉をどう捉えているのか，慎重な聞き取りと見極めが必要になる。主治医に対する不満の背後にどのような気持ちがあるのかを想像しながら確認していくと，そこに本人の抱える心の課題や苦しみが浮き彫りになってくることがある。

発達に偏りのあるケースにとっては，主治医の言葉の前後の文脈を捉えることが難しく，特定のフレーズだけが引っかかってしまうこともある。また，抑うつ症状が強く否定的に捉えやすいケースは，主治医に責められているのではないかと被害的になっているかもしれない。摂食障害など治療意欲が低いケースでは，子どもが受診したがらないことを保護者が「子どもが主治医の対応を嫌がって行きたがらない」と理由づけしていることもある。本人や家族が主治医の言葉に対して感じたことを共感しつつ中立的に聞きながらも，主治医の対応と患者の受け止め方のギャップを一緒に検討することは，事態打開への一歩となる。

たとえば，ある生徒が「主治医との診察時間は短く，あまり話ができない」と不満を訴えたとしよう。SC がさらに丁寧に聞いていくと，その背後にいつも大人に気を遣って適応的に振る舞う本人の傾向から，診察時に本人があまり話せていないことが推察されることがある。この見立てを本人に確認すると，「Dr. が忙しくて大変そうなので，最近は眠れているとか，食欲もあるとかしか話さなくなってきた」ということがわかる。そこで SC は，「Dr. はあなたの寝食だけでなく心の状態について聞きたいだろうから，『本来はもっと話したいが，先生が忙しそうだと思うと話せなくなる』と，伝えてみてはどうか」と助言し，具体的に話したいことや疑問，不安などを伝えられるように一緒に整理したり，紙に書き出す手助けをするなど，次回の受診への橋渡しをすることもある。

このようにフォローアップ面接の中では，見立てをもって治療に対する心の揺れを取り扱いながら，生徒の自我をサポートする。本人が治療の場でより主体的に動けるように支援することで，受診に臨む本人の心構えが変わってくるだろう。また，このようなプロセスが，より深い自己理解と成長につながるであろう。

3. 継続的な医療との連携

治療中の生徒や保護者から，「学校を休んだ方がいいのか」「保健室登校をした方がいいのか」など，具体的な生活の指針をSCや学校側に求められたときはどうするべきか。行事に参加できるか，修学旅行に行ってもよいかなどの指導上の判断が困難なときは，主治医と情報を交換する必要がある（一丸, 2001）。運動の許可など医師の所見を文書で希望する場合は，それを必要とする旨の文書を本人に持たせて情報提供を依頼するとよい。その際には，学校でどんな活動において何が心配されるかを具体的に伝えることが大切である。

このほかに, たとえば躁状態が疑われる生徒が「よくなったから受診の必要はない」と話すケースのように，状態の悪化が懸念される場合など，医療機関に状況を伝えると同時に学校側として本人への対応について助言がほしいことがある。医療との連携方法は，教職員が来院して主治医と話し合う場合や，電話や書面でのやりとりを持つ場合など，医療機関によってやり方はさまざまであるが，どの場合にも，事前に情報共有について本人と保護者に了解を得るようにする。例として,「眠れていないのに元気すぎる状態が続いているようなので，Dr. と相談してみたい」と，伝えてから主治医と連携を取る。

このような連携においても，学校と医療のコミュニケーションが円滑に進むためには，日常で起こっていることと治療で起こっていることとの間にSCによる翻訳作業が重要となる。本人の気持ちを大事にしながら医療機関との連携を積み重ねることが, 学校生活と治療との継続的な「つなぎ」のサポートになると言えよう。

Ⅳ　スクールカウンセリングと心理療法　～その役割と枠組み～

1. SCとセラピストとの違いとは

ときに，学校でのカウンセリングより外部機関の心理療法が適しているケースもある。では，その判断の基準として，心理療法を行うセラピストとSCの違いをどのように考えればよいだろうか。

セラピストとSCの違いを一言であらわすならば，セラピストはクライアント（相談者）に寄り添う人であり，SCは学校というコミュニティの中での拠り所だといえる。SCは学校の機能の一部であり，学校の中での支えとしての視点を失ってはならない。

前章の医療に対する不満への対応の中で, 見立てに基づいた自我のサポートについて述べたが, これは学校臨床の成長促進的側面であり，心理療法とスタンスが少し違うところでもある。心理療法では，本人の思考や感情，対人関係のあり方を見つめ，なぜいつもそのパターンになってしまうのかなど，自己理解と変容を目指す。もちろん，心理療法にも成長促進的な側面はあるし，SCにも自己理解と変容を促す役割はあるが，より現実的な対応が多く含まれるのがSCの働きだろう。このような違いから，心理療法はより「深い」治療的かかわりであり，SCは治療的なかかわりはしないという議論もある。

そもそも心理臨床における「浅い」とか「深い」かかわりとはなんだろうか。成田（2012）は，心理療法の「深さ」についての著書の中で，一般的に「深い」心理療法は探索的で心のより隠された部分を扱い，「浅い」心理療法は現実適応についての相談や不安の軽減を目指すものであると概説しながら，治療者が患者の生き方について「深い理解」に立った上で「浅い」心理療法に留めるとしても，その「浅い」治療はきわめて「深い」心理療法といえるのではないか，という趣旨のことを述べている。「浅い」心理療法は，その人の生育歴に深く立ち入ることなく，問題や症状の改善を目指すものだが，そのかかわりが「深い理解」に基づいたものであれば，もはや「浅い」かかわりではないということである（成田, 2012）。同様に，SCは治療者ではなくとも，そのかかわりが治療的に働くことが多い。生徒との雑談や，教職員との廊下での立ち話の中にも，専門的視点からの推察や見立て，介入が自然と含まれている。「深い理解」のもとに，生徒の成長や教員の生徒対応に生かせるような言葉が伝えられるならば，心理療法とは異なる機能を果たすとしても，そこには心理療法的エッセンスが含蓄されているといえる。

2. スクールカウンセリングの枠組みと心理療法へのリファー

スクールカウンセリングの構造は子どもたちの日常生活のなかにあるので，外部機関の心理療法よりも柔軟である。磯鍋（2009）は，学校現場における相談の構造が心理療法と異なる点について，「日常性」「柔軟な援助構造」「重層的なかかわり」を挙げている。心理療法の構造は，カウンセラーとクライアントが「何曜日の何時にいつもと同じ部屋で会う」と取り決めて，相談関係はクライアントの日常とは別個のものとして存在する。その枠組みが守りとして働き，心の中にあることを安心して話すことができる。学校の相談室の構造は，扉の外に一歩出れば生徒の日常生活の場であり，生徒たちの生活音や騒ぐ声の中で相談が行われる。行事などで予定が変わることも多く，それに応じて相談の日時も変動する。生活場面で生徒とカウンセラーとが顔を合わせることによる二重の関係も生じやすい（磯鍋, 2009）。日常の中での相談活動では，生活の動きに応じた臨機応変な対応が求められる。

では，単に心理療法では堅い構造を，学校では柔軟な構造を，それぞれ作ればよいかというと，そう単純ではない。岡野（2008）は，構造とは「すでに出来上がった土俵」ではなく，「治療者と患者が作り上げるもの」であり，「お互いの関係を反映しながら揺れつつ修正されていくもの」と論じている。枠は「守り」として「患者の心の揺れや治療関係の揺れを包み込み支える空間になる」一方で，「遊び」を持った柔軟な枠が「患者の心に内在化され」，徐々に患者が自分自身でもその「守り」と柔軟さを持ちながら，心の揺れを抱えてゆけるようになる働きを持っている（岡野, 2008）。つまり，そもそも治療の構造とは常に揺れながら作られるものであり，それによって変容と成長が促進されるのである。

学校では，さまざまな生徒が相談室を利用する。比較的健康度の高い生徒は，時間や場所，頻度がオンデマンドの枠組みについて，かえって「助かった」という感想を持つことがある。それは，健康度の高さゆえに必要に応じて人の助けを求めたり，話したいことを伝えたり，相談時間の変更や「待つ」ということができるからである。しかし，心の状態が不安定な生徒にとっては，場所や時間が変わることはストレスとなり，話すことへの不安や次の機会を待つ葛藤を抱えることの困難が起こりやすい。

学校で行っている援助の構造が，生徒とSC自身とにどのように作用しているのかを内省する姿勢がSCには必要となる（磯鍋, 2004）。この視点を持つことによって，学校内の枠組みで対応できるケースか, より治療的な枠組みの心理療法が適切かどうかの判断も可能になる。例として，元気そうに見える生徒でも，何らかのオンデマンドな相談をきっかけにかえって不安定な言動が増えてしまうことがある。学校でできる範囲でのしっかりとした時間や場所の枠組みを提示することで安定する場合もあるが，学校では毎週同じ時間がその生徒のために「守られる」ということは難しく，ドアを開けると日常に戻るような範囲での面接には限界がある。育ちの中で同じ場所で同じ人に頼って安心するという体験が少なかった生徒は，相談をきっかけに学校で葛藤を抱えていることができなくなり，いつでも対応してくれる可能性のある教員に過度に依存的になってしまうのである。構造の理解を踏まえた見立てを行わないまま漫然と対応し続けることで，不安定な状態に陥った生徒を抱え込まざるを得なくなった教職員の間で徒労感が強まり，教職員の関係に亀裂が生まれてしまうこともある。このような場合，枠組みがより守られる心理療法が適切である。

一方において，学校ではチームでの支援が必要となる。心の脆弱性を抱える子どもや，安定した愛着関係を持つことができなかった子どもは，健全な依存関係を築くことが難しく，大人が助け合って子どもを支えるような体験をしていないことも多い。だからこそ，教職員が協力して問題に向き合うグループとしてのロールモデルになることが大切である。昨今では「チーム学校」という概念が浸透し，SCも学校チームの一員として動くことが重視されている（石隈ら, 2005; 水野, 2014）。SC導入初期に外部性を強調してきたのとは対照的に，多様な専門スタッフが学校組織の一員として参画し，その専門性をいかに発揮するかが問われている（西井, 2016）。難しいケースの対応では，特にこのチーム支援が重要である。

しかし，チーム支援では専門性がより有効活用されやすくなる一方で，SCの外部性を重視していた頃よりも学校内部の力動に巻き込まれやすくなる危険性もある。学校にはさまざまな課題が存在するため, 教職員の集団が協働して子どもたちの成長を支えるという同じ目的に向かって，いつも手を結べているとは限らない。手を結べない状況とは，問題をめぐり教員の集団が対立したり，その問題を否認し回避したりすることである（闘争・逃避グループ）。また，一人のリーダー的存在に頼り対等な話し合いが生まれず，極端な決断をする方向に進むこともある（依存的グループ）。あるいは，「SCと問題を抱える生徒や保護者との面接が何か解決策をもたらしてくれるのではないか」，「担任と学年主任の二人に任せておけばなんとかなるだろう」，などと救済願望を抱き，協力して考えることから身を引いているかもしれない（つがいグループ）。このように，手を結び協働して考えること（ワークグループ）が困難な集団の状況は，学校では常に起こり得るだろう（Bion, 1961; Salzberger-Wittenberg, et al., 1983）。そこで，協働して考えることが難しくなっている集団にSC自身が飲み込まれていないだろうか？ と，いったん立ち止まって何が起きているのかに目を向けなければならない。教員の意見を真摯に受け止めながらも，学校全体で起きているグループ力動を見立て，客観的に問題を把握しながら組織にかかわる試みが必要である（吉沢, 2019）。客観的な視点を失うことなく一員として働くためには，まずSC自身の学校における相談活動の構造もその力動の一部であることを知る必要がある。

SCは学校全体の支援者としてかかわることが重要視されているが，その理由はここで述べてきたように心理臨床の基本から発展していることを忘れてはならないだろう。生徒を心理療法につなぐ判断には，相談の枠組みを吟味し，集団を理解する力が重要なのである。

V　おわりに

思春期の子どもたちの心の不調は，現代社会の中で生きる難しさを反映している。情報過多の環境下で心にゆとりを持つことはとても難しい。子どもたちは，オンライン上のつながりによって友人関係を育む楽しさを知っている一方で，信頼して他者とつながることへの不安も持っている。年々ストレスは複雑化しており，心身の不調を抱える子どもたちも少なくない。学校現場と医療機関との両方で彼らの心の健康を支える必要性は，今後ますます増してゆくことが予想され，SCが両者のつなぎ役を担う意味は大きい。

学校で子どもの心身の状態に緊急性が見られる場合には，迅速に受診を勧める必要があると同時に，本人が自己効力感を失わないように保護者や教職員と協力して支援する。また，医療機関を紹介する際は，本人と保護者の受診に対する不安に寄り添い，状態の理解促進や医療で行われることの予測の共有などを通して「受診までのウォーミングアップ」を行う。保護者を医療機関へつなぐことも間接的な子どもへの支援であるが，その際には保護者の主訴や問題の整理を行いながら，親としての機能の回復がひとつのキーポイントとなる。

紹介した後は，治療を受けながら学校に通う生徒を継続的に見守る「フォローアップ支援」が必要である。SCは治療と生活場面で起こっていることをどのようにつなげるかを考え，生徒が主体性を持って治療を継続しながら学校生活を送れるように支えていく。

学校外の心理療法による治療の必要性を考えるとき，必ずしも「浅い」かかわりの学校カウンセリングより「深い」かかわりが必要だから心理療法が適切というわけではない。SCのかかわりは心理療法と重なる部分がありながら異なる機能を果たすものであり，それは臨床的知見に基づいた働きである。相談の枠組みや教職員チームの状況を客観的に見つめて支援することで，外部での心理療法が適しているかどうかが見えてくるだろう。

治療と教育をつないでいく支援は，子どもや周囲の人たちに根気よく寄り添っていくことを通して他者に助けを求める力を育み，子どもと支援者，そして支援者間の関係を支えるものなのである。

＜付記＞
本稿執筆にあたり，幅広い観点からご助言をいただきました（元）国際基督教大学，東京カウンセリングセンターの苫米地憲昭先生に，深く感謝いたします。

文　献

Bion, W.（1961）. *Experiences in groups and other papers.* London: Tavistock. ハフシ・メッド（監訳）黒崎優美・小畑千晴・田村早紀（訳）(2016). 集団の経験――ビオンの精神分析的集団論. 金剛出版.

千原美重子（2010). 学校臨床心理士の発達支援に関する研究――活動内容，連携，緊急支援についての分析. 奈良大学紀要，37, 127-136.

福田憲明(2016). これからの展開:チェンジエージェントとしてのスクールカウンセラー. 子どもの心と学校臨床, 15, 33-42.
本田秀夫（2016). 学校と精神科医療の連携のあり方. 精神科治療学, 31（5), 607-612.
一丸藤太郎（2001). スクールカウンセラーと医療機関との連携. 臨床心理学, 1（2), 166-170.
乾吉佑（2009). 思春期・青年期の精神分析的アプローチ——出会いと心理臨床. 遠見書房.
石隈利紀・山口豊一・田村節子（2005). チーム援助で子どもとのかかわりが変わる——学校心理学にもとづく実践事例集. ほんの森出版.
磯邉聡（2004).「治療構造論」と学校臨床. 千葉大学教育学部研究紀要, 52, 141-147.
磯邉聡（2009). 日常性に根ざした学校臨床——スクールカウンセリングにおけるサイコリトリートとしての自由開放の試み. 千葉大学教育学部研究紀要, 57, 43-51.
川上憲人（2016). 精神疾患の有病率に関する大規模疫学調査研究：世界精神保健日本調査セカンド. 厚生労働省厚生労働科学研究費補助金総合研究報告書.
Kessler, R.C., Berglund, P., Demler, O., Jin R., Merikangas, K.R, & Walters, E.E.（2005）. Lifetime prevalence and age-of-onset distributions of DSM-IV disorders in the National Comorbidity Survey Replication. *Arch Gen Psychiatry*, 62（6), 593-602.
黒沢幸子・森俊夫・元永拓郎（2013). 明解！スクールカウンセリング——読んですっきり理解編. 金子書房.
Lemberger, M.E., Wachter-Morris, C.A., Clemens, E.V., & Smith, A.L.（2010）. A qualitative investigation of the referral process from school counselors to mental health providers. *Journal of School Counseling*, 8（32), 1-32.
松本俊彦（2009). 自傷行為の理解と援助——「故意に自分の健康を害する」若者たち. 日本評論者.
松本俊彦（2014). 自傷・自殺する子どもたち（子どものこころの発達を知るシリーズ 1). 合同出版.
水野治久（2014). 子どもと教師のための「チーム援助」の進め方. 金子書房.
森孝弘(2012). 学校臨床で見られる精神疾患. 本間友巳(編著). 学校臨床——子どもをめぐる課題への視座と対応. 金子書房, pp.113-124.
元永拓郎（2016). スクールカウンセリングと精神科医療. 精神科治療学, 31（5), 625-630.
成田義弘（2012). 精神療法の深さ——成田義弘セレクション. 金剛出版.
日本学校メンタルヘルス学会（編）(2017). 学校メンタルヘルスハンドブック. 大修館書店.
西井克泰（2016).「チーム学校」とスクールカウンセラー. 子どもの心と学校臨床, 15, 8-15.
岡野憲一郎（2008). 治療的柔構造——心理療法の諸理論と実践との架け橋. 岩崎学術出版社.
Salzberger-Wittenberg, W., Williams, G., & Osborne, E.（1983）. *The emotional experience of learning and teaching*. London: Routledge. 平井正三, 鈴木誠, 鵜飼奈津子（訳）(2008). 学校現場に生かす精神分析—学ぶことと教えることの情緒的体験. 岩崎学術出版社.
下山晴彦・峰松修・保坂亨・松原達哉・林昭仁・齋藤憲司（1991). 学生相談における心理臨床モデルの研究——学生相談の活動分類を媒介として. 心理臨床学研究, 9（1), 55-69.
上野綾子（2013). リソースを見つけて活用しよう——保護者や関係機関との連携. 村瀬嘉代子（監修). 学校が求めるスクールカウンセラー——アセスメントとコンサルテーションを中心に. 遠見書房, 146-153.
上野綾子・鈴村眞理（2013). 情報提供書の書き方. 村瀬嘉代子（監修). 学校が求めるスクールカウンセラー——アセスメントとコンサルテーションを中心に. 遠見書房, 162-164.
吉沢伸一（2019). 理論別心理学の応用①精神分析的アプローチ. 菅野純（監修). 菅野恵・藤井靖（編著). スクールカウンセリングの「困った」を解決するヒント 48. 大修館書店, 12-15.

第12章

子どもとその家族を支える有機的な器としての協働関係

――教育相談室から見た臨床心理的地域援助を通して――

亀居美紀

Ⅰ　はじめに

人は環境の中で生きており，またその環境を構成する一員として互いに影響し合いながら暮らしている。

人の発達とそれに関わる環境との関係は，さまざまな領域において常に中心問題として扱われてきた。心理臨床の領域でも，個人への心理的援助だけではなく，その個人を取り巻く家族，組織や社会システム，さらには支援・治療チームを対象とした援助のあり方やその効果についても取り扱われるようになってきている。

児童虐待を含め，子どもと家族を取り巻く地域生活課題が多様化・複雑化する中，それまで主に児童相談所が司ってきた児童家庭相談が居住地域の業務として位置づけられるようになり，わが国の地域子育て支援は重要性を増してきている。今後，地域において，医療・教育・福祉各分野の多職種が「連携」「協働」して，包括的できめ細やかな支援をしていく体制作りが求められる。

本稿では，この協働体制を，単に「役割」というピースを寄せ集めただけの形式的なつながりではなく，情緒を持った者同士が相互に結びつき，影響し合いながら発達していくものという意味で「有機的な器」と概念化し，そのあり方について論じてみたい。

Ⅱ　子どもの育ちを支える器

1．器を構成する人々

子どもは「家族」や「所属する組織」「地域社会」などさまざまな人との関わりの中で育ち，またその多様さを必要としている。それぞれの機能は重複するものもあるが，互いの特性で補い合い，ひとつの器となって子どもの成長を支えている。その中でも家族の果たす役割は大きく，援助者はその器が持っている機能を十分に発揮できることを常に心がけ関わる必要がある。

子どもやその家族を支える器を構成している機関は，「教育関係（幼稚園・小学校・中学校・高校・

大学・教育相談所)」,「福祉関係(保健福祉センター・子ども家庭支援センター・保育所・児童館・児童相談所・福祉センター等)」,「地域関係(民生委員・児童委員など)」,「医療関係(病院・クリニック)」,「司法関係(警察の少年センター・弁護士等)」等があげられる。これらの機関がお互いの特性を理解し合い,役割分担しながら,家族とともに子どもの育ちを支えていくことが求められる。

2.　協働の一風景

地域で活動する心理臨床家の多くは,個人心理療法の提供だけではなく,クライエントやクライエントを取り巻く環境が持つさまざまなニーズへの対応も同時に求められる。

公的な相談機関の場合,クライエントにとっても紹介者にとっても,より身近で敷居の低い相談先であるせいか,周囲から勧められるまま利用する人も少なくない。そのような場合,クライエントの来談動機が曖昧であったり,相談に来ること自体複雑な思いを抱えていることさえある。そしてその思いは,後の支援過程にも影響を及ぼすことになりかねないため,申込みの時点で「誰にとっての主訴なのか?」「主訴とクライエントはどのような位置関係にあるのか?」と思いをはせるところから協働関係が始まるといえる。

本稿では,筆者が経験した教育相談所での事例を通して,子どもを支援する際に必要な協働関係や心理臨床家の役割について考えてみたい。なお事例に関しては,匿名性を配慮するため,事例過程の本質を損なわない範囲で,複数事例から構成・改編している。

1)教育相談所の位置づけ

市や区など地域の教育委員会か設置する相談機関で,18歳までの子どもとその保護者の相談を受け付けている。相談員は心理士または教員経験者で構成されており,必要に応じて,継続的な面接やプレイセラピー,心理検査などを行っている(中にはスクールカウンセラーを兼務している地域もある)。相談内容によっては,医療機関や療育機関,児童相談所などを紹介することもある。クライエントの自発的な来談もあるが,「学校」「子ども家庭支援センター」「保健福祉センター」などからの勧めで来談することも多い。

2)相談のはじまり

小学2年男子Aの母親から「学校での問題行動」を主訴に,来談の申し込みが入った。この来談は,担任から「みんなと一緒に行動できない。指導しようとすると暴れて手がつけられなくなる。(発達的に)何かあるかもしれないので,専門家と相談してきてほしい」と強く勧められたことがきっかけとなっていた。このような内容の申込みは,学校の個人面談後に持ち込まれることが多く,この時も「今後学校との連携が必要になってくるケースだな……」と思いながら母親の話を聞いていた。

母親から申し込みがあった数時間後に,Aの小学校の副校長から教育相談室に連絡が入り,「母親の話はどうだったか? 相談はいつ始まるのか? 病院は勧めてくれるのか?」と矢継ぎ早に質問され,学校側の行き詰まり感や焦りが強く感じられた。〈申し込みを受けたばかりで,相談開始は，早くても２週間後の開始になると思う〉と伝えると，大きなため息とともに“いかに学校が苦慮しているか”が切々と語られた。学校側は，「学習を取り組む姿勢がまったくできていないこと」，「周りの働きかけに対して反抗的で学校対応の範疇を超えていること」，「母親も非協力で先のことを何も考えていないこと」等を心配しており，やっとつながった教育相談でどうにかしてほしいと考えているようだった。そこには「母親を説得してＡに服薬させてほしい」，「特別支援学級の利用も母親と検討してほしい」という二択しかなく，それだけ学校が限界状態にあると思われた。

後日面接に訪れた母親はすごく疲れた様子で，「学校から毎日のように電話が入り疲れている」，「家でのＡに困ることはほとんどなく，ただ『先生の言うことを聞いて，嫌なことがあっても手を出さないで』と言い聞かせる以外，どう対応したらいいのか分からない」と困惑していた。実際，Ａの生育歴からも発達的な特徴を示すようなエピソードは出てこず（母親が思い出せない点もいくつかあった），「かかりつけの小児科医からも『Ａはごく普通の子』と言われた」とのことだった。また，「前まではそうでもなかったのに，今年になってからいろいろと指摘されるようになった」「担任はベテランの先生だが，Ａのようなタイプの子とは合わないのかもしれない」とも語られ，母親は担任に対して複雑な思いをもっているようだった。ただ，「正直Ａのことがよく分からない（理解したい）」「学校にもＡのことを理解してほしい」，「Ａも言いたいことがあると思うので，Ａ本人の話を聞いてもらいたい」と母子での継続相談を希望された。まずは，学校での行動観察と心理検査を実施後，今後の方針を話し合うことにした。

3）家族背景

会社を経営する父親には別宅があり，普段はパートの母親と２歳下の弟とＡの３人で生活していた。母親は真面目ではあるが，複数のことを同時に行うのが苦手で，家事や育児をめぐる両親の喧嘩が絶えなかった。また，弟は知的にもボーダー域の自閉スペクトラム症と診断されており，家庭での母親の時間と関心の大半は弟に注ぎ込まれているようであった。母親の実家は隣県にあったが，家族との折り合いが悪く，Ａの出産以降は疎遠になっていた。

以前，父親から子どもたちに対する暴力の疑いがあり，一時期子ども家庭支援センターと関わっていたが，その後父親との接触が減ったこともあり，「見守り扱い」になっていた。その時，母親に「父親との関係も含めた子どもの相談」を勧めたようだが，今回の来談までどこにもつながることはなかった。

4）学校での授業観察・担任とのコンサルテーション

小学校は中規模クラスの学校。授業観察当日，副校長に救世主でも見るかのような目で出迎えられた筆者は，どこか居心地の悪さを感じながら教室へと向かった。学級担任は，今年で定年退職を迎えるベテラン女性教師。これまでは高学年を持つことが多かったが，校長からの熱い要請で，昨年度大変だった学級の立て直し役に抜擢された。筆者の訪問に気づいた担任は，「いつものＡ君をお見せできるといいのですが……」と言いながら教室に案内してくれた。

子どもたちは，突然の訪問者に一瞬ざわついたが，すぐにピンとした空気が流れた。「昨年度は学級崩壊に近い状況だった」と聞いていたが，現在は統制が取れている印象を受けた。ただ，担任は低学年に対して言葉での指示が多く，指示後すぐに動ける児童は2/3ほどであった。自発的にヘルプを出せる子には個別対応されていたが，それ以外の児童は周りの動きを参考にしたり，何となくその時間をやり過ごしていた。その中で，ただジッと担任を見つめているAの姿が筆者の目を引いたが，Aの視線は他の誰にもキャッチされることはなかった。次第にAの目から表情がなくなり，離席して他児に話しかけ始めた。その行動を周りの子に注意されたAは，注意した子に消しゴムを投げつけてしまい怒られるという結果になった。

観察後にAの一連の動きを担任と共有すると，今回の状況はまだましな方らしく，ひどい時には暴れ出し，クールダウンのために連れて行かれた職員室でもしばらくは物を投げ続けるとのことだった。担任はAの視線には気づいていたが，「（反抗的に）睨んでいる」と受け取られていた。著者はAの視線の流れを説明し，〈Aの視線が敵意ではなく，Aなりのヘルプサインなのかもしれない〉とコメントした。

5）検査実施・結果のフィードバック（兼ミニケース会議）

母親と学校両方から「Aの特徴が知りたい」との要望があり，WISC-Ⅳを実施。Aには「集中の続きにくさや情報整理の苦手さは見られる」ものの，「全体的には平均域の発達をしている」ことが分かった。その結果に，母親は安堵の表情を見せたが，検査結果をもとに「特別支援学級利用の提案」をしようと考えていた学校側は見るからに困惑していた。学校から不安や葛藤を取り除いてくれると期待されていた筆者は，「救世主」から一気に「招かれざる使者」へと変わった。その落胆を感じながらも，検査結果や行動観察の様子から言えるAの特徴と対応案を提示し，「これからみんなでAをどう支援していくか？」全体の共通理解を図ろうと試みた。しばらくはその場を沈黙が占拠していたが，「どれぐらいのことができるか分からないが，工夫してみようと思う」と担任が口火を切った。同席していた管理職も「担任がそう言うのなら……われわれも考えてみよう」という反応に変わった。

会議後，口火を切ってくれた担任に思いを聞いてみたところ，「前回筆者からAの視線について話された直後は，本当にヘルプのサインなのか半信半疑だったが，後日Aの視線に応じてみたところ，今までこの子はこんな頼りない目をしていたのか……と気づき，Aのことをもう少し理解してみようと思えるようになった」と返ってきた。それを機に，学校（主に担任）とは定期的に情報交換をすることとなった。

6）教育相談所での面接経過

子どものプレイセラピー

初めて相談に連れて来られたAは，警戒した表情で辺りをキョロキョロ見渡していた。母から十分な説明を受けないまま連れて来られたようで，「今日はお勉強するの？」と筆者に聞いてきた。Aに来談の主旨を説明し，プレイルームに案内すると，Aは「わぁーすごい！」とやや大げさにも見える反応を示した。その後室内の遊具を使い，「自分がいかにいろいろなことがこなせるか」をアピールして見せた。次に興味を示した箱庭では，人形を入れた檻を砂で埋める動作を繰り返した。ここで遊べることにはホッとしたが，依然「特別な場所に連れて来られた」という不安を消し去ることはできず，その気持ちをAなりに静めようとしていた。

プレイセラピー開始から2カ月ほど過ぎた頃のセッションで，Aは檻に見立てたパーテーションの中に筆者を閉じ込め，その外でAと男の子（人形）は楽しそうに食事を囲んでいるという遊びを始める。家庭内での母と弟の関係から疎外されていると感じているAの姿が浮かび，その痛みを筆者の言葉としてつぶやいてみたが，Aには無視され続けた。そして，筆者が試しに檻を出てみようとすると，Aの表情が一変し，「怪獣になるから出ちゃダメ！」とボールやおもちゃの刀を使い全力で阻止してきた。筆者には，家庭内のAだけでなく，教室で見たAの姿も連想され，それだけ希求するものから疎外されるAの痛みは強く，監視していないと手が付けられない怪獣になる怖さがあることが理解された。しばらくはAが抱えられない怖さを筆者が味わうセッションが続いたが，次第に，ごはんを持って来てくれる気遣いを示したり，「ちょっとだけなら散歩してもいい」と許可を出せるように変化していった。

母親面接

初めの方は,「家では困っていない」「学校が理解ある対応をしてくれたらAも落ち着くだろう」というトーンで，教育相談へも「Aの付き添いとして通っている」印象が強かったが，ある日Aから「ママも先生（担任）と同じで何も分かっていない」と言われたことを機に，その意味について母親なりに考えるようになり，母親側にもAとの間に関わりにくさがあることが語られ始めた。そのことは，次男への罪悪感も関連していたが，Aの祖父母や伯父（母親の両親と兄）との関係も影響していた。母親の家庭では，家業を継ぐことを期待されて育った兄（Aの伯父）が常に尊重され，彼女の意見は無視されることが多かった。彼女の努力が正当に評価されることはなく，相談ごとにも面倒くさそうな顔をされ，「両親にとって必要なのは兄だけ」と感じていた。母親の中で，Aと彼女の兄が重ねて見えることがあり，そのことがAとの距離を生んでいたようであった。

以前Aの父親との一件で子ども家庭支援センターに関わった時も，「どうにかしてほしい」,「頼りたい」という気持ちはあったが，一般的とは言い難い家族のあり方を「(両親と同じように)責められているのではないか」と思い込んでしまったことも振り返れた。

その後，母親はAの父親との関係を解消することを決め，子どもたちの認知や養育費について弁護士と相談したり，福祉の支援を利用するなど変化していった。

学校では，2学期が終わる頃にはAと担任との関係はスムーズになり，「困った時はAからも言いに来てくれるようになった。活動にも意欲を見せるようになった」とのことだった。年度が終わる頃には，「担任の定年退職」をどこかしみじみと残念がるAがいた。

Ⅲ　協働に必要な作業

1．マネージメント ～ニーズに応じた関係調整～

相談が持ち込まれた時，子どもの心身の発達状況やそのリスクと背景要因とを照らし合わせた包括的なアセスメントを行い，子ども個人の心身的側面，家族関係的側面（親やきょうだいの持つ葛藤やそれぞれの関係性），学校などの社会心理的側面から多面的にアプローチしていくことが求められる。その中で心理臨床家は心理的観点から子どもひとりひとりを理解し，連続性と一貫性をもって関わることにより，子どもの心のつながりを紡ぎ直していく。

関連機関と協働関係を築く際に大事なのは，子どもやその家族だけでなく，地域と学校などの子どもが所属する機関のニーズや集団力動をもアセスメントし，関わりがある人物（キーパーソン）を見定め，情報収集し，利用可能な資源や各機関の特性を活かした支援体制を協働者間で作り上げていくことである。このような能動的ともいえる動きが子どもを取り巻く人たちをつなぎ，抱える機能を発揮する集団になるよう促す。またその協働集団が個人の心理療法を支えることにもなる。

2. 家族支援

子どもの行動や心の発達，また問題行動や心身症的症状の背景には，必ず家庭環境の関与があり，家族への理解と支援なくして子どもの援助はできない。子どもを取り巻く環境となる家族をチームで支援することで，子どものセラピーと良い循環をもたらす。子どもの問題を考えるにあたり，保護者との協力関係を築き，維持することが必要となってくる。保護者の養育姿勢・子育てに関する価値観を考慮して対応しつつ，子どもの問題をより正確に把握してもらい，子どもへの接し方が支援方針と同じ方向に向くように働きかけていく。保護者が受け入れやすい話し方を工夫し，保護者自身が持つ悩みや葛藤からくる苦しみや心の痛みを受け止めながら，子どもとの関わりの中で起きていることや関係性の様相に目を向けていけるようサポートする。保護者が自身の「親としての役割」を整理し直すことで，親子関係の修復を図っていく。

3. コンサルテーション

コンサルテーションに抱える環境を適用したウィニコット Winnicott（1971）は，心理療法による成果を関係者に情報提供することで，その成果を関係者が利用できるように支援し，関係する援助者それぞれが世話という形で抱える環境を提供できるように支援していくことが，援助関係者の協働を促進することを説いた。

問題が解決できない状態が続くと，関係者の心の中では「手応えのない取り組みに対する無力感」，「思うように動いていかない焦りや周囲への不信感」，「自分だけが責められているような被害感や自尊感情の傷つき」などが生じやすくなる。心理臨床家は，子どもの問題や症状の背後にどういう葛藤があるのか，どのような感情が起きているのか，子どもやその家族が抱えている課題は何かを見立て，コンサルテーションする。協働者の怒りや依存，罪悪感などを抱えた上で，そこから排出された「理解不能な事態」を理解可能なものへと変えて伝え返すことによって，協働者それぞれの思考機能が回復し，チーム内で子どもの対応方法を考えていけるようになる。

個人の心理療法だけでなく，協働者と共に子どもを考えていく環境を作ることが必要であり，それぞれの役割と持ち味，協働者間の関係性，養育の不備の中で生きてきた子どもたちの抱える問題，それらを絶えずアセスメントし続け，子どもにとって適切な支援方法を協働者全員で考えていく姿勢が求められる。

Ⅳ　有機的な器として生き残ること

1．協働者自身の内的環境と向き合う

過去の対人関係を新たな場面で再現するということ自体は，普段私たちもさまざまなところで意識せず繰り返している。

子どもの問題行動や身体症状は，やむを得ず編み出した，環境に適応する手段ではあるが，子どもの心や問題の動きを示すとともに，周囲の人の問題解決能力や関係性の問題や環境の耐性を試す面もあるため，援助者の中にある感情を生じさせ（逆転移），特定の行動を無意識的に駆り立てる（行動化）。

逆転移が意識され，コントロールされていれば，良い共感ともなりうるが，気づかずにいると，関係を避けたり，逆に入り込み過ぎたりして，適度な距離をもった関わりが保てなくなってしまう。援助職は職業柄起きがちな逆転移に動かされるばかりでなく，個人的要因（性格や行動上の特徴・子ども時代の葛藤・親としての自分の葛藤など）からくる逆転移もクライエントの間に持ち込みやすいため，なぜ自分がその「役割」を担わされたのかを，自らを客観的に俯瞰し，考える必要がある。

逆転移自体を悪いことのように感じて否認，分裂排除し，「知る痛み」や「知っても何もできない無力感」から撤退してしまうことがあるが，それは今ここで脈々と息づいているものを見落とすことにもなる。援助者自身の対人関係パターンや逆転移反応に気づくと，目の前にいるクライエントの内面や置かれている状況について奥行きを持って見ることができるようになる。

2．器の中での交流

心理療法は，クライエントの心の内面を共に見つめ，心の成長・成熟を支えるところを目的とするが，その営みは他の支援者との協働の上に成り立っているものであり，セラピスト自身もクライエント自身も，地域社会の人々との協働の中に生きている。

つまり，治療構造それ自体は，どの心理療法関係であったとしても，クライエントとセラピストの周りを取り巻く環境として存在しており，セラピストが身を置く地域や協働関係から与えられる役割や体制にも当然何らかの影響を受けている。

治療構造は硬直したものではなく，セラピスト－クライエント関係が作り出し，揺れながらも再生産し，内在化していく動的側面をも含んでいる（大野，1990）ので，セラピスト－クライエント関係の周辺で派生する場の構造を吟味し，それがセラピスト－クライエント関係にどう影響するのかを考えることも重要になってくる。

長谷（2007）は，児童自立支援施設でのセラピー経験から，セラピーと生活，セラピストと施設のスタッフとの間にも中間領域（潜在空間）が存在するとし，この中でコンサルテーションやケースカンファレンスなどを共有し，ユニットとして子どもを取り巻く環境となることを述べた。

地域での心理臨床活動でも，個人の心理療法関係だけでなく，セラピストと他の支援者の間に

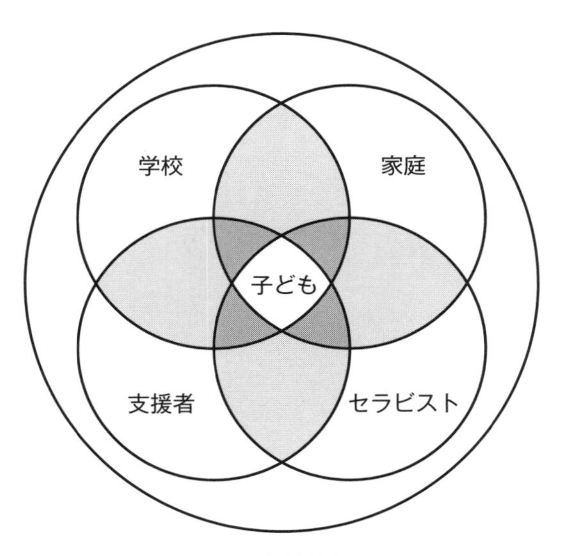

図１　有機的な器

も潜在空間（図１の網掛部分）が存在し，その中での交流（ケース会議やコンサルテーションなど）を通じて，子どもを支える「有機的な器」となっていくといえる。協働者同士が子どもについて考え，理解し合い，子どもを抱える大きな器として機能することが，子ども自身の成長を促す。そのためには，その子どもの行動の意味や自分との関係について，また他の支援者とその子どもの間で起きている現象について，「一体何が動いているのだろうか？」と，立ち止まって考えてみる必要がある。

筆者が提示した事例では，母親と学校との間には「Ａの問題行動に対する見方」にズレが存在していた。そのズレは双方の不安や罪悪感から派生したものだったが，それが更なる葛藤や相手への不満へと発展し，教育相談室に「来所相談の申し込み」という形で持ち込まれることとなった。筆者は，当のＡの気持ちが置き去りにされていることに痛みを感じ，そのことに目を向けられない協働者にも怒りを覚えた。それは周りの大人たちに対するＡの怒りや無力感のようにも感じられた。そのことを自覚した上で，ケース会議で状況を整理し，「Ａにとって必要な支援を考える」という共通目標を協働者と確認するよう心掛けた。その後も母親面接や学校とのコンサルテーションを通して，これまで言葉に出せなかったそれぞれの葛藤が表現されるようになり，それに比例して各々の主体的に取り組む姿勢が促進された。そして協働関係の安定は，Ａの成長を促す土壌の醸成にもつながった。

セラピストが自身の情緒（逆転移）を通じて，子どもやその家族だけでなく，支援者とも交流し，機能することで，発達促進的に子どもを抱えることができるようになるともいえる。

Ⅴ　おわりに

子どもの育ちを抱えているのは，援助者に加え，家族やその他の人々を含めた環境全体であり，実際には子ども自身もその環境を構成する一人である。「有機的な器」の成員である援助者は，関係者全員が器に抱えられて生きていることを認識した上で，協働者という器側のことを含めて，子どもやその家族の問題と共に困難を抱えることが求められる。

対人援助を提供する場では，不安や心の痛みどの負の感情は否認されやすく，支援の進め方や協働関係にも影響を及ぼすことが少なくない。その防衛に気づかないままでいると，ただ形式的な情報交換だけが繰り返される関係になってしまったり，協働関係自体を壊してしまうことすらあるので，「器の中でどういうことが起きているのか？」と互いに向き合うことが必要になる。「有機的な器」という人的で流動的な協働関係を立ち止まって考える視点は，私たちが器の中で共存するための命綱になるともいえるだろう。

文　献

Bion, W.R（1962）. *Learning from Experience*. Karnac Books, London. 福本修・平井正三（訳）（1999）経験から学ぶこと．精神分析の方法Ⅰ——セブン・サーヴァンツ．法政大学出版局.

長谷綾子（2007）．児童自立支援施設に見る“抱える環境（Holding Environment）”の同心円二重構造について——反社会的問題で入所した児童とのプレイセラピーを通じて．松山東雲女子大学人文学部紀要，15，29-39.

平井正三（2009）．子どもの精神分析的心理療法とBionのコンテインメント概念．精神分析研究，53（4），17-24.

Kanner, L.（1972）. *Child Psychiatry*（*4th ed*）. Charles C Thomas Publisher. 黒丸正四郎･牧田清志（訳）（1974）．カナー児童精神医学 第二版．医学書院，145-149.

狩野力八郎（2009）．方法としての治療構造論．金剛出版.

岡野憲一郎（2008）．治療的柔構造——心理療法の諸理論と実践との架け橋．岩崎学術出版社.

小此木啓吾（1990）．治療構造序説．岩崎徹也他（編）．治療構造論．岩崎学術出版社，1-44.

大鐘啓伸（2013）．抱える環境とマネージメントによる臨床心理学的地域援助——D.W. Winnicottの思考から．心理臨床学研究，31（3），505-513.

大野裕（1990）．治療的柔軟構造——共有錯覚から心的現実へ．岩崎徹也他（編）．治療構造論．岩崎学術出版社，232-247.

祖父江典人(2009)．転移と逆転移の観点から教師へのコンサルテーションを考える．子どもの心と学校臨床，1(1)，60-68.

鈴木誠（2016）．教職員チームへの支援——ワークディスカッションという方法．平井正三・上田順一（編）学校臨床に役立つ精神分析．誠心書房，188-206.

Winnicott, D.W（1951）Transitional objects and Transitional Phenomena. In *Collected Papers*：*Trough Paediatrics to Psycho-analysis*. New York：Basic Books 北山修（監訳）（1990）．移行対象と移行現象 児童分析から精神分析へ．岩崎学術出版社.

Winnicott, D.W（1971）. *Theraputitic consultations in child psychiatry*. London: Hogarth Press. 橋本雅雄・大矢泰士（監訳）（2011）．子どもの治療相談面接．岩崎学術出版社.

Winnicott, D.W（1972）. *Holding and interpretation*：*Fragment of analysis*. New York：Grove Press. 北山修監訳（1989）．抱えることと解釈—精神分析治療の記録．岩崎学術出版社.

第13章

保育所の巡回相談

——重層的なアセスメントと協働をめざして——

桂玲子

Ⅰ　はじめに

筆者は，現在，児童精神科クリニックでの心理臨床のほかに，保育所の巡回相談に携わっている。クリニックでは，来院する子どもやその家族に直接かかわり，支援する。一方，保育所の巡回相談では，子どもを直接支援するのではなく，保育の現場に出向き，子どもの育ちを支える保育者を支援することが目的となる。そのためには，乳幼児期の子どもやその家族を見立てる視点だけではなく，多様な視点をもって重層的なアセスメントを行い，保育者と心理職が互いの専門性を尊重しながら協働し，より良い支援を模索するためのアプローチが必要となる。保育者は，発達援助の技術，生活援助の技術，環境構成の技術，関係構築の技術，遊びを展開する技術，保護者支援の技術という専門性を有している（森上・柏女，2015）。心理職は，乳幼児の発達と心理に関する専門知識，発達支援の方法に関する知識や臨床経験を有している。

本章では，保育所の巡回相談という心理臨床実践を通して，他職種との協働において，大切に考えていることについて述べたいと思う。はじめに巡回相談の概略について述べ，次に多様な視点からの重層的なアセスメントが重要であることを示す。その後，保育者と心理職の協働のプロセス，筆者が大切にしているアサーションという姿勢について論じていく。

Ⅱ　巡回相談とは

子どもは，家族という集団の中で育ち，初めての社会的集団生活の場として保育所や幼稚園へ行く。保育所は，子どもにとっては，生活の場，遊びの場であり，育ちの場である。そして，集団生活を通して，他者とどのようにかかわるか，外の世界とどのように折り合いをつけるかを学んでいく。

保育所における保育について，保育所保育指針（2017）で「養護と教育を一体的に行うことをその特性とする」としている。養護については，「生命の保持及び情緒の安定」というねらいが示され，教育については，「健康」「人間関係」「環境」「言葉」「表現」という五つの領域のねらいが示され，これらをふまえて保育を組み立てていく。保育の中で，ひとりひとりの子どもを主体として受け止め，心身の健康と発達を保障し，身近な環境や人とかかわる力を育むことを大切にする。

保育の目標について，鯨岡・鯨岡（2014）は，「自分らしく生きるという目標」と「みんなと共に生きるという目標」をあげている。つまり，「子ども一人ひとりの個性や個人差を尊重し，それぞれがそれぞれに充実感をもって過ごすことを目指す一方で，そのことを同時に集団の営みとして成り立たせていくこと」を目指すとしている。そして，保育が難しい営みにならざるを得ないのは，この二つの目標の兼ね合いの難しさにあることを述べている。

巡回相談について，木原（2011）は「子どもの生活する場に専門家が出向き，生活文脈の中で子どもの育ちをアセスメントし，保育の中での支援のあり方について検討すること」と定義している。現在，全国でさまざまなかたちで巡回相談が実施されており，樋口（2008）は「全国でさまざまな形式の巡回相談が実施されているのが現状であるが，巡回相談のあり方は，地域や自治体の子どもの発達についての対応の仕方，個々の園の持つニーズによって決まる」と言っても過言ではないと述べている。そのため，巡回相談のすすめ方も，現場のニーズが反映されることになるが，多くの場合，以下のような流れとなる。心理職が保育所を訪問し，一回の訪問の中で，行動観察，保育者との話し合いやカンファレンスを行う。行動観察では，相談の対象としてあがった子どもを中心に育ちの様子を観察すると同時に，その子どもをとりまく環境，すなわちクラスの子どもたちとの関係性や保育の状況について観察する。そして，その様子や保育者からの情報をもとに，ひとりひとりの子どもの発達過程を理解し，子どもの育ちを支えるかかわりの工夫，子どもの力が十分に発揮できるような環境設定，子どもたちが育ちあえる集団づくりの手立てを導き出せるように保育者と共に考えるのである。より良い支援につなげるためには，子どもと集団について多様な視点から理解すると同時に，保育所という組織の成り立ち，保育者をとりまく状況も把握し，柔軟かつ重層的なアセスメントを行うことが大切であると考えている。

巡回相談で出会う事例は多種多様であり，困難な事例，変化が見られるまでに長く時間を要する事例も多いが，ここでは，重層的なアセスメントと協働について論じるための素材として，ひとつの事例を提示する。なお，事例は，筆者が経験した複数の事例から構成されている。

［保育者の主訴］　担任保育者から「場面の切り替えが難しい４歳の子どもがいる」という相談があがる。具体的に聞くと，たとえば砂場遊びの後に「片づけて，部屋に戻ろう」と伝えてもやめられず遊び続ける，何度も指示すると泣いてしまうという。日々の取り組みでは，「バケツは棚に戻そう」「シャベルはここに入れよう」と片付けの手順を具体的に伝える，「片づけたら，給食だよ」「今日の給食は何かな」と次の活動を伝えて見通しを持たせるなど試行錯誤している。保育者としては，ことばの理解はできているようなのに，なぜ指示が伝わらないのか，子どもの姿を捉えきれずにいるということであった。家族状況については，担任保育者から，きょうだいはおらず，対象児のやりたいことを自分のペースで満足いくまでできるため，活動の区切りで遊びを終えなくてはいけないという体験は集団生活ならではだと思うという情報がある。

［行動観察］　心理職は，保育の流れの中で，室内での工作の場面，園庭での自由遊びの場面，

手洗いや着替えなどの生活場面を観察し，次のように様子を把握した。ことばの理解は年齢相応に発達している。工作の場面では作品が完成し，活動終了の声かけがあると，片付ける。集中すると周囲の声が入りにくく，場面の変化を捉えにくい傾向はある。生活の流れは理解できている。この日の砂場遊びでは，他児と「アイスクリーム屋さんごっこ」を楽しみ，おしまいの声かけで片付ける。このように，保育者の主訴である困った状況が，心理職の観察時に再現されないこともよくあるが，後述するようにそのことも一つの大切な情報となる。保育状況については，保育者の指示は具体的で活動の流れもわかりやすい。ただ，対象児は困っていても自ら保育者に伝えることが苦手で，他児との関係性においても，自分の思いを伝えきれずに他児の主張を黙って受け入れる様子がみられる。

［カンファレンス］　観察後は，担任保育者と管理職を含む複数の保育者と話し合う。担任保育者の主訴をふまえた上で，保育者同士が自由な視点で語ることができるように，対象児について思い浮かぶ姿を尋ねていく。「指示を理解する力はある」「遊びに夢中で，指示にも友だちが片付けている様子にも気付いていないことがある」「集中しているときは，急に遊びが終わるように感じて，気持ちがついていかないのではないか」「友だちからなかなかシャベルを借りられずに，十分に遊びこめなかった日は特に切り替えられなかった」「昨日は，みんなで大きなお山を作って，楽しかったね！と達成感があったためか，一緒に片付けられた」「友だちから玩具を貸してと言われると，自分が使いたくても渡していた」「泣いてしまうけれど，どうしたいかはことばにできていない」「やりとげたいという気持ちが育っている」など，多様な子どもの姿が語られる。また，クラス全体が，観察者がいることを意識したためか，普段より物の取り合いが少なかったという。

心理職は観察の中で見立てたことと，保育者から語られる多様な姿を重ねながら，「場面の切り替えが難しい子ども」という一面的な姿から，子どもの思いや他児との関係性も含めた豊かな見立てを探り，支援につながる意見やアイデアが出るように対話を深めていく。

遊びに集中していて指示に気付かず，唐突に終了になると感じたときや，気持ちが満たされていないタイミングで遊びが終了になったときに切り替えが難しいことを共有し，前者については「心の準備ができるように，早めに片付けの予告をしよう」「遊びに夢中になっているときは，保育者に注目させてから片付けの合図をしよう」というアイデアが出る。後者については，自分の思いを伝えることが苦手なために，遊びの中でも満足感や達成感を時間内に得られずに，気持ちを切り替えられないことがあるのではないかという理解から，「遊びをやめられない背景にある子どもの気持ちをことばにできるように寄り添おう」「友だちに思いを伝えられるように，保育者が橋渡しをしよう」という意見が出る。

さらに，「楽しかったね！また明日も遊ぼうね！など，今日の遊びの中での気持ちの区切りをつけて，次の遊びへの期待感を持てるように，声かけを工夫しよう」など，子どもの思いを受けとめつつ，他児や集団の流れとの折り合いをつけられるような支援のイメージが展開される。

保育者間で，子どもの多面的な見立てを共有し，アイデアを出し合い，さまざまな手立てを共に考えるという時間が担任保育者を支え，実践に向かう意欲と自信を育んでいく。そのためには，カンファレンスの中で，保育者が「明日からやってみよう」と主体的に思えるような支援にまで落とし込むことが大切である。

Ⅲ　重層的なアセスメント

筆者が保育の現場で行っているアセスメントは，図１で示される重層構造として表現できる。保育者，保育所，子ども，集団，家族，地域の６領域の観点からの見立てを統合して理解することになる。その際に重要となるのは，心理職である自分自身を見立てることも考慮することである。以下，この重層的なアセスメントについて，図１をもとに詳しく論じていきたい。

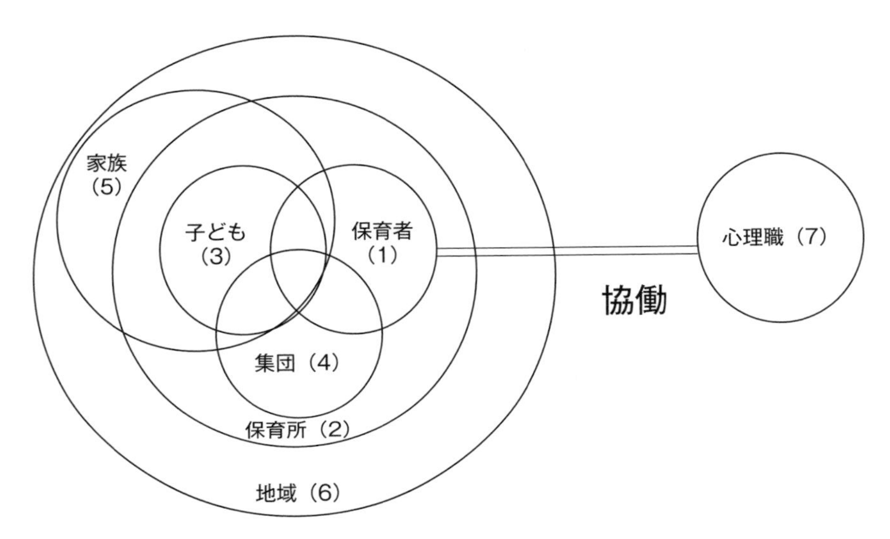

図１　重層的なアセスメント（括弧内の数字は本文中の１～７に対応している）

1．保育者の主訴

保育者から相談にあがる主訴は，子どもの運動発達，ことばやコミュニケーション，落ち着きのなさなど行動コントロールに関すること，集団への参加や友だち関係，生活習慣，情緒的表現，こだわり，家庭の養育環境に関することなど多岐にわたる。そして，その子どもに対する手立て，クラス全体へのかかわり，保護者対応など困っていることがあげられる。

まず，筆者が把握するようにしているのは，相談の対象としてあがった子どもについて，保育所の誰が，どのように困っているかという主訴とその背景にある潜在的なニーズである。保育者が「困っている」「気になる」として相談にあげる子どもには，医療機関で障がいの診断を受けた子どもだけでなく，専門機関にはつながっていないが，集団生活の中で，保育者が特別な配慮が必要だと感じる子どもが多く含まれる。その背景は，子ども自身の心理・発達の状態，家庭の養育環境，保育環境など多様であり，保育者の専門性の範囲では対応しきれないことも増えている。

集団生活や，他児あるいは保育者といった他者との関係性で表れる課題の場合，家庭では問題に気付かれにくく，保育者と保護者の困り感に温度差があることもある。保育者は，「子どもに対する自分の理解はこれでよいのか」，「子どもに対してどのようにかかわったらよいのか」，「保護者に子どもの様子をどのように伝えればよいか」といった思いに揺れながら日々の保育に向き合っている。そのため，保育者の語りに丁寧に耳を傾ける中で，困っていることだけでなく，保育者がどのような保育をしたいという願いを持っているかということを知ることも大切である。保育者の保育観や保育目標は，子どもたちへのかかわりのベースになっており，その思いと現状に不一致がある時に「気になる」という思いにつながるからである。不一致からくる困り感やもどかしさを理解し受け止め，その問題に対して，すでに保育者が実践していること，その取り組みの中でうまくいったこと・いかなかったことは何か，今どのような思いを抱いているか，ということに耳を傾けることは，巡回相談で現場のニーズに応えるための基盤にもなると考える。

2. 保育者をとりまく状況

保育者をとりまく状況を理解することも大切である。保育所の保育方針や特色，職員の配置や役割分担，問題に取り組む協力体制ができているかを知っておくことは，その現場で実現可能な支援を考える上で必要である。保育者が思うような保育ができる環境にあるのかという保育現場の抱える実情を知ることも大切である。たとえば，子ども同士のトラブルへの対応を考える際に，トラブルに保育者が積極的に介入する方針の保育所なのか，できるかぎり介入せずに見守る方針の保育所なのかにより，実現可能な手立てが変わってくることがある。また，ある子どもにとって，生活の手順を視覚的に提示するとわかりやすいだろうという時に，保育者が自由に教材を作ることのできる保育所では，絵カードを作成し使用することができるが，それが難しい保育所では，新しく教材を作るのではなく，帽子を見せて散歩に行くことを伝えるなど，すでにある具体物を使った支援が現実的であることがある。野澤ら（2014）は，保育の場で特別な配慮を要する子どもがいた場合，特別支援教育の具体的な支援方法や内容の受け入れ度に応じて，保育所の特性をふまえて，支援をアレンジすることの意義について述べている。さらに，職員の配置によっては，有効と思われる手立てでも実現不可能なこともあり，現場にある資源と課題を把握していけるとよい。

3. 子どもの育ち

子どもの育ちを見立てる視点としては，身体の健康，運動，感覚，認知，行動コントロール，ことば，コミュニケーション，社会性，遊び，生活習慣，情緒の安定などがある。集団の中で生活するにあたり，その子どもの集団でのあり方や遊び方，保育者や他児とのつながり方，どのように外の世界を見ているかということも大切な視点となる。

心理職は，乳幼児期の子どもの定型発達を理解していることが大切だが，同時に，乳幼児期は月齢差や個人差も大きく，場面や活動による様子の変化もあるので，柔軟な視点が必要である。子どもの言動は，場面や関係性によって様子が変わることもある。たとえば，自由場面や，活動と活動の合間では落ち着かない様子が目立つが，パズルやブロックでは，数十分集中して取り組めるということもある。そのため，保育の流れの中で，自由場面，設定場面，生活場面，活動の切り替えの場面など，多様な場面での子どもの姿を見ることができるとよい。このように，子どもの姿を多角的に把握する中で，「気になる」とされる状態や行動の背景にある心理・発達上の課題について推察する。

4．集団の構造

集団生活の中で，子どもたちは相互に影響を与え合っている。そのため，相談にあがった子どもだけでなく，子ども同士の関係性，保育者との関係性を見立てる必要がある。また，玩具や家具の配置などの保育環境が月齢にあったものであるか，保育の流れや活動は子どもにとって分かりやすいものであるかなど，保育の状況についても見る。浜谷（2014）が指摘しているように「子ども対子ども，子ども対保育者という二者の人間関係だけでなく，子ども・活動・子ども，子ども・活動・保育者という，三項の関係で，実践は構築される必要がある」ため，集団構造や力動を見立てることは，その子どもを含めた集団全体にかかわる支援を考える際に大切な情報となる。

5．家族をとりまく状況

保育者の情報から，子どもとその家族が置かれた環境や文化を見立てることも大切である。家庭で子どもがどのような体験をしているか，生活経験は十分か，祖父母など家族をサポートする人がいるかなどである。保護者との分離・再会場面での様子，親子のコミュニケーションの様子などの中にも，子どもを理解するのに大切な情報がある。

6．地域の資源

保育所のある地域に，どのような資源があり，どのように活用できるかという情報を知っておくことも大切である。保育者が，行政のシステムや，医療機関，療育機関，相談機関などの外部の地域資源と必要に応じて連携をとれるように支援することもある。

7．心理職が「自分」を見立てる

最後に，心理職が自分自身の現状について知っていることも大切だと考える。心理職は，発達と心理の専門知識は有していても，保育についての専門性が不十分であるために，保育全体を見る視点を欠き，相談にあがっている子どもの支援だけに焦点を当てて，不適切な提案をしてしまうことがある。そのようなことがないように，児童福祉や保育についての基礎知識を学ぶことが必要である。また，他者の期待に過度に応えようとする傾向がないか，葛藤を回避しようとする傾向がないかなど，対人関係における自分自身の特徴を知り，意識化しておく必要がある。わかったふりをしたり，無理に応えようとしたりすることは誠意を欠き，協働関係を損なうことになるので，自分自身の専門性の限界を知っておくこと，そのことを必要に応じて伝えられることも大切である。

Ⅳ　支援を考える協働のプロセス

行動観察を行った後，保育者と話し合いを行う。カンファレンスという形で複数の保育者と行うこともあれば，担任保育者や管理職と行うこともある。

保育所で子どもの育ちにつながる支援とは，実現可能な支援であること，継続可能な支援であることだと考える。どんなに良いと思われる手立てであったとしても，現場の保育者が実践しようと思わなければ，また実践できる環境になければ，意味をなさないのである。あくまで保育の担い手は保育者であり，子どもへのかかわり，保護者対応，他機関との連携を心理職が肩代わりするのではなく，保育者が主体的に力を発揮することができるように協働する，という視点が大切である。これまで述べてきた重層的なアセスメントを活かして，保育者と共に問題を見立て，実現できる支援を考えていく協働のプロセスについて以下論じたい。

1．共に見立てる

行動観察での子どもの様子や保育状況，保育者からの情報をもとに，気になる状況についての理解を深めていく。訪問当日に子どもが見せる姿は，普段と変わらない場合もあれば，外部から他者が見に来ているということに反応して，緊張した姿やよそゆきの姿になる場合もよくあり，そのこと自体も大切な情報となる。子どもの姿が普段と違う背景には，保育者自身も，外部から他者が来ていることにより，ふるまいや雰囲気が変わったり，保育の流れが普段とは違ったりするということもある。このように，子どもは状況によってさまざまな姿を見せるので，担任以外の保育者から気付いた様子を聞くことも意味がある。担任とは異なる視点からの情報をもとに「どのような子どもなのだろう」と話し合うことが見立てを豊かにしていく。子どもの気になる様子だけでなく，その子どもの中に育まれている力，得意なこと，好きな遊びなどについて知ることで，子どもの力を活かす支援のイメージに結びつく。保育者の見立てを聞くとき，そのように見立てた背景にある具体的なエピソードも聞けるとよい。たとえば，「指示を理解することができない」という保育者からのことばだけで子どもを理解した気になるのではなく，「どのように指示をしたときに，その子どもが理解していないと感じますか」「子どもは指示されていることには気付いていますか」「指示通りに動けることもありますか」などと心理職が聞くことは，見立てを豊かにする。また，心理職が見立てを伝える時にも，「こういう子どもです」と一方的に提示するのではなく，その根拠となる様子を具体的に伝え，「このような様子から，こういうところがあるように思えるけれど，どうですか」と問いかけ，対話を深めるようにしていく。

子どもの見立てを共有するプロセスの中で，「どのような子どもなのだろう」というイメージを統合し，「どのような支援があるとよいだろうか」という保育のイメージにつなげていく対話ができるとよい。

2．共に手立てを考える

保育の手立てを考えることは，保育者の専門性と心理職の専門性を統合し，支援を共に模索するプロセスといえる。現場の不安や焦りから，すぐに効果のある方法を求められることもある。しかし，心理職に求められることは，すぐに役立つ方法を提供することでもないし，今後の保育の方針を指導したり指示したりすることでもない。心理職が一方的に指示することで，保育者が心理職に依存する状況を作り出し，保育者の主体性を奪ってしまうこともある。

保育をつくるのは保育者であるので，保育者の心の揺れや苦労に寄り添いつつ，対等な立場で協働し，できるかぎり自由な雰囲気の中で語り合う場を作ることを心がけている。心理職は，カンファレンスに参加している保育者ひとりひとりに対して，公平に積極的な関心を向けて，そのことばを受け止めることが大切である。お互いの思いや専門性が尊重されるように，誰かの意見に肩入れすることなく聞くことで，ひとりひとりの持ち味が発揮され，保育者同士で意見やアイデアを出し合い支援の視点が生まれやすくなると考える。

たとえば，「着替えの時間に走り回っている」という子どもについて，「毎日走り回っているのですか」という心理職の問いをきっかけに，ある保育者からは「着替える場所に人が少ないと，普段より落ち着いて着替えられた」，またある保育者からは「手先の不器用さがあるので，すべてをひとりでやるのは難しくあきらめて走り出してしまうが，ところどころ手伝うとやる気になった」という子どもの姿が報告される。多面的に子どもの姿を捉え直す中で，「周りの様子が気になってしまうので，環境設定を工夫してみよう」「着替えてね！と声かけだけするのではなく，まずは１対１でやりとげて，できた！という体験を積み重ねるのはどうか」「ところどころ手伝う場合，どこをどう手伝うと，自分でやってみようという意欲につながるか」など，日々の保育の実践につながるような意見やアイデアが出てくる。

また，その問題に対して行ってきた保育の取り組みについて聞くことも大切である。保育者が，どのようなねらいでかかわったかを捉え直すことが，支援の再考につながることがある。「どのような取り組みが，子どもの育ちの支えになったか」ということも，「どのような取り組みは上手くいかなかったか」ということも等しく扱うことを大切にする。たとえば，一人で型はめに没頭し，遊びが広がらない子どもに対する取り組みとして，保育者が「様子を見守っています」と話す場合，それは，保育のねらいがあって主体的に見守っているのか，手立てがなくて結果的に見守るという状況になっているのか，見守ることにより成果が感じられるかなど，保育者の語りの文脈を共有する。そして，子どもにとって，その遊びが大切で見守ることに意味がある段階にあるのか，型はめに保育者がかかわり遊びに参加する視点や，周りの世界の見方を伝えて友だちの遊びを紹介しつなげる視点で支援を考えるのかなど，具体的な支援の方向性を模索していく。

支援のイメージが具体的になれば，その担い手は担任の保育者なのか，補助の保育者なのかというように，より現実的に実践のための役割分担を考えることができる。保育者が，「明日からでもできそう」と思えるような支援を共に導き出せるとよい。そして，その支援が，「心理職に提案されたから」ではなく，協働のプロセスの中で導き出されたアイデアとして実践されることが大切である。次の訪問日には，それが上手くいったか，いかなかったかを聞いて，その支援の成果と課題を共に振り返り，必要に応じて修正・改善しながら，子どもや集団への継続的な支援につなげていく。また，現場の状況によって，カンファレンスに参加できる保育者が限られることがあるが，このようなプロセスを保育所全体で共有することで，保育者は支えられて心理的に安定し，より力を発揮できるようになるし，保育所全体で一貫した対応もできるようになる。その際，手立てとともに，見通しを共有することも大切である。その支援によって，相談の主訴にすぐに変化が表れそうか，あるいは，時間をかけて成長していくかという見通しを共有できると，保育者が焦らずに，支援を積み重ねていくことができる。保育者がひとりで困難を抱え込んでしまうと，孤独感，責任感，無力感に圧倒されてしまうことがあるので，その困り感を保育所全体で理解することは，所内の協働体制を築くことにもつながる。

V　協働におけるアサーションという姿勢

筆者は，専門家同士の協働において，自由で創造的な語り合いの場を作ることを大切に考えている。森上（1996）は，保育者とのカンファレンスにおいて重要なこととして，(1)「正解」を求めようとしない，(2)「本音」で話し合う，(3) 園長や先輩が若い人を導くというかたちにしない，(4) 相手を批判したり論争しようとしない，(5) それぞれの成長を支え合い育ちあうことの五つを挙げている。このことは，筆者が協働において大切にしているアサーションという姿勢に通じると考える。

アサーションとは，「自分も相手も大切にした自己表現のこと」であり，「お互いに大切にし合おうという相互尊重の精神と相互理解を深めようという精神の現れ」ともいえる（沢崎・平木，2002）。この考え方では，「人間はそれぞれ考え方や感じ方が違っているのは当然であり，また相手はこちらの意図とは違う受け取り方をすることもある」と考え，「こうした違いは尊重される必要」があるとする。私たちの物事の見方や感じ方，理解の枠組みは，育った環境や経験，パーソナリティによっても違うし，専門性の相違によっても違うことがあるが，それは自然なことである。だからこそ，他職種との協働において，誰が正しくて間違っているかという評価的な態度で臨むのではなく，みんなが等しく表現することができるように，違う意見，対立する意見を持つ人がいたとしても，公平に敬意を払い関心を持って聞くことが大切である。話を聞くときには，「相手の伝えようとしていることを自分の枠組みのなかに入れてしまうのではなく，相手の枠組みにそって理解しようと」するのである（平木，2007）。

もしも，自分の理解が曖昧であると感じたときには，自分の受け取り方にズレがないかを確かめようと努めることも大切である。自分が相手に伝えるときには，同じことを伝えても，カンファレンスにいる全員が同じように捉えるとは限らないし，自分が伝えようと思った文脈で，そのことばが伝わるとは限らないことを意識するようにしている。相手の理解の枠組みは目には見えないのでとても難しいことではあるが，対話の中でそれを少しでも見立てたり，わからなくても，相手がどのように受け取る可能性があるかを想像したりして，専門用語を使わずに，具体的に表現することを心がけている。そして，保育者に，「わからない」「腑に落ちない」「納得できない」という様子がみられる時には，その気持ちをくみとり，相手がどのように受け取ったかを確認して，違いを認めることや，ズレを修正することも大切である。自分の思いとは違う伝わり方をしたときには，自分と相手の枠組みや文脈が違う，相手のニーズを満たしていないといったサインのこともある。対話の中で，葛藤や違和感，誤解が生まれるのは自然なことと捉え，それらを恐れずに協働することができればと考える。

相手の理解の枠組みや文脈にそって語られる主訴について耳を傾け，その状況について，改めて多角的な視点から話し合うことが，子どもや保育の状況を捉え直すきっかけにもなる。たとえば，「ずっと一人で虫の図鑑を見ていて，友だちにも集団活動にも興味がない」という子どもについて，「誰よりも虫についてよく知っている」「得意分野がある」「研究熱心」といった新しい意味づけを加えることで，子どもの持ち味を活かした支援のイメージが広がることがある。「外で虫探しをすれば友だちとかかわりが生まれるかもしれない」「クラスで昆虫クイズをしてみよう」「まずは保育者が子どもの好きな世界に興味を持ってかかわってみよう」など，好きなことと活動を関連づけて，その子どもと友だちの世界をつなげるアイデアが生まれる。「友だちをすぐに叩く」という子どもについては，どういう状況で叩いているのか，どのような思いがありそうかといった理解を深めていく中で，理由なく叩いているのではなく，「友だちに関心が出てきている証拠」「かかわりたいが，どうかかわっていいかわからない」という状況がわかることもある。すると，叩く行為をいかに制止するかという支援の視点ではなく，どうしたら，「友だちとかかわりたい」という子どもの願いをかなえることができるか，友だちとの橋渡しのために何ができるかという支援の視点が生まれる。相談にあがる子どもについて，心配なところや大変なところに目が行きやすくなるが，同時に，その子どもの中に育まれている力，得意な力，遊びの力を見つめ直すことで，「こういう子どもである」という一面的な理解から，「こういう面もあるけれど，こういう面もある」という多面的な理解へと広がり，その子どもをとりまく状況や文脈を再構成することができる。

また，日々の実践の中では「集団」「今」「これから」に視点が向きやすく，今集団に参加できていない子どもは「問題」という枠組みの中で浮かび上がることが多い。集団を見る視点も尊重しつつ，その子ども自身の育ちというものさしで見る時間をつくることも大切である。たとえば，「もう４歳なのに，思い通りにならないと友だちを噛もうとする」「どうかかわっても変わらない」と保育者が無力感を感じているような場合，子どもの今の状況を確認すると同時に，３歳のころの様子について聞いてみる。すると，１年前は，保育者が近くにいないと危ないくらい，友だちへの噛みつきが頻繁であったことがわかり，その子どもの育ちのものさしで見ると，「噛む」が「噛もうとする」に変化してきていることに気付く。そして，この１年の育ちの背景にあると考えられる保育者のかかわりについて振り返る中で，噛むことはいけないと伝えながら，「どうしたかったの？」「〜したかったんだね」と子どもの気持ちを聞いてことばにするかかわりを続けてきたこと，時間はかかるが，その支援の積み重ねに成果があることを共有する。「こうしたい」「こうしたくない」という思いが強いものの，ことばにすることが苦手だという子どもの課題を改めて確認し，思い通りにいかなかった気持ちを大人に受け止めてもらい，ことばにしてもらうことで，徐々に自分でも受け止められるようになること，自分のことばで友だちに思いを伝えられるようになることを目指して支援を続けようと，前向きに文脈を捉え直すことにつながる。このように，忙しい日々の保育の中で，いったん立ち止まって振り返り，子ども自身は成長のプロセスにあることを確認し，これからも成長していくという可能性を感じられることが，保育者の意欲や自信につながることがある。保育者の取り組みの中で，普段何気なく行っていることが，実は子どもの育ちを促していることも多いので，日々の保育を言語化し，心理・発達的な視点から意味づけすることにより，取り組みの意味や成果を実感することができる。そして，保育者が自信を持ってその取り組みを行うこと，主体的に実践を積み上げていくことの支えになると考える。

Ⅵ　おわりに

本章では，保育所の巡回相談という心理臨床実践を通して，重層的なアセスメントと他職種との協働，アサーションという姿勢について論じた。近年，保育現場では，保育所の増設の一方で，保育者の人材不足，非正規雇用の保育者の増加，保育所に期待される役割の拡大と保育者の多忙化など，さまざまな課題や困難も抱えている。そのような背景と共に多様化する現場のニーズに対応していくことが求められる。保育所が子どもたちにとって豊かな育ちの場となり，集団の中で共に育ちあうことができるように，また保育者が生き生きと主体的に保育に取り組むことができるように，心理職としての専門性を活かすこと，協働において互いの専門性を尊重することの難しさと意義について，これからも考えていきたい。

＜付記＞
本論を執筆するにあたり，ご指導ご助言賜りました福島哲夫先生，西村和代先生に心より感謝申し上げます。

文　献

浜谷直人（2014）．インクルーシブ保育と子どもの参加を支援する巡回相談．障害者問題研究，42（3），178-185.
樋口純子（2008）．保育園・保育所・幼稚園における巡回相談活動に関する一考察．心理臨床センター紀要，4，2-16.
平木典子・沢崎達夫（2002）．平木典子・沢崎達夫・土沼雅子（編）．カウンセラーのためのアサーション．金子書房，4.
平木典子（2007）．図解 相手の気持ちをきちんと〈聞く〉技術．PHP研究所，10 − 11.
保育所保育指針（2017）．平成29年3月31日厚生労働省告示第117号.
木原久美子（2011）．巡回発達相談による「気になる」子どもの保育支援：発達相談員としての力量形成のための試論．帝京大学心理学紀要，15，39 - 52.
鯨岡峻・鯨岡和子（2004）．よくわかる保育心理学．ミネルヴァ書房，12 − 13，28 − 31.
森上史朗（1996）．カンファレンスによって保育を開く．発達，68（17），1-4.
森上史郎・柏女霊峰（2015）．保育用語辞典．ミネルヴァ書房，187.
野澤純子・藤後悦子・石田祥代（2014）．保育所の特性を踏まえた巡回相談方法の検討－基本的生活習慣の形成を重視する保育所の事例を通して－．立教女学院短期大学紀要，46，85-93.

第14章

災害支援とプレイセラピー

——子どもの心を支える遊びと環境作り——

湯野貴子

I　はじめに

大きな被害をもたらす災害は，いつどこで起きるかわからない。災害が人の心に与える影響は大きく，心のケア（心理社会的支援）が重要であることは，さまざまな災害の体験を通して人々の間に認識されてきている。筆者は，2011年の東日本大震災以降，子どもと家族，そして子どもに関わる仕事に携わる大人たちへの支援活動に関わっているが，その中で子どもに対してどのような心のケアが必要なのか，大人はどのようなことをすればいいのか，ということを聞かれることが多くあった。本章では，そういった問いへの答えとして，災害で被災した子どもや家族への心の支援に役立つ基本的な考え方を紹介していきたい。一つには，災害後の子どもの心のケアには，遊びがとても大事になるということ，特に筆者の専門であるプレイセラピーの知見を生かした遊びの活用が重要であることについて述べる。遊びは，子どもの成長をさまざまに支える強力なツールだが，遊びが重要とは言っても，災害後のような緊急時に遊びを提供することは難しく，そのためにさまざまな工夫が必要となる。そのため，心の支援としてもう一つ大切なのは，その工夫としての環境づくりである。災害などの緊急時に，見過ごされやすく弱い立場に置かれがちな子どもと子どもを持つ家庭をいち早く支える環境づくりとしてどのようなことが必要なのかについても述べていきたい。

災害支援で最も大事なことは，二つとして同じ災害はないという意識である。たとえ似たような災害であっても，地域によって，人によって必要とすることは異なる。こうすればこうなるというような，一つの決まった災害支援マニュアルがあるわけではない。ここで紹介するような支援の基本となる考え方を学んだ上で，支援する側の思い込みや自己満足で行うことなく，状況に応じた支援を，被災した地域の人々の気持ちに寄り添いながら，地域の人々とともに考え出すプロセスそのものが重要であることを決して忘れないようにしなくてはならない。

Ⅱ　災害で被災した子どもや家族への心理社会的支援：基本的な考え方

「心のケア」と一言で言ってもその示すところや受け取り方は，人によって異なり，時とともに大きく変化してきている。現在，国際的にも日本においても基本となっている心のケアの考え方は，「災害紛争等緊急時における精神保健・心理社会的支援に関するIASC（The Inter-Agency Standing Committee 機関間常設委員会）ガイドライン（2007）」に基づいたもので，「心のケア」は正式には「心理社会的支援」と呼ばれている。IASCは，各種国連機関や国際市民団体によって構成される機関間常設委員会のことで，このガイドラインは，被災した人々にとって本当に役立つ心の支援を提供することを目指して，国連決議を経てまとめられたものである。その中では，従来言われてきたような心理的なカウンセリングなどの専門家による心のケアは，心理社会的支援の一部であり，多くの人々にとっては別の形の支援が必要であるとされている。たとえば，衣食住など人の基本的な尊厳や安心安全に基づいた支援，家庭や地域のネットワーク強化，心の専門家ではない医師や教育福祉分野での見守りなども，心理社会的支援として捉えられ，多層的で広い意味での人の心のサポートのあり方が示されている。地域社会の参加を含む「連携」に基づいた支援の重要性にも触れられ，こういった支援の基本となっているのは，本来人が持っている，災害などの出来事を自ら乗り越えていこうとする回復力（レジリエンス）の重視で，安全や尊厳，権利がきちんと確保され，家族や友達，地域の人同士の繋がりがあれば，人は自らが持つ回復力を発揮できるとされている。支援とは，個人や地域が持つそう言った回復力を促進することと位置付けられる。

子どもの支援でもその考え方は同様で，IASCガイドラインには，子どもと保護者，周囲のおとなへの心理社会的ケアを行うために重要なのは，子どもの回復力を尊重し，その力を子どもが発揮できるように，安全，安心な環境をいち早く取り戻し，つらい体験が子どものその後の発達の阻害とならないように手助けをする必要性が明記されている。具体的には，①親など周囲の重要な人との安定した養育的な愛着関係，②人との社会的なつながりや相互作用，③遊ぶこと，④学ぶこと，⑤日常が営めている感覚や生活がコントロールできている感覚，といった事柄が回復力促進に役立つとされている。いずれも，子どもの良好な発達にとって当たり前のことばかりだが，緊急時にこの当たり前の事柄をできるだけ早く取り戻すことこそが，心の回復力を発揮するために重要なことである。中でも遊びは子どもの発達に重要な意味を持ち，回復力を促すために必要な「人との繋がり」や「コントロール感」なども，包括的に遊びを通して体験することが可能であり，遊びが緊急時に子どもの回復力を支えるために果たす役割はとても大きいと言える。

Ⅲ　災害支援と遊び：プレイセラピーの知見を用いて子どもの心を支える

1．子どもの回復力と遊び

1）遊びの持つ力

災害後の子どもの心のケアには，プレイセラピーの知見を生かした遊びを活用する。災害支援で遊びが有効なのは，子どもの回復力を支えるさまざまな力が遊びにあるからである。緊急時の支援に遊びが有効であることは，IASC ガイドラインにも明記され，2011 年の東日本大震災以降，日本でもその重要性が認識されてきている。プレイセラピーの効果研究からも，遊びには，子どもの心の回復力に寄与するさまざまな力があるとされ，「遊びの持つ治癒力」(Schaefer, 2014) として表１のようにまとめられている。

表１　遊びの持つ治癒力 (Schaefer, 2014)

1）コミュニケーションを促進する
＊自分が体験したことや感情を表現する
＊自分でも気づいていない無意識に触れ，伝える
2）情緒的な健康さを促進する
＊カタルシス，気持ちの発散
＊怖かった体験を能動的にコントロールし，乗り越えられる形に変える
＊楽しさを感じることで，心を健康に保つ
3）社会性を強化する
＊人との絆やつながり，信頼関係，愛着を育てる
4）個人の持つ強みをさらに増強する
＊回復力，創造性，発達的課題の達成，セルフエスティーム強化

震災後，ある保育園の先生から，子どもの様子について，こんな話を伺う機会があった。ある男の子が，震災以降，元気がなくなり，口数も少なく，他の子どもと遊ぶことができなくなっていた。一人で怪獣と兵隊のおもちゃで戦いごっこをするばかりで，先生は心配に思いつつも，その遊びがとても大事なものであると感じて見守っていた。少しずつ仲のよい他の子どもがその戦いごっこに参加するようになり，一緒に遊ぶ中で，元気を取り戻していったとのことであった。遊びを通して，男の子は乗り越えたようだと先生は話して下さった。

この例のように，遊びは子どもが回復するために非常に重要な役割を果たす。この男の子は，遊びの力を使って，自分の体験や感情を表現し，お友達や先生とのつながりを確認し，怖かった体験を乗り越える自分の強さを繰り返し確かめたのだと思う。通常，子どもはプレイセラピーという特別な場でなくても，日常的に遊ぶ中で，自分に必要な遊びの力を自然と使うことができる。言語が発達途上の子どもにとっては，遊びが最も自然な表現方法であるため，大人が言葉を使って自分の傷つきを理解し，人と共有して，つながりを確認するのとまったく同じことを，子どもは遊びで行うのである。

そう考えると，子どもがさまざまな事情で遊ぶことができない場合に，問題が起きやすいことがわかる。たとえば，災害などの緊急事態には，いつも以上に遊びの力が必要であるにもかかわらず，避難所や仮設住宅などの普段と違う環境で，充分に遊ぶことがしにくくなる。そういった場合には，緊急的に遊ぶ場として「子どもにやさしい空間」（詳細については後述）などを子どもに提供し，遊びの力を使いやすいように大人が関わるなど，回復力を支える手助けが必要となる。

2）脳機能と遊び

災害などの辛い体験をした後の脳の働きからも，遊びの意義が指摘されている（Gil, 2006）。通常，私たちは感覚刺激を司っている右大脳半球でさまざまな感覚刺激を感じ取り，その刺激は脳梁（のうりょう）を通って，言語的論理的に物事を分析理解する左大脳半球で理解して対応をする。しかし，私たちの身に危険が及ぶような緊急事態に接した時，とっさに自分の身を守るために，受けた刺激を左大脳半球に受け渡す脳梁の働きを休止し，左大脳半球を働かせないまま，右大脳半球のみで反射的に行動をする。傷つきにまつわる記憶は，通常のように処理されることなく，右大脳半球に貯蔵されたままになってしまう。これが一度の短いできごとであれば，時間とともに通常の脳の働きに戻り，あとからその体験を言葉で振り返ることができる。しかしそれがあまりに圧倒的な体験である場合や，繰り返し起きた場合には，処理されることなく，気持ちや身体感覚といった漠然としたイメージとして残り続け，体や行動や気持ちの問題（子どもの場合には，かんしゃく，お腹が痛い，親や先生から離れないなど）として現れやすくなるのである（Stien and Kendall, 2004；Gil, 2006; 詳しくは「遊びを通した子どもの心の安心サポートマニュアル」（2012）を参照）。これらの問題とされるような反応は，いずれも，大変な体験をした子どもにとっては，処理されないものを処理しようとする，SOSの発信と考えられ，むしろ正常な反応である。処理を助けるためには，感覚を使った遊びで右大脳半球に直接働きかけていく必要がある。子どもの場合には，特に脳の発達の重要な時期であるため，右大脳半球に貯蔵されたままの辛い体験を処理する助けをできるだけ早く，できるだけ多くの感覚を用いた遊びという方法で提供することがその後の発達のために必要とされている（Van Der Kolk, 2005）。

2. 災害後に特に有効な遊び

1）自由遊びでの関わり

実際に災害支援として有効な遊びは，プレイセラピーのアプローチから活用できる。辛い体験をした子どもがプレイセラピーで表す態度として，大きく二つの特性がある（Gil, 2006）。一つは，感情や出来事を克服して乗り越えようとする態度，もう一つは，辛い体験にまつわる感情やそれを思い出すような出来事を避けようとする態度である。この両極の，乗り越えようとする力，避けようとする力は，どちらも子どもが心の平穏を取り戻そうとする正常な反応といえる。

子どもが克服しようとするときには，自分からその話をしたり，先ほどの男の子のように，遊びのなかで自分のペースで体験を表現したりする。こういった遊びを子どもが自由に遊ぶという意味で「自由遊び」と呼ぶことがある（日本プレイセラピー協会，2012）。震災などの災害を体験した後の自由遊びに見られる地震ごっこや津波ごっこなどの遊びはすべて，子どもが辛い体験を繰り返し再現しつつ，克服の方法を模索する，まさに子どもの回復力の表れである。子どもがこのように遊んでいるときには，大人は子どもが回復していく遊びを見守る姿勢が必要である。大人が信頼する相手に話すことで心を整理し，解決に向かう手立てを考えられるのと同じように，子どもも信頼している大人に適切に見守ってもらうことにより，自由な遊びが展開しやすく，遊びの力を発揮して回復に向かうことができる。

自由遊びで遊びの力を最大限に発揮するような大人の適切な関わりとは，子どもの遊びをあれこれ指図せず，関心をもって子どもの遊びに寄り添う姿勢のことをいう。これは，プレイセラピーで子どもとセラピストが基本的な信頼関係を作る上で大事な，いわば子どもの遊びに対するセラピストによる「傾聴」ともいえるもので，プレイセラピーの用語では，指示をしないという意味で「非指示的な関わり」と呼ばれる。非指示的な関わりでは，子どもの大切な表現として遊びを尊重し，子どもの遊びのペースを大事にしながら，内容や気持ちを理解しようと関心を向けていく。遊びの中で子どもが行っていること，話すこと，遊ぶ内容，感じていること，願い求めていることをセラピストが理解しようとしている，あるいは理解していることを示すような言葉かけをしていくことが重要である。

2）構造遊び

子どもが辛い体験の表現を避けようとする力が優勢な場合，あるいは自由に表現することがさまざまな事情で難しい場合には，プレイセラピーではセラピストが遊びの助け舟を少しだけ出すこともある。「非指示」に対して「指示的な関わり」と呼ばれるアプローチである。しかし，子どもが辛い体験を表現しようとせず，避けようとしている場合は，その準備ができていないということであり，無理に表現をさせようとすることは，さらに恐怖感や無力感，恥の体験をさせてしまうことになるため，決してしてはいけない。とはいえ，脳の機能の項目でも触れたように，処理されないままの経験をそのままにしていいわけではなく，遊びという形で子どもがその経験を処理することを助ける必要がある。指示的な関わりとは，無理に表現させることではなく，遊びの持つ力が凝縮された遊び活動や処理されない経験を感覚的に処理するような遊びを，大人がある程度ルールや遊びの枠組みを子どもに提示して，子どもがそれにそって遊ぶことを言う。遊びの構造を大人がある程度決めるという意味で，「構造遊び」（日本プレイセラピー協会，2012）と呼ぶこともあり，さまざまな感覚に働きかけ，コントロール感を子どもが体験できるような遊びを，子どもが直接的すぎる表現で圧倒されることなく，安全な形でできるように援助していくのである。これは，保育園や幼稚園で先生のリードのもと，みんなで遊びを行ったり，親が子どもに歌を教えて一緒に歌ったり，手遊びを行ったりする時にも活用できる。具体的には，リラクゼーションや緊張解消を狙った，身体やイメージを使った感覚に働きかける遊び，替え歌や動きの伴う手遊び歌などで安全や安心感，自分の力を感じられる遊び，親子や大人と子どもが一緒に楽しめるふれあい遊びなどのぬくもりや人とのつながりを感じるような遊び，親子で挑戦を共有する遊び等をいち早く導入していく。どれも，何か特別に難しい遊びというわけではなく，保護者や保育者などの身近な大人が，普段の慣れ親しんだ遊びを活用する。自由遊び，構造遊び共に，詳細は「遊びを通した子どもの心のサポート」（2012）をご参照いただきたい。

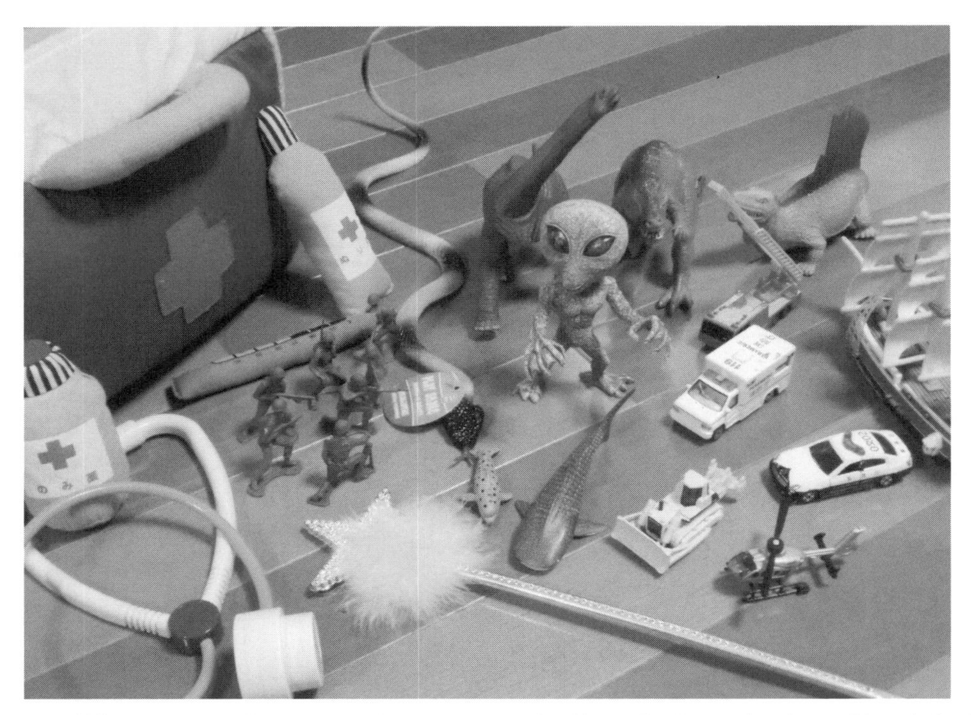

治療する救急セット，戦い守ってくれる兵隊やレスキュー車，怖い恐竜や怪獣，海のもの，希望の魔法の杖

図１　緊急時に役立つおもちゃ

3）おもちゃの工夫

子どもが自由に遊ぶときのおもちゃもまた重要である。おもちゃは子どもにとって，遊びで表現するための単語のようなものだとプレイセラピーでは考える（Landreth, 1991）。やみくもにたくさんあれば良いのではなく，また，何か専用のおもちゃがあるわけでもないのだが，緊急時に子どもがさまざまな体験を表現しやすいよう，必要なジャンルのおもちゃを意識的に準備することが重要である（図１参照）。通常子どものおもちゃとしては，おままごとやミニカー，ぬいぐるみ，積み木などが用意されることが多く，それらももちろん必要だが，それだけでは，子どもが特に緊急時に感じるような，恐怖や怒りの表現には不足である。たとえば恐竜や怪獣，へびなどの強そうな動物や昆虫などのおもちゃがあると，子どもは恐怖や怒り，孤独，悲しさを表現しやすくなる。怖い体験をした子どもにこういったおもちゃがいいのかどうか迷う，という声も聞くが，心配な場合には，大人が寄り添って遊ぶときだけそのおもちゃを使うようにするのもいいと思う。さらに，そういった怖いおもちゃと一緒にあるといいのが，戦いのおもちゃや守ってくれるおもちゃ（兵隊のおもちゃ，パトカー，レスキュー車など），再建や治癒，回復のためのおもちゃ（お医者さんセット，工具のおもちゃ，建設車両など）や，魔法の杖や宝物などの希望をもたらすようなおもちゃである。子どもが体験した災害に特有のアイテムもあると，子どもが体験を表現し，理解することの助けになるだろう。東日本大震災の後には，海の生き物や水色の布などを使って，海や水で感じた怖さを表現し，それを乗り越える遊びが展開していた。

3．特別な配慮が必要なとき

1）癒しとなる遊び，癒しとならない遊び

自由遊びで子どもの遊びに寄り添っている時，また構造遊びでみんなで遊んでいる時，子どもの様子をよく見ることが大切である。先ほどの例で挙げた男の子のように，遊びの中で変化がみられると，遊びの力を子どもが存分に活用して，遊びが癒しとなっていることがわかる。災害後の自由遊びでは，最初は，追いかけられる恐怖感や逃げきれないぎりぎりの怖さ，混乱，破壊などを表現することが多く見られる。それを繰り返すうちに遊びの力によって子どもは回復し，逃げ切れる遊びになったり，戦って敵を倒し勝利する遊びや，助けが現れて救われる遊びになったりする。

そういった遊びの変化がある時，遊んでいる子どもの表情や声の調子，体の動きも，柔らかく生き生きとしてくる。こういう時の遊びは子どもに癒しをもたらし，子どもが安全や達成，解放感を感じる機会となっている。遊びに発展性があるという意味で，こういう遊びを「発展する遊び」と呼ぶことがあり，遊びの力を子どもが使えているため，遊びに非指示的に寄り添うことが最も大事である（Gil, 2006）。

一方，同じように怖い体験を遊びで再現するまま，発展することなく，ただ同じような展開が，何度も何日も繰り返される場合には，遊びが癒しとして働いていない可能性がある。こういった遊びを癒しの起こらない「停滞する遊び」（Gil, 2006）と呼ぶことがある。表2にあるように，発展的な遊びと停滞する遊びでは，子どもの様子が顕著に異なる。停滞する遊びでは，子どもが怖い体験から抜け出す手立てを失っている状況にあると考えられ，大人の手助けが必要となる。まずは，人とのつながりやスキンシップを感じられるような構造的な遊びを意識的に取り入れた関わりをすることで，子どもの回復力が支えられ，全体的な健康さを取り戻す助けとなるだろう。さらに心配な様子で停滞する遊びを続けている場合には，「少し休憩しようか」など優しく声をかけて，気分転換をするきっかけを与えたり，他の活動に誘ったりするのもいいと思う。親や先生など安心できる大人が優しく背中に手をそっと添えたり，手をつないで散歩したり，ぬくもりを感じるようなスキンシップが同時にあるとなおよい。もしできれば，子どもの遊びに自然と参加し，一緒に戦う仲間の役を先生が登場させたり，レスキューが現れるなど，助けとなるような展開を無理強いではなく少しだけ入れてみるのもよいと思う。いずれの手助けをする際にも，子どもが遊びで表現したことを恥ずかしく，いけないことをしたと感じて表現を閉じ込めてしまわないよう配慮が必要である。

表2．発展する遊びと停滞する遊び　（Gil.E, 2006）Helping abused and traumatized children.

ポイント	発展する遊び	停滞する遊び
表情	あり	なし
体の動き	あり	なし
周りとの相互作用	豊か	少ない
遊びの展開	展開，変化していく。 新しい要素が加わる。遊びが柔軟	展開がなく，硬直した遊び
遊んだ後の子どもの様子	解放感や疲労感を示す	緊張感や抑制感を示す

2）乱暴な遊び

子どもが遊びの中で，乱暴で危ない遊びをしたりして，大人が遊びに寄り添うことが難しい場合もある。災害の後など，子どもは，自分の辛い体験の中で怒りや絶望感に圧倒され，適切な表現ができずに，乱暴な言動として表現することが多く見られる。そういった時には，プレイセラピーの重要な技法である「制限設定」（Landreth, 1991）という考え方を適用する。制限設定では，乱暴な行動表現をそのまま許容せず，その背景にある気持ちは受け入れつつも，不適切な行動を他の行動に向けかえるということを行う。たとえば，避難所などで，子ども同士で遊んでいる際の些細な出来事をきっかけに，子どもが言いようのない怒りやいらいらをエスカレートさせ，暴力的な行動をとっている時，その行動は決して許容しない。しかし，その背景にある怒りなどの感情に目を向け，まずは，「どうしようもなくイライラするんだよね」など，気持ちを理解しようと努め，それと同時に，「でも友達は叩かないよ」と許容されない行動を明確に伝えた上で，「このボールを思い切りあの壁にぶつけてみようか」など，誰にとっても安全で許容される他の怒りの表現を提示する。ある避難所で，子どものための遊びと学習の場所作りをしていた団体では，子どもに乱暴さがみられてきた時，その行動は決して許容せず，子どもと同じぐらいの大きなぬいぐるみと格闘する安全な遊びに変えていたとのことであった。その中で，子どもはいらいらしてきたら，自発的にぬいぐるみにその思いをぶつけるようになっていった。プレイセラピーでは，制限設定は，行動を止めるためという以上に，子どもが自分だけでは取り扱えない手に余っている感情を，安心して共有できる大人に理解してもらうことで，その感情はおかしなものではないという保証を得る体験こそ重要と考える。そうして，子ども自身がその感情に向かい合い，理解し，人と共有する勇気を持つことを助けるのである。

停滞的な遊びも，乱暴で危険な遊びも，子どもがその体験を克服することに失敗し，苦しい思いを抱えて抜けだせなくなっていることを示している。そういった場合には，その自由遊びに十分寄り添う時間をいつもよりも意識的に持つことで，子どもの変化の有無を確かめることができる。心配な状況が長く続く場合には，子どもにさらに専門的な援助が必要な場合もあり，医師や臨床心理士などの専門家に意見を求めるのが望ましいだろう。

Ⅳ　子どもにやさしい空間：災害後に子どもの遊びを支える環境を作る

緊急時に子どもの回復力を支えるこういった遊びを提供するためには，いつも以上に工夫が必要となる。「子どもにやさしい空間（Child Friendly Spaces: 以下，CFS）」（UNICEF, 2009; 2013 日本語訳）は，子どもの回復力を支える遊びなどのさまざまな活動を提供する場として，ユニセフなど，緊急時に子どもの支援に関わる多くの国際 NGO により行われてきた心理社会的支援活動の一つである。CFS は，IASC において子どもの支援のポイントとされている，人とのつながり，遊び，学びなどに代表されるような日常生活を取り戻すことを援助し，子どもの環境としての親や養育者を支える場ともなり，幅広い多層的な心理社会的支援を可能にするものである。その目的は，「災害などの緊急事態において，避難した先で子どもに安心・安全な場や子どもの遊びや学びなどの活動を提供することで，子どもの権利や回復力を尊重し，災害が与える子どもへのマイナスの影響をなるべく少なくしていくこと」とされている。設置運営は，専門家でなくても，子どもに関わる人であれば誰でも可能で，重要なこととしては，地域の人々が参加して地域に根ざしたものになっていること，子どもを受け入れ支える活動・場・人から構成されていること，子どもたちもまた共に作り上げていく主体として参加すること，差別や区別なく子どもたちが参加できることなどが挙げられている。

折しも，2011年にはIASCにおいても「子どもにやさしい空間」のガイドライン（IASC, 2011）が発表され，子どもの回復力を生かす場を作る具体的なアイデアや実践例が機関間で共有された。日本でも災害時こころの情報支援センターと日本ユニセフ協会が共同で日本版ガイドブックが2013年に制作された。2011年の東日本大震災では，各地の避難先で地域のさまざまな団体が子どもの居場所づくりを主体的に始めていた。地域社会の必死の底力で子どもたちを支えるCFSが多くあったことは，地域の持つ回復力を尊重することの大切さを改めて思わされる。筆者が関わっていたあるCFSでの出来事である。そこに参加していたお母さんたちが，災害後，いつもとは異なる生活環境での子育てをしている中，辛い体験をした子どものことについて気になることもあったが，わざわざ予約をしてカウンセリングや相談を受けるのはハードルが高く，子どもを連れて遊ぶ場に専門家がいたことで，気軽に話をしやすかったと話してくれた。さまざまな形の心理社会的支援が届けやすい場としてCFSがあることの重要さを改めて感じた出来事であった。

こうした貴重なCFSの場を作った地域の人々は，特にCFSの概念やIASCの原則を学んだわけではなかったが，ただ子どもや保護者の方々の声に耳を傾けて真剣に向き合い，地域に必要なものを考えていたらこういう形になったと語る方が多かったのが印象的であった。そこには，災害支援に限らず，人を支援するために学ぶべき重要な姿勢があると感じる。また，緊急時に作られたそういったCFSは，今も地域で継続していることが多く，CFSは緊急時に限らず，日常においても，子どもと家族を支える場として機能していることは特記すべきことである。東日本大震災以降，不幸にも立て続けに起きたさまざまな災害においても，このCFSの考え方は各地で見られ，全国的に普及する流れになっている。今後も，災害時に限らず，日常においても子どもと家族への支援のスタンダードとして，また，子どもに必要な遊びなどの活動を支える場として広く普及していくことが期待される。

V　おわりに：大人のセルフケアについて

震災後，ある保育園では，こんな変化があった。最初は，大事なものが壊れ，怒りや混乱の遊びばかりを繰り返していた子どもたちの様子だったのが，本稿で述べたようなスキンシップを主に取り入れた構造的な遊びや日課の活動を増やしたり，おもちゃを使った自由遊びに寄り添ったりするなかで，子どもたちの遊びが，治療や再建をするような遊びへと変化し，徐々に通常の外遊びなども増えていったという回復経過をたどったとのことであった。先生方がプレイセラピーそのものを行ったわけではないが，プレイセラピーのエッセンスを活用した関わりによって，子どもたちの回復力を引き出し，さまざまな問題を予防できたのだと思う。

災害などの圧倒的な体験をした子どもたちは，こういった日常的な助けを必要としており，周囲の大人たちに支えられることが重要である。大人たちは，子どもが言葉にならない気持ちに向かい合い，乗り越えようとする場面に日常的に立ち会うことが多くなる。日常の中で遊びの力を意識した関わりをすることは，これまでの保育や子育ての延長にあるもので，とりたてて難しく特別なことではないかもしれない。しかし，大人自身も同様に辛い体験に苦しむ中で，復興という仕事を抱えて，こういった遊びに寄り添うことや，遊びの場を提供することは決して容易ではない。プレイセラピストはその訓練の中で，「自分自身を大切にケアすること」を教えられる。なぜなら，子どもが乗り越えることを支えることは，非常に感情を揺さぶられる体験であり，豊かさと喜びをもたらすものであると同時に，疲弊することでもあるからだ。遊びという言葉によらない表現は，感覚に直接訴えかけ，時間がかかるという特性があり，大人にとっては言葉でやりとりするよりも，忍耐が必要である。どんなに子どもが好きな大人であっても，たとえ専門家であっても，それは疲れることであり，気力も体力も使う。子どもへの支えを行うときには，自分自身をいたわっているかどうかをまず大人が振り返り，自分の休息，楽しいこと，のんびりすることを，いつも以上に意識して日常に取り入れて，元気の充電をしながら，子どもの元気を取り戻す助けをしていくことがとても大切なのだと思う。

文　献

Gil, E.（2006）. *Helping abused and traumatized children: Integrating directive and nondirective approaches,* NY, Guilford Press. 小川裕美子・湯野貴子（訳）(2013). 虐待とトラウマを受けた子どもへの援助. 創元社.

Inter-Agency Standing Committee（IASC）(2007）. IASC Guidelines on Mental Health and Psychosocial Support in Emergency Settings（日本語訳　災害・紛争等緊急時における精神保健・心理社会的支援に関するIASC ガイドライン）https://www.who.int/hac/network/interagency/news/iasc_110423.pdf

Inter-Agency Standing Committee（IASC）(2011）. Guidelines for child friendly spaces in emergencies https://www.unicef.org/protection/Child_Friendly_Spaces_Guidelines_for_Field_Testing.pdf

Landreth, G.(1991). *Play therapy: The art of the relationship,* Muncie, IN: Accelerated Development. 山中康裕（監訳）(2007). プレイセラピー関係性の営み. 日本評論社.

日本プレイセラピー協会・日本ユニセフ協会（2012). 遊びを通した子どもの心の安心サポート　http://www.ja4pt.org/japt_manual.pdf

日本ユニセフ協会・国立精神・神経医療センター・精神保健研究所・災害時こころの情報支援センター（2013). 子どもにやさしい空間ガイドブック　https://www.unicef.or.jp/kinkyu/japan/pdf/cfs.pdf

Schaefer, C. E.（2014）. *The therapeutic powers of play.* Northvale, NJ: Aronson

Stien, P.T., & Kendall, J.（2004）, *Psychological trauma and the developing brain; Neurologically based interventions for troubled children,* New York: Haworth Press.

Unicef（2009）. A Practical Guide for Developing Child Friendly Spaces https://www.unicef.org/protection/A_Practical_Guide_to_Developing_Child_Friendly_Spaces_-_UNICEF_（2）.pdf

van der Kolk, B. A.（2005）. Developmental trauma disorder: Towards a rational diagnosis for children with complex trauma histories. *Psychiatric Annuals,* 35（5）, 401-408.

湯野貴子（2015). 子どもたちのための安全・安心な場所作り―災害時に子どもの回復力を最大限に生かす支援を目指す. 心理臨床の広場, 8（1), 38-39.

湯野貴子（2017). 災害地の子どもとプレイセラピー. 子育て支援と心理臨床, 14, 19-24.

第15章

未就学児療育通所施設における自由遊びの意義について

代　裕子

I　はじめに

筆者は数年前に，ある地方自治体の運営する，未就学児の通所型療育施設の心理支援を，長年担当していた先輩から引き継いだ。月に1～2日，1日6時間の契約である。仕事の内容は，障がいのある子どもたちへの関与しながらも含めた観察による見立て，それに基づいた保育士や看護師らへのコンサルテーション，保護者の希望や必要に応じた言語的なカウンセリングや臨床動作法を用いたからだとこころのケアなどである。臨床心理士の他，言語聴覚士，理学療法士，作業療法士，音楽療法士も専門相談員として筆者と同様の勤務形態で支援に参加している。年に一度，専門相談員全員が助言者として参加する施設全体の事例検討会が行われている。

子どもたちは，個別の支援計画に従って，週1～3日保護者と一緒に通所する。9：30～11：50の午前中3コマは，保護者と一緒に小集団で運動・音楽リズム・散歩などのからだを大きく使う活動や，描画・制作・絵本や紙芝居等の鑑賞・知育系の道具を使う課題などの机上活動のプログラムに参加する。お弁当を挟んで13：00～13：45の午後1コマは，保護者は別屋に集まりお茶を飲みながらグループでおしゃべりし，子どもたちは保育士らと自由遊びをしたのち，帰りの集まりをして終わるという流れになっている。

筆者は，出勤した日の朝に，当日通ってくる子どもたちとその家族の近況や，今保育士らが狙いとしている子どもごとの目標や，支援している中で困っていることや迷っていることなどについてクラス別に担任から話を聞く。筆者はそれに基づいて，活動の様子を観察したり，別室で保護者と個別に関わったり，保護者グループに臨床動作法を応用したストレスマネジメントワークのガイドをしたりする。利用者が帰った後，再びクラス別に，担任らと子どもたちや保護者についての見立てを共有し，今後の支援方針について話し合って終わる。

筆者は，これらの仕事を通して，療育プログラムに従って課題に取り組むことの他に，午後の自由遊びがあることが，子どもたちに大変重要な発達促進的効果をもたらしていることを実感するようになった。また，課題の最中であっても，ルーティーンから外れて，子どもたちの主体的で自由な動きを大切にしたことによって，結果として子どもたちの大きな成長が促されたという経験もした。本稿では，そうした事例を二つ紹介し，その意義について考察したい。

Ⅱ　事例と考察

1．事例A

1）4歳児クラスのA君

A君は女の子と見間違うような色白の可愛い顔立ちの比較的大人しい男の子である。専門医により，軽度～境界線の知的障がいが疑われ，自閉スペクトラム症（ASD）の診断を受けている。以下，A君の主な様子をいくつか示す。言葉を聞き取り簡単な指示に従うことができる。返事や挨拶，二語文程度を話すことができる。相手と目を合わせるのは苦手のようである。小集団活動では，主張の強い子や動きの激しい子がいると，安全な距離を測って様子を見ながら，自分のしたい動きを安全なスペースで行う強さがあった。睡眠不足や体調不良などで気持ちが乗らないと，その場で固まってしまったり，床に寝転がって指を吸うことに引きこもったりして，活動に参加できないことがあった。無理強いしようとすると，泣き叫んで拒否し，ますます床と指の世界に引きこもっていく。ひとり遊びの場面などでは，ごっこ遊びをしているような会話形式の長文を表現していて，内容もかなり理解できるが，細かい言い回しなどは不正確なようである。

母親は専門職の資格を持っていて，最近復職した。A君には穏やかな調子ではあるが比較的厳しく声をかけ，その様子から，A君が集団行動に乗れるように，課題にしっかり取り組めるようになってほしい，という母親の強い願いが伝わってくる。就学も通常級を強く希望している。担任から，専門相談員の個別相談があることを伝えても，「うちはいいかな～」などと断り続けていた。おそらく，かつて専門家に相談を受けた時に傷ついたり嫌な思いをしたりした経験があるのだろうと推測された。

その日の午後の自由遊びでは，保育士が見守る中，A君はひとりプラレールで遊んでいた。SLの引く車両と，新幹線の二編成を動かしながら，二つを擬人化して会話しているようで，こしょこしょとしきりに言葉を発していた。正面衝突してSLが脱線し，「大変○ § 〒※☆♨～助けて▲♡❀＃♂～」などと小声で叫ぶと，別のSLが「×◎ &%～今助けてあげる$%¥∈～」と駆けつけてくれてケアし，脱線したSLが再び走り出すということを何度も繰り返していた。その場で，保育士は以下のように話した。「最近このような遊びが多い。母親がこの様子を見ている時には，A君の表しているストーリーを建設的で健康的な方向に誘導するような声掛けがあり，A君はそれを素直に取り入れている。午前の療育プログラムでも常にそのような調子で母親が介入しており，A君も素直に従うことが多く，その成果もあって最近は随分適応的な行動ができるようになっているのだとは思う。けれども，そうした母親の声かけをA君はストレスに感じているのではないか。母親のいない午後の自由遊びでは，A君の自由な表現に任せるべきか，母親の要望に沿った介入をこの時間にも継続すべきか迷っていて中途半端な対応になってしまっている」保育士の気持ちを確認すると，できればA君の自由にさせてあげたいとのことだった。

そこで筆者は，今は試しに完全にA君の気持ちに沿うようにお付き合いしてみることを提案した。すると，それまでは保育士の声掛けをほとんど無視してひとりで遊びを進めていたA君であったが，ときどき挟まれる筆者のA君の気持ちを推測する言葉掛けによく耳を傾け，自分が今しているのはまさにそういうことだと筆者に伝えてくれているかのように，目を合わせるようになった。しばらくして，脱線した拍子に外れてしまった車両を何度か自分でつなげ直そうとしてうまくいかず，少し離れて見守っていた筆者のところに持ってきたので，<私につなげるのを手伝ってほしいのね？>と確認してからつなげてA君に返した。それまで引きこもるようにして遊んでいたA君が，遊びの中に筆者を参加させ交流してくれたと感じ，筆者はとても嬉しくなり，保育士も驚いて喜んでくれている様子だった。次の瞬間，A君は何も言わずにくるりと踵を返し元の場所に帰っていくので，筆者はついうっかりと，<ありがとうは？>と後ろから声をかけてしまった。するとA君は，非常に腹を立て絶叫し，せっかく繋がった車両を思い切り引きちぎって床に叩きつけたのである。

A君の強い表明で，すぐに自分の失敗に気づいた筆者は，<そうか，ごめん！先生はA君の気持ちを大事にしてくれる人だと思って安心していたのに，急にありがとうは？ なんて言うからびっくりちゃったんだね。そんなこと言わないでって言いたいのね。よくわかった。本当に悪いことしちゃった。本当にごめんね。もうこれからはこんなことしない。約束するよ。>と慌てて伝えた。A君は怒りに満ちた強い表情で筆者を見ていたが，1分ほどで落ち着きを取り戻し，再び元の遊びに戻った。筆者もそれまでどおり，共感的な声掛けを続けると，A君はきちんとアイコンタクトを取ってくれた。筆者の大失態をA君は寛大にも許してくれたようだった。

2）A君の自由遊びについての考察

A君はこの時期，午前の療育プログラムや，普段の幼稚園での活動の中で，精いっぱい頑張って指示に従い集団に適応する方向への指導に乗ろうとしていた。しかし，その過程でさまざまの傷つきや哀しみや苦しみを経験しており，それらを何とかして修復しもっと頑張るためにも，施設での自由遊びの時間を使用していると考えられた。この遊びに母親が関わっている時には，その期待に応えたくて誘導に従うが，保育士との関係では，従わなくても大丈夫と判断し，支持を受けても無視して進めていたと考えられる。筆者の関わりでは，A君の意図と方向性が一致したので，ひきこもらずに一緒に遊ぶような動きの萌芽が見えた。筆者の失敗で，A君のその意図はますます明らかとなった。

遊びの内容については，ゆっくり走るSLにA君自身の姿を重ねているようにも感じられた。何度も繰り返し傷つき倒れるが，必ず助けが来て立ち直り走り続けることができる。ここにA君の苦しみや切なさ，そして希望と決意が表現されていると考えられないだろうか。また，助けてくれる別のSLには，保育士らの存在が重ねられているのかもしれない，という印象も頭をよぎった。まさに今A君はそのように疲れて悲しく辛いけれども必死で頑張っているのだと，保育士にも自分自身にも示し，これからも頑張り続けるのだという意思を表明しているように感じられてならなかった。

自閉傾向の強い場合は，投影は起きないとする考えもある。しかし，この遊びでは，SLたちの会話には，単なるどこかで経験した記憶の再現を超えて，A君の気持ちが表現されている部分があるように筆者には感じられた。森（2005）は，自閉症と診断された子どもとの心理療法の経過を詳細に描き，体験の再現や常同行動とも取れる子どもの言動に，治療者の情緒体験を手がかりとして対象関係や転移に読み変えて共有する中で情緒的通いあいが生まれ，治療外の現実でも適応的に成長することを示した。A君にとっては，この自由遊びの時間が，心理療法的に機能しているのではないかと考えられる。おそらく保育士らは，A君の気持ちをしっかりと受け止めることができていたために，自由に遊ばせてやりたい気持ちが強かったが，母親の気持ちも大事にしたいと思い迷っていたのであろう。筆者の見立てと提案により，保育士らは確信を持って関わることが可能になったと考えられる。

この見立てを保育士らスタッフと共有し，担任から母親にもあらためて伝え理解を求めた上で，自由遊びではA君の気持ちを可能な限り受け止めるようにするのがよいだろうと話し合った。そうすることで，日常の頑張りをより促進できる上に，自由遊びの中で保育士とのやりとりが深まり，対人コミュニケーションや言語発達においても，より深いレベルでの成長が見込める可能性があると考えられた。

もっと，A君が余裕を持って，それ自体を楽しく思えるような適度なプログラム編成に修正するとか，保護者に対して進路を特別支援学級などの方向に考え直してもらうような提案を進めていくという選択肢もあるかもしれない。しかし，それには母親の傷つきを充分にケアし理解を求めることが必要で，相当な時間を要すると考えられた。現状の筆者の勤務状況でそれを行うことは難しいと判断したので，この時点でA君にできる最良の支援は，午後の自由遊びに充分付き合うことであると考えた。

3）その後のA君の様子

3カ月後，A君の自由遊びを見る機会が得られたが，言葉が大変はっきりし，目はまだなかなか合わないものの，保育士とコミュニケーションしながらミニカーをたくさん使ってタワー駐車場で遊ぶ様子が見られ，その成長ぶりに筆者は目を見張った。するとほどなく，1歳年下のクラスのB君がそこに勢いよく走ってきて，A君がそこに存在していないかのように手を出し遊び始めた。A君は怒って「ダメ！」「やめて！」と主張し，取られたミニカーを取り返そうと手を伸ばすことができた。以前だったらその場を去って泣いたり床に張り付いて指を吸ったり別の遊びを探したりしていたので，大きな成長であると感じ，筆者は強い感動を覚えた。B君はミニカーを返すこともせず，かえってA君をはたこうとしたので，A君も負けずにB君に殴りかかっていくことができた。筆者はますます感動した。そこで保育士が止めに入り，B君に「A君が遊んでるんだから，A君に貸してって聞いて，いいよっていわれてから使わないとね」と指導すると，B君は「貸して，いいよ」と自分で両方言って遊びを続けた。しかしA君はひとつのミニカーを「いいよ，はい！」と貸してあげることができたのだったが，B君はそれを受け取っただけでなく，全部を使おうとするので，A君は我慢ならずに抵抗して取り返そうとした。しかし結局は力負けして天を仰いで泣き出し，悔しそうな表情が豊かに表現されていた。保育士が「よしよし，A君とっても悔しいよね」と声をかけると，A君は保育士の膝に座ってさらに大きな声で泣いたが，1分ほどで泣き止み，落ち着きを取り戻すことができた。そしてその場をあきらめてB君に譲り，自分はプラレールで遊び始めた。それまでＡ君の存在が眼中にないように見えたＢ君だが，この時ふとＡ君の行方を目で追い，その様子に何事か感じているような表情を一瞬だけ見せた。

また何カ月か後にこのふたりに出会う時には，お互いにもっと成長しているに違いないと，筆者はとても楽しみになった。

2. 事例Ｃ

1）3 歳児クラスのＣ君

Ｃ君は小柄で，くりりんとした丸い大きな瞳を見開いて周りをよく観る，巻き毛と長い睫毛の印象的な愛らしい男の子である。言葉はよく出るようになっていたが，集団に入るのが苦手でこだわりも強く，専門医から ASD 傾向を指摘されていた。以下，Ｃ君の主な様子をいくつか示す。自分の行動の見通しをはっきりとイメージし言葉にすることができるが，それが崩れる時のショックが大きく，パニックを起こし泣き叫んでしまい立ち直りに時間がかかりすぎて活動が全うできないことが多い。同じクラスのＤ君が，ちょこまかと予測のできない行動をし，独自の言葉を早口でまくし立てるので気持ちを伝えあいにくいため，Ｃ君にとっては怖いと感じる様子で，いつも警戒していた。

Ｃ君の母親は，おっとりした笑顔の優しい女性で，怖がりのＣ君を心配しつついつも優しく見守り，立派に安全基地の役割を果たしていた。

それは，午前中の運動遊びのプログラムの時間だった。梯子や蛇腹のトンネルや滑り台などの大きな遊具を組み合わせたコースを，名前を呼ばれた順にお手本に従って進んでいく課題に取り組んでいた。メンバーは，Ｃ君と，彼の苦手なＤ君，体が大きくて力が強いが動きがゆっくりでわかりやすく，Ｃ君にとっては安心なＥ君の 3 人だった。3 人がひとりずつ順番に名前を呼ばれ，1 巡目はなんとか保育士や母親の手を借りながら，順番にクリアすることができた。しかし，体を動かすのが嬉しすぎて興奮してしまったＤ君が，課題を無視して部屋を走り回り始めた。Ｄ君の順番になって名前を呼ばれても，彼は振り返ることもしなかった。

実はＤ君，少し前までは大変動きが少なく，いつも隅っこで，お尻に根っこが生えているかのように座り込んだまま，決して母親から離れようとせず，母親が少しでも離れると大泣きしてしまってあまり活動には参加できずにいたのである。最近になって，ようやく活動的になるとともに，母親から離れることもできるようになり，皆でその成長を喜んでいたところだったのだ。そうであればこそ，いたずらにＤ君を制止するとか，強く指導するようなことは，誰も望んでいなかったのである。

そこで保育士はＤ君を抜かしてＣ君を呼んだが，Ｃ君は，予測のできないＤ君の動きから目が離せずスタート地点で固まってしまった。さて，どうするか。通常は滅多にそういうことはないのだが，保育士の判断で課題はそこで終了とし，それぞれ自由に遊んでいいことになったのである。

Ｃ君はＤ君の様子を大変気にしてびくびくしながら，Ｄ君からずいぶん離れた隅っこで遊んでいたが，ほどなくＤ君が悪気なく突進してきた。Ｃ君は必死の形相で「やめて～！こないで～！」と叫びながら自分が後で倒すつもりで一所懸命に立てた背よりも高い円柱を倒されまいと支えていた。しかしそれはあえなく倒されてしまい，Ｃ君は床に突っ伏して絶望的に泣き叫んだ。泣き叫ぶＣ君をよそに，Ｄ君はそのまま走り去り，滑り台とトンネルで何事もなかったかのように遊び始めた。Ｃ君は床から母親の膝に移動し，哀しそうに思い切り泣きながら，Ｄ君の様子を確かめるように時々振り返った。保育士は，Ｄ君にＣ君が悲しんでいることを伝え，Ｄ君の母親も申し訳なさそうにＣ君と母親に何度も謝った。Ｃ君の母親は大丈夫といって，Ｃ君を撫でさすりながら優しく慰めていた。Ｄ君に微塵も悪気のないことはみな理解していたし，Ｃ君の悲しみや悔しさも皆で共有していた。

すると，それまでひとりで別の遊びをしていたＥ君が，Ｄ君の方を振り返ったＣ君に向けて，滑り台の奥から脅かすように「わあっ！」と叫んで飛び出してきて，またすぐに奥に引っ込んだのである。びっくりしたＣ君はＥ君の出てきた隙間に目を凝らした。するともう一度Ｅ君は「わあっ！」と言いながら飛び出してきてまたすぐに引っ込んだ。Ｅ君がその動きを同じタイミングで何度も繰り返すうちに，次第にＣ君は笑顔に変わり，声を立てて笑い出した。母親の膝から離れ，Ｄ君の様子も慎重に確認しながら，滑り台に近寄って飛び出してくるＥ君を捕まえようとし，遊びを楽しんだ。すぐ近くをＤ君がマイペースで滑り台を滑ったりトンネルをくぐったりしてうろちょろしていたが，Ｃ君は徐々に怖がらなくなり，Ｅ君と楽しみながら，時々Ｄ君とすれ違ったり鉢合わせにぶつかったりすることも遊びの一部として受け入れた様子で，そのたびに声を立てて笑うようになった。最終的には，３人とも笑顔ではしゃいでいる状態となり，母親たちも保育士たちも筆者も非常に感動し，温かい気持ちに包まれた。

2）Ｃ君たちの自由遊びへの考察

このセッションで，子どもたちの素晴らしい力が発揮されたことはいうまでもない。その力の発揮できる空間を，大人たちが見守り支えたことも，見逃してはならない大変重要なポイントであると考えられる。

Ｄ君の行動は，Ｃ君にとっては迷惑なものであったし，自分の行動が周りにどんな影響を与えているかについて一向に気にする様子もなく嬉しそうに走り回り続けた。

大人たちは，Ｄ君が新しい経験に興奮し喜びに溢れている気持ちも，Ｃ君の悲しい悔しい無力感も，全身で受け止め，持ちこたえ，それぞれにどうすべきか思いめぐらしながら子どもたちと同じ時間と空間を共有していた。そこに天使が舞い降りたかのように登場してくれたのがＥ君であった。そのアイディアは，大人たちには思いもよらない画期的なものであった。なんと優しい，おおらかな，前向きな，立派な行動であることか。

Ｅ君の誘いに応じ，最終的にはＤ君も仲間に入れてしまうことができたＣ君の心の成長も見事であった。予測できないアクシデントも多い外界への柔軟な適応を，この遊びをとおしておそらく初めて体験することができたと考えられ，このような積み重ねが，彼をさらなる成長に導くであろう。Ｄ君にも，このような友だちとの経験を重ねることで，周囲の気持ちに気づき，コミュニケーションを取れるようになる日が訪れるかもしれない。もちろんＥ君も，ムードメーカーとなるような感受性の豊かさ，優しさ，明るさに自信を深め，さらに成長を重ねてくれるに違いない。

Ⅲ　まとめ

ウィニコットWinnicott（1971）は，「遊びこそが普遍的であり，健康に属するものである。すなわち，遊ぶことは成長を促進し，健康を増進する。また，遊ぶことは集団関係を導く。また，遊ぶことは精神療法のコミュニケーションの一形態になりうる」と述べている。ここに挙げた子どもたちの遊びは，まさにそのようなものであったと考えられる。遊びがそのような力を発揮するためには，“自由であること”が重要であった。安全で安心な空間が，保育士らによって守られ，そのために必要な最小限の言葉かけだけが与えられ，決められた課題も叱責も強制もなかった。そこで，子どもたちは，今まさに自分が直面している課題，伸ばしたい力を，主体的に遊びの主題として選び表現する。その選択は見事としか言いようのないものである。それは，精神分析的心理療法における，自由連想の技法と通じるものとも言えるだろう。

そして，子どもたちが選んだ遊びに寄り添う保育士らは，子どもたちがそこで表現する情緒に共感し，そのことを言語的にも非言語的にも，意識的にも無意識的にもあらゆるレベルで伝えていた。そのような照らし返しによって，子どもたちは自分の心に向き合い，理解し，次のステップへと向かうことができるのである。

スターンStern（1985）は，誕生直後から言葉を話すようになるまでの乳幼児の対人世界において，四つの「自己感」の発達に対応して「かかわりあいの領域」が変化し，コミュニケーションが豊かになっていく過程を論じ，その発達の促進には，生物学的な能力の発達のみならず，乳児と養育者とのかかわりあいも重要な役割を果たしているとした。生後2カ月くらいまでの乳児は「新生自己感」の形成期にあり「新生かかわりあいの領域」において対人世界を体験する。この時期の乳児は，一貫した自己の感覚をまだ備えているようには見えないが，「両親は，乳児が将来そうならんとしている状態に合わせることにかけては，実に見事なエキスパートです」と述べ，両親は「あたかも乳児が自己感を持っているかのように，」「意図や動機，そして動作の主導権をもつかのように」ふるまう。すると生後2カ月くらいから生後7～9カ月ぐらいまでの間に，自己と他者を区別し，「他者と共にある自己」の感覚も明確となる「中核自己感」が形成され，「中核かかわりあいの領域」へと対人世界が広がる。「中核的かかわり合いの領域」では，乳児は他者との社交的交流に没頭する。この時期の養育者は，“赤ちゃんことば”などを用いて，乳児の感覚に合わせながら，乳児がおとなの行動に注目し，遊ぶことができるようにする。遊びの中で，自己と他者の違いや共にあること，お互いに影響し合うこがどんどん明確になっていく。そこから15カ月くらいまでの間に形成されるのが「主観的自己感」であり，「間主観的かかわり合いの領域」である。ここで乳児は，「自分にも他者にも心があることを発見する」。お互いの心の中で，「よく似たこと」が起こっていると発見することにより，心的親密感が体験される。このためには，「注意の的」，「意図」，「情動状態」を共有するような養育者のかかわりが必要である。とりわけて，母親が乳児の自発的な情動状態に「調律」することが，他者との感情の共有や芸術体験や言語の使用へと進むに「欠かせない発達上のステップである」と述べた。これが次の「言語自己感」と「言語かかわり合いの領域」の形成につながると論じられている。

幼児の療育活動においても，子どもがどの発達領域にあるのかをよく観察して見極めることにより，自発的な遊びの中で，次の発達段階へと誘うために最も効果的な関わり方はどういうものかを，保育士らが選択していくことができると考えられる。

このような「自由遊び」の意味や重要性を保育士ら支援チームがよく理解できるようにわかり易くわれわれ専門家が伝えることが大切であろう。また，保護者らの中には，「自由遊び」を単なるストレス発散の時間とか，悪くすると，そんなことよりももっと机上の訓練に時間を使ってほしいと考える人もいる。しかし，そうではなくて，「自由遊び」こそが，最も重要で，子どもが一番成長発達できる時間であるということを知ってもらえるように，丁寧に伝えていく必要があることも忘れてはならない。

文　献

森さち子（2005）．症例でたどる子どもの心理療法―情緒的通いあいを求めて―．金剛出版.

Stern, D.N.（1985）. *The Interpersonal World of the Infant:A View from Psychoanalisis and Development Psychology*. Basic Books. New York. 小此木敬語・丸田俊彦（監訳）神庭靖子・神庭重信（訳）乳児の対人世界―理論編―．岩崎学術出版社.

Winnicott, D.W.（1971）. *Playing and Reality*. London. Tavistock. 橋本雅雄（訳）（1979）．遊ぶことと現実．岩崎学術出版社.

第４部

さらなる発展領域

――親であること，自分であることを支える営み

第16章

親になっていくこと，セラピストになっていくこと

――タビストック方式乳幼児観察が支えるもの――

脇谷順子

I　はじめに

近年，子どもの虐待の報道がなされない日はないと言っても過言ではない。そうした状況は，子どもへの虐待がなされ続けていること，そして，子どもへの暴言や暴力は「しつけ」ではなく虐待であるという認識が社会で共有されつつあることの証でもあるのだろう。なぜ，親[注1)]は子どもを虐待するのだろうか。現在のところ，子どもへの虐待は，世代間連鎖，手続き記憶の影響，夫婦･カップル間のDVとの関連などが明らかになっている。世代間連鎖については，フライバーグ他 Fraiberg, et. al.,（2003）の「赤ちゃん部屋のおばけ」に克明に記述されている。手続き記憶の影響については，たとえば，平井（2018）が“関わりのパターンの記憶……想起が難しいだけではなく，過去のやり取りをもとに現在のやりとりを判断し実行していく際に，モデルとして働き，対人関係の無意識的過程を構成していると考えられる”と説明している。子どもの虐待と夫婦・カップル間のDVとが密接に関連していることは，複数の虐待事例からも浮き彫りになってきている。

「産後うつ」について，以前よりは知られつつあるように思われるが，日本において，妊産婦が亡くなる原因のトップが自死であることは看過できない[注2)]。特に授乳期には，授乳やおむつ替えなどのお世話で，昼夜の区別がなくなる中で親は生きていく。ラスティン Rustin, M.（1989）は，“親の許容量を超えてしまうぐらいの混乱と汚れたものであふれかえる”ような日々を送る中，“乳児はいろいろな欲求を自分に向けてくる”と親は体験すると描写し，そうした中，特に母親は脅かされているように感じると述べている。妊娠，出産，育児という，心身と環境の大きな変化に母親が適応していくには，さまざまなサポートが必須であり，母親のニーズにあった支援が

注1）本稿では，子どもの保護者，養育者を代表して親と表現する。

注2）朝日新聞デジタル（2018年9月5日）の記事によると，厚生労働省研究班（代表＝国立成育医療研究センター研究所の森臨太郎部長）による国の人口動態統計をもとにした調査によると，2015年～2016年に妊娠中や産後1年未満に死亡した妊産婦357人のうち，自殺は10二人，他の死因は心疾患28人，脳神経疾患24人，出血23人などと報告されている。

行われることが不可欠である。

本稿では，子どもを育てている親に対して，臨床家ができることについて述べてみたい。その際，親になっていくことや親であるという体験について，精神分析的観点から見ていきたい。まず，親になっていくことに含まれる心理的な体験について，次に親になっていくことを支えるものについて述べたい。そして，子どもと家族の心理療法の訓練の一つであるタビストック方式乳幼児観察を紹介し，親子の関係性の変化を支えていく観察者の役割についてみていく。さらには，親になっていくこととセラピストになっていくことに共通していることについても述べる。最後に，筆者の乳幼児観察体験について触れてみたい。

以上について，乳幼児から青年と家族の精神分析的心理療法を専門とする私の視点，そして，タビストック方式乳幼児観察を経験し，現在は乳幼児観察グループのセミナーリーダーを務めている私の経験から書き進めていきたい。

Ⅱ　親になっていくことや親であるという体験

1．親になっていくこと

「親」，「母親」，「父親」という言葉は名詞であり，固定しているかのような印象を与えがちだ。しかしながら，心理的には人は時間をかけて親になっていく。そして，子どもの発達に伴い，親の役割や親子の関係性は変化し続ける。親であることは現在進行形的な性質をもつと言えるだろう。ウィニコット Winnicott は，“赤ちゃんはいない。赤ちゃんと母親がいる”と述べた。近年，脳科学の分野で，赤ちゃんを実際に育てる経験を通して人の脳も変化し，親になっていくことが証明されている[注3]。現代的には“子どもはいない。子どもと親がいるのだ”とも言えるかもしれない。ここでは，精神分析的な観点から，親になっていく体験について，次の３点から考えてみたい。

①乳幼児心性，原初的不安に持ちこたえること
②三者関係，および，排他的二者関係の外にいることに持ちこたえること
③前・非言語的コミュニケーションを理解すること

1）乳幼児心性，原初的不安に持ちこたえること

乳幼児心性の特徴として，混沌，飢餓・渇き，貪欲さ，原初的不安，無力さ，羨望，ライバル心，攻撃性，スプリッティング，乳児的万能感などがあげられる。乳幼児心性や原初的心性とよばれるものは上記のような言葉で記述されはするが，実際には未分化で混沌とした性質のものだろう。ラファエル－レフ Raphael-Leff（2008）が，“赤ちゃんは大人の防衛を解除させ，親に無力感，ひもじさ，欲求不満，腹立たしさ……などをいやおうなしに再体験させるが，これは大人にも存

注3）2016 年放送の「NHK スペシャル　ママたちが非常事態！？」の中で，脳科学分野の研究が紹介されている。

在している感情である”と述べているのを田中（2019）が紹介している。そのような心性は，乳幼児だけではなく，大人の心の中にも存在しており，育児の中で刺激され，強まったりすると考えられている。

ラスティン（1989）は，親が乳幼児的心性に触れるときの情緒的体験を“衝撃”と表現している。親自身の子ども時代の体験，自身の親との関係性，パートナーとの関係性，社会的，および経済的状況などさまざまな理由によって，親（大人）の心のコンテイニング機能が十分に発達していないことや機能不全は生じ得る。そのような場合，赤ちゃん，あるいは育児による情動的体験の“衝撃”に耐えること，そして，“衝撃”から心が回復することは難しくなる。

2）三者関係，および，排他的二者関係の外にいることに持ちこたえること

人と人との関係性における三者関係の難しさは永遠のテーマとも言えるだろう。子どもを育てるということは，夫婦から両親としてのカップルへ，そして，子どもを含めた三者の関係性へと移行していくことでもある。スターン Stern（1995）は，母親であることを発達段階的なものとして捉えており，乳児－母親という二者関係から，父親[注4)]やきょうだいも含めた三者関係へと徐々に必然的に移行していくことを描写している。

赤ちゃん誕生後，特に母子の授乳場面では，父親は「疎外」を経験することが増える。ウィニコットは，出産間もない時期，母親が赤ちゃんに没頭することを“母親の原初的没頭”と呼んでいる。そのような，母子が一体になったかのような時期を経ても，授乳時は母子の身体的密着度は高い。母親は胎内で子どもを育て，出産後は授乳の主な担い手になるが，父親は心理的にも実際的にも一歩引くポジションになりがちだ。そうした父親の中で疎外感や無能感が高まると，母子カップルと父親という構造が固定化されるといった悪循環が生じやすく，三者関係への移行は難しくなりやすいと言えよう[注5)]。

授乳において母親は，自身の内から出る母乳，あるいは，自分が差し出すミルクを赤ちゃんが無心に，そして旺盛に取り入れることによって，自尊心が満たされやすい。しかしながら，母親が情緒的に支えられていなかったり，何らかの事情ゆえに内的資源が乏しいとき，赤ちゃんのもつ旺盛な生命力は，貪欲さと感じられたり搾取されるかのような体験にもなり得る。そして，父親[注6)]の心の中の内的赤ちゃんにとっては，他の赤ちゃんに母親の乳房，関心，ミルクが与えられ，自分の分がもらえない，あるいは横取りされるかのように体験されることも生じ得る。その結果，フラストレーション，不安，怒りなどが高まりやすくなるようだ。これは，虐待において，父親が子どもに食事を与えないことが起きやすいことと関連しているのかもしれない。父親から子どもへの虐待は，父親の中の乳幼児部分の激しい行動化（虐待）として，捉えることも可能だろう。

注4）本稿では，母親のパートナーを代表して，父親と表現する。

注5）親子や家族における“母子密着と父親不在”といった力動は心理療法の場でも無意識的に繰り返されやすい。そのため，両親がいる場合は，子どもや親子との心理療法において，特に導入時期における父親も含めた面接の実施，そして，子どもの個人心理療法のためのアセスメント面接のフィードバック時，および，子どもの心理療法において実施する学期に一度の保護者との振り返り面接は，両親と行うなどの工夫が必要であろう。

注6）継父やパートナーも含まれる。

3）前・非言語的コミュニケーションを理解していくこと

赤ちゃんの主なコミュニケーション手段は，音声や泣き声や表情や身体の動きといった非言語的なものである。親（大人）は，赤ちゃんの身体，表情，振る舞いなどに意図や気持ちが含まれており，言葉以外の方法で赤ちゃんはさまざまなことを表現し，伝えていることを理解する必要がある。そして，赤ちゃんの意図や気持ちを想像したり，理解したりするための親の心の機能が発達していることも必要になる。非言語的なコミュニケーションに再び，あるいはより開かれていくことも，親になっていくことに伴って変化していくことの一つと言えよう。

2. 親になっていくことを支えるもの

命を育んでいく喜びはかけがえのないものだろう。また，親が赤ちゃんに感じる愛情と赤ちゃんから親に向けられるひたむきな信頼感の相互作用の中で育まれていく親子の情緒的絆は何ものにも代え難いものであろう。一方で，子育てにおいては子どもの年齢が幼いほど，子どもの命に対する親の責任は大きく，親が感じるプレッシャーも大きいと言える。親を支えるのはどのようなことだろうか。次の２点について述べていきたい。

①育児の協働と幅広いサポート
②外的，および内的対象とのコミュニケーション

1）育児の協働と幅広いサポート

本来，育児は共同で行うものである。都市部などを中心に，核家族化や地域での交流が乏しい環境の中で育児は行われているが，それは人に備わっている性質から大きく外れていることが指摘されている[注7)] グリーン Green（2000／2019）は，母親の心理面に着目し，母親が十分なサポートを得ることは，母親の大人としての同一性の感覚の維持や回復にもつながると指摘している。また，グリーンは，母親は母性的な人物像から評価され，支えられ，援助され，導かれ，認められていると感じたいというニーズを持っていることを示し，母親が心理的に十分に「抱えられている」ならば，母親自身の母性的機能は促進されるとも述べている。育児は親や家族の中の大人たちが中心的な役割を担いながらも，家族メンバーや近隣や地域の人たちが何らかの役割を担いながら共同していくことが，育児の自然な姿のようである。

2）外的，および内的関係性とのコミュニケーション

虐待のほとんどは，閉ざされた空間，そして閉ざされた関係性の中で起きている。ほどよく機能している家庭は，家族メンバーどうし，そして，家族メンバー外の人たちとのやりとりに開かれている。しかしながら，虐待が起きている家庭では，家族間の対話的コミュニケーションは乏しく，家族外の人たちとの関係も希薄で，家族メンバーそれぞれが深刻な孤立状態にあると言える。

精神分析的な考え方では，人は現実の人間関係と同様に，心の中に内的対象関係をもつと想定

注7）一例として，NHK スペシャル「ママたちが非常事態！？」の中で，京都大学霊長類研究所の松沢哲郎氏が解説している。

されている。人の心の中にはさまざまな年代の対象，たとえば，「大人」，「父親」，「母親」，「青年」，「子ども」，「赤ちゃん」がいることになる。そして，内的な対象どうしの関係性があると同時に，人は心の中のさまざまな内的対象とコンタクトしていると考えられている。

親は目の前にいる赤ちゃんと，心の中の「赤ちゃん」の両方と関わっていることになる。外的な関係性と内的対象との関係性は相互に影響しあう。ゆえに，親が自身の心の中の「赤ちゃん」に関心をもつことと現実の赤ちゃんに関心を向けることは呼応している。

グリーン（2000）は，“母親は，赤ちゃんに対する応答を通して，赤ちゃんは自分にとってどのようなことを意味しているのか，それが自分自身の生い立ちの痛みを伴う側面にどのようにつながっているのかを考え始めるだろう。そして，自分自身の過去と赤ちゃんの双方に対して，新しい内的適応をなしていくことなる”と述べている。現実の赤ちゃんを育てることを通して，親の心の中の「赤ちゃん」も内的な親子の関係性も変化し得る。そうした変化は，現実の赤ちゃんと親の関係性の変化ももたらし得る。

幼児期のトラウマ体験も含めて，さまざまな理由や状況ゆえに心が硬直化し，現実の人との関係においても内的な対象との関係においても，対象に関心をもつことやコミュニケートすることが難しくなっている親たちもいる。そのような状態にある親そして親子には，非言語的なコミュニケーションに含まれている情緒的な意味や，内的対象関係を見ていこうとする精神分析的心理療法が一助になると思われる。

Ⅲ　タビストック方式乳幼児観察が支えるもの

1．タビストック方式乳幼児観察と親子支援

子どもへの心理的支援を行う場合，子どもだけではなく，親子や家族全体が心理的支援の対象となる。その際，子どもと親や家族の関係性を見ていくことが助けになる。子どもの表現方法や親子のやりとりは非言語的コミュニケーションが主であり，セラピストは非言語的コミュニケーションを丁寧に見ていく。

ここで，子どもの心理療法の訓練の一つであるタビストック方式乳幼児観察を紹介し，その意義について考えてみたい。タビストック方式乳幼児観察は，2年間の観察を通して，精神分析的観察スキルが発達していくことが目指されている。特に，赤ちゃんと家族との非言語的なコミュニケーションを五感で体験していくことを積み重ねていくことによって，親子や家族の言動に含まれている情動や心理的な意味について観察者が想像し，考え，推測する力の基盤が築かれることが期待される。

1）タビストック方式乳幼児観察

タビストック方式乳幼児観察は，イギリスのロンドンにあるタビストックセンターに所属していたビック Bick が，1948年に創始した方法である。当初は，子どもの精神分析家の訓練方法の一つであった。現在では，タビストックセンターの児童青年の精神分析的心理療法の訓練コース

の前の非臨床コースである，精神分析的観察研究課程，および，精神保健領域の多職種のさらなる研修課程のコースワークの一つとして位置づけられている。また，日本[注8)]を含めアジア，ヨーロッパ，南アメリカなどの国々で臨床家の訓練に取り入れられている。

基本的な方法は，直接の知り合いではないカップルのひとりの赤ちゃんと家族の日常を，赤ちゃんの生後間もなくから2歳の誕生日まで，毎週1回1時間，家庭にて観察するというものである。赤ちゃんが家族の中でどのように発達していくのか，赤ちゃんと家族との情緒的関係性がどのように発達していくのか，言語的，および非言語的なコミュニケーションに着目しながら経験的に学んでいく取り組みである。観察者は，観察中に記録は取らず，観察終了後に詳細な記録を書く。そして，約5名の観察者と1名のセミナーリーダーから成るグループで，毎週，ひとりの赤ちゃんと家族の1回分の観察記録をもとに，赤ちゃんと家族の「内的ドラマ」についてディスカッションを通して探索していく。

2）親の体験，観察者の体験

観察者は，赤ちゃんと家族が生活している場に居て，赤ちゃんと家族を見て，感じて，さまざまな思いや想像をめぐらせる。そして，赤ちゃんの行動や親子や家族の間のコミュニケーションに含まれている情動や心理的な意味について考える。

赤ちゃんが生まれて間もない時期，先に述べたような，混沌や不安などさまざまな情動を親も強く体験する。観察者の中でもさまざまな情動が喚起されるゆえに，口や手を出したくなっても，赤ちゃんの安全に関わらない限りは，観察者は行動化を控える。そして，自身の中に生じるさまざまな感情に持ちこたえながら，目の前にいる赤ちゃん，親子，家族を見ていく。そして観察者自身の中に生じるものにも目を向けていく。

3）観察者の役割と育児を支えるもの

育児の直接の手助けはしないし，専門家としてのアドバイスもしない観察者の訪問を親子あるいは家族が2年間，引き受け続けるのはなぜだろうか。それぞれのご家族に，ボランティア精神[注9)]以外にも何らかの心理的な理由やニーズがあるのだろう。それに加えて，関心をもって自分たちを見てくれている人がいるという体験が親子や家族のコンテイナーになり，2年間の観察を支えているようである。

田中（2019）は，情動に関心をもつ観察者の存在は“継続的な見守り手”となり，親子がさまざまな情動をやりとりし，体験しあえる環境としての役割を担うと述べている。また，親子という二者の関係性，あるいは家族という閉じがちな関係性に観察者という第三者がいることにより，その場が“自由な交流へと変化していく”可能性を提供し得るとも述べている。乳幼児観察は心理療法ではないが，観察者の存在は心理療法の枠組み（決められた日時，一定の長さと場所）と似ているようだ。予測可能で安定した枠組みの中で人の心は自ずと表現され，情緒的な関係性は発達していくと言える。

注8）現在，東京，名古屋，京都，大阪にタビストック方式乳幼児観察セミナーグループがある。

注9）観察はボランティアでご協力いただく。

2. 観察者になっていくこと，セラピストになっていくこと

1）観察者とセラピストに共通すること

グリーン（2000）は，親子への心理支援に取り組むセラピストの心の構えや直面する困難さへの向き合い方として，次の事項を挙げている。

- 親と子ども双方を心に抱き続けること
- 共感から親や子どもからかきたてられる激しい怒りまでのすべての感情の域を経験できるように情緒的に自由でいること
- 親か子どものどちらか一方への同一化に傾いてしまうことが時に生じるのは避けがたいが，バランスを取り戻すこと
- 親と子どもという二つの立場の間を行き来し続けること
- 心理療法士が自分自身の心の中の「親」，「子ども」，「親子」に触れ続けること，そして，そのような内的対象とやりとり／対話を続けること

スターンバーグ Sternberg（2005）は，乳幼児観察の体験者へのインタビュー結果を提示し，乳幼児観察は児童青年の心理療法の訓練の心臓部（"heart"）だと述べている。乳幼児観察を通して，子どもと親の両方に関心を向け，親子や家族の関係性と観察者自身の心の動きを見ていくことを通して，情緒的な関係性を見ていく視座が観察者の中に発達することが期待される。そして，それはセラピストとして仕事をしていくときの基盤になるように思われる。

2）心理療法，そしてセラピストを支えるもの

先述したように，親になっていくとき，つまり子どもを育てるとき，親／パートナーどうしの協働や幅広いサポートは必須である。同様に，セラピストが子どもや親子の心理的支援に携るとき，同僚や多職種との協働，および多岐にわたるサポートは必要不可欠である。

乳幼児観察を通して，赤ちゃんと親と家族の関係性を見ていくことは，観察者の心の中の「赤ちゃんと家族」の関係性を見ていくことにつながっていく。それは，心理療法において，セラピストが親子の関係性や親と子どもそれぞれの内的対象関係を見ていくことにつながっていく。セラピストが自身の個人心理療法や個人精神分析を体験することの意義も大きい。それは，セラピストの中の「赤ちゃん」が抱えられると同時に「ほどよい親」を内在化していく体験にもなり得る。また，事例検討会や文献講読会など，同業者や先人といった幅広い意味での「仲間たち」との学びは臨床の仕事を支えしていく。

3. 私の乳幼児観察体験：私の中の「赤ちゃん」

最後に私の乳幼児観察体験に少しばかり触れてみたい。

2000年9月初旬，私はイギリスのロンドンにあるタビストックセンターに留学するために渡英した。到着後，早速，赤ちゃん観察にご協力くださる妊娠中の女性を探し始めた。いろいろな人にお願いしたり，日本人の集まりがあると知ると出かけて行ったりした。関心を向けてくれる人にまったく出会えないことがしばらく続いていたある日，関わっていたプレイグループのス

タッフの一人から，「どんなことを勉強しているの？」と尋ねられ，赤ちゃん観察のことを説明し，妊娠中の女性を探していることを話した。するとそのスタッフは，「ちょうど姉が妊娠８カ月。引き受けてくれると思うわよ」と言い，お姉さんをご紹介くださった。数日後，お姉さんご夫妻を訪問すると，拍子抜けするくらいあっさりと観察を引き受けてくださった。

2001年１月初旬，赤ちゃんの生後９日目から私の赤ちゃん観察はスタートした。冬のロンドンの鉛色の空，空気の冷たさ，最寄りのバス停から家までの坂道，家の排気口から出ている暖房の湯気，赤ちゃん観察がいよいよ始まることへの安堵と嬉しさ，約２カ月ぶりに２度目に「お母さん」に会うことへの緊張感など，そのときの情景も感情もまるで昨日のことのようにありありと思い出す。

玄関ドアを開けてくれたお母さんの疲れと緊張とが入り混じったような表情から想像される出産と育児の大変さ，外とは対照的な家の中の暖かさ。白い毛布にくるまれた，生まれて間もない赤ちゃんを見せてもらったときの“衝撃”。そして，２カ月前はお母さんのお腹の中にいた赤ちゃんが生まれて，今，目の前にいるということへの感動。こうして，ナディア[注10)]と家族の観察がスタートした。

私自身にとって，言葉でのコミュニケーションもままならない中で始まったイギリスでの生活は，まるで赤ちゃんや幼児に戻ったかのような情動体験の連続であり，必死で生活していく中で体験した２年間の赤ちゃん観察でもあった。

生後９日だったナディアは２歳となり，最後の観察日がやってきた。リビングには２歳のお誕生日プレゼントのおもちゃのテントがあった。ナディアは，「来て」と私をテントに誘い，とことこ歩いてテントに入った。小さな入り口から，私は這って中に入った。テントの中には小さな椅子が二つあり，ナディアに続いて私も椅子に座った。ナディアはお人形の洋服を脱がせようとしていたが，腕の部分がひっかかり，なかなか脱がせられないでいた。ナディアは私に「とって」と言い，お人形を渡した。お人形の服を脱がせているとき，ふと顔を上げた私は，好奇心と親愛にあふれているかのようなナディアのまなざしに出会った。私は，今まで経験したことがないようなしあわせな気持ちで満たされた。私から人形を受け取ったナディアが，天井に描かれた円を指さして，「サークル」と言い，一つ一つの円を指さしながら「レッド」「グリーン」「イエロー」と言うのを聞きながら，観察が終わらず，円のようにずっと続くとよいのにと私は心から思った。さみしさ，達成感，そして，２年間の観察にご協力くださったご両親への感謝の気持ちを今でもしみじみと思い出す。

先に紹介したように，スターンバーグは，乳幼児観察は児童青年の心理療法士訓練の中心だと述べている。テントの中で私に向けられた，好奇心と親愛に満ちたナディアのまなざしは，まさに私のこころの中心にある。そして，私の心の中の「赤ちゃん」のまなざしにもなっている。ナディアが私に向けた好奇心と親愛に満ちたまなざしを，臨床の場で出会う子ども，親子，家族に私は向けていきたいと思う。私の心の中のナディア，そして「赤ちゃん」が，好奇心と親愛に満ちたまなざしで，私のことを見つめているのを感じながら。

注10）本稿ではナディアと呼ぶことにする。

Ⅳ　結び

子どもの心理療法は，子どもだけを支援の対象としたものではない。子どもの心理療法は，親や家族への心理的支援なしには成立し得ないという理解がさらに広がっていけばと思う[注11]。狭義の「母子並行面接」や「親子並行面接」にとどまることなく，親子や家族の関係性についての力動的理解を基盤とする心理的な支援を多職種専門家チームが協働で担う場が増えていくこと，そして，各専門分野の専門家の訓練や研修のさらなる充実が望まれる。

文　献

Fraiberg, S., Adelson, E. and Shapiro, V.（2003）. Ghost in the nursery: a psychoanalytic approach to the problems of impaired infant-mother relationships. *Parent Infant Psychodynamics: Wild Things, Mirrors and Ghosts.* Routledge. *Journal of the American Academy of Child and Adolescent Psychiatry.*（1975）. 14（3）, 387-421. 木部則雄（監訳）（2011）第８章　赤ちゃん部屋のおばけ一傷ついた乳幼児―母親関係の問題への精神分析的アプローチ．岩崎学術出版社．139-139.

Green, V.（2000）. Chapter 2. Therapeutic space for re-creating the child in the mind of the parents. *Work with Parents: Psychoanalytic Psychotherapy with Children and Adolescents.* Tsiantis, J. et al.（eds.）Karnac Books. 第２章　親の心に子どもを再創造するためのセラピー空間．子どもと青年の心理療法における親とのワーク．津田真知子・脇谷順子監訳（2019）．金剛出版．59-82.

平井正三（2018）．第１章　総説―児童養護施設の子どもの精神分析的心理療法．平井正三・西村理晃（編）．児童養護施設の子どもへの精神分析的心理療法．誠信書房，2-39.

Raphael-Leff, J.（2003）. *Parent Infant Psychodynamics: Wild Things, Mirrors and Ghosts.* Routledge. 木部則雄（監訳）（2011）第５章　かいじゅうたちのいるところ．母子臨床の精神力動－精神分析･発達心理学から子育て支援へ．岩崎学術出版社．63-82.

Rustin, M.（1989）. Chapter 1, Encountering Primitive Anxieties. *Closely Observed Infants.* Miller, L., Rustin, M., Rustin, M., Shuttleworth, J.（eds.）. Duckworth. 第１章　原始的不安に出会うこと．木部則雄・鈴木龍・脇谷順子（監訳）（2019）．乳幼児観察入門．金剛出版．13-33.

Stern, D.（1995）. *The Motherhood Constellation: A Unified View of Parent-Infant Psychotherapy.* New York: Basic Books [Reprinted London: Karnac Books, 1999.]. 馬場禮子・青木紀久代訳（2000）．親－乳幼児心理療法：母性のコンステレーション．岩崎学術出版社.

Sternberg, J.（2005）. *Infant Observation at the Heart of Training.* Routledge.

田中健夫（2019）. 第３章　他者の気持ちに巻き込まれつつ自分でいること．子育て，保育，心のケアにいきる赤ちゃん観察．金剛出版，61-82.

注11）家族の場合，親と心理士の協働，親への幅広いサポート，そして，社会的養育においては，子どもたちの生活担当のスタッフと心理士の協働，そして，生活担当のスタッフへの幅広いサポートは必須だと筆者は考えている。

第17章

『心理療法的家事支援』の可能性：母子生活支援施設での臨床実践から

——母親の中の『子どもの心』に関わるツールとして——

代　裕子

I　はじめに

子どもの心身の健やかな成長発達には，ウィニコットのいうところの「good enough mother」（Winnicott, 1971）の存在は欠かせない。母親のその機能が充分でない時，子どもの心理療法での仕事が充分に活かされないとか，場合によっては水泡に帰してしまうというようなことは，子どもの支援に関わる心理療法家の多くが経験していることではないだろうか。そうしたことを防ぎ，子どもの心理療法の成果をよりよいものにするために，管理医や，別の心理士による親面接によるサポートが並行して行われることが望ましいことは言うまでもない。

筆者は，2001年の秋から，母子生活支援施設に非常勤心理療法担当職員として勤務し，虐待やDVに晒されるなどして傷ついた母子の心理支援を行っている。そこでも，子どもの心理療法と並行して行う親面接は欠かせない。一方，母親の傷つきが酷く，子どもを支える機能が著しく落ちているなどのために，すぐには子どもの心理療法を開始できないこともある。その場合，まずは母親への心理支援を行うことになる。母親自身のこころの健康の回復を目指すことは，そのまま，子どもにとっての「good enough mother」として機能できるようになることにもつながり，子どもたちへの間接的な心理支援になるとも言える。そして，母親への支援のみでも，子どもに直接心理療法を行うのと同等もしくはそれ以上の効果があることを経験してきた。

生活の場である施設内では，面接室での構造化された心理療法の他に，必要に迫られて，イレギュラーな構造設定による心理療法的支援も工夫して行ってきた。中でも，心理学の専門的知見を，見立てや技法にとり入れて行う家事支援は，母子生活支援施設における施設内心理療法独特の実践ということができるだろう。リバーマン Liebermanが，米国において，家庭を訪問しての心理支援で成果を上げているということを知ったのは，筆者がこの実践を開始して数年たった頃のことであり，非常に勇気づけられた（Lieberman et al, 2015）。本論では，筆者がこれまでに行ってきた支援の実際を紹介し，そこで何が起きていたのかを振り返り，心理療法的家事支援の可能性について検討したい。

Ⅱ　母子生活支援施設とは

「母子生活支援施設」は，1947（昭和22）年に制定された児童福祉法第38条に定められた児童福祉施設で，（原則として）18歳未満の子どもを養育している母子家庭，または何らかの事情で離婚の届出ができないなど，母子家庭に準じる家庭の女性が，子どもと一緒に利用できる施設である。その始まりは「母子寮」で，戦争寡婦の保護が主たる役割だったと聞いているが，近年，DVや子どもの虐待から逃れた後に行く当てがない母子の利用が増加し，現在ではそのほとんどを占めるようになっている。名称も改められ，目的も保護だけでなく「自立の促進のためにその生活を支援」するとされるようになった。児童福祉施設で生活している全国の子どもの数は約4万人であるが，そのうちの6,346人が227か所ある母子生活支援施設を利用している（厚生労働省，2018）。

Ⅲ　母子生活支援施設における心理支援の現状

母子生活支援施設に非常勤の「心理療法担当職員」を置くことができるようになったのは，DV法の施行された2001年の秋からであったが，当初採用する施設は半数に満たなかった。しかしその後何度かの法改正を経て，現在では，常勤心理職や精神科医のスーパーヴァイザーを置くことも可能になっていて，ほとんどの施設で何らかの形で心理支援に関わる専門職が活用されている。採用基準は，「4年生の大学で心理学および近接領域を修めていること」とされており，実際に働いている職員の専門性や経験，バックグラウンドは多様である。仕事の内容も，常勤として夜勤も含めた一般の福祉職と同様の働きを求められる場合もあれば，非常勤として心理療法やコンサルテーションだけを依頼される場合もある。常勤と非常勤の両方が置かれ，さまざまな形で役割分担をしている施設もある。施設の特性や歴史，地域性によってもその働き方，活かされ方は多様であり，ひとつとして同じものはないといっていいと思う。

Ⅳ　母子生活支援施Xでの筆者の取り組み

筆者の勤務する母子生活支援施設Xでは，2001年9月に筆者を含む2名の臨床心理士が非常勤の「心理療法担当職員」として採用された。その後筆者以外は何度か入れ替わり，現在は筆者が主に母親の支援を，男性心理士が子どもの心理療法を，もうひとり別の心理士が母親対象の臨床動作法を応用したストレスマネジメントグループワークを担当する非常勤3名体制で安定している。その他に常勤心理職もいて，夜勤を含む一般の福祉職同様の仕事をしながら，精神科医による定期スーパーヴィジョンも含む施設内の心理支援サービス全体のマネジメントなども行っている。

さて，心理療法担当職員の行う仕事の内容は，1. 心理療法，2. 心理検査，3. 生活場面面接，4. 職員への指導・助言，5. 家族面接，6. その他，という分類になっている。本稿で取り上げる「心理療法的家事支援」は，この分類で言えば，3. の生活場面面接にあたる。しかし，標準的な心理療法の構造から大きく外れる中で，どのように面接室での心理療法の進行の中に組み入れ位置づけたらよいのか，福祉職の仕事との異同は何か，心理職が行う意味は何か等，考慮すべき課題が多く，自信も確信も持てず，結局心理療法的家事支援を始めたのは，採用されてから何年もたってからのことであった。非常勤としての少ない勤務時間の中で，母子生活支援施設の仕事全体の流れがわかってきて，他の職員と気心も通じ合い，心理職の専門性や考え方も理解してもらえるようになるなど，機が熟す必要があった。そうした経過を経て，必要に迫られて，さまざまのイレギュラーな構造による支援のバリエーションが創造されてきたのである。

1．事例1：「心理療法的家事支援」イニシャルケース

1）Aさんへの支援の実際

Aさんは，幼少期から，抑うつ，不眠，苛々，希死念慮，自傷行為，離人感，解離，摂食障害などさまざまな症状に悩まされていた。学校にもあまり行けず，人との距離が近くなると容易に迫害不安を刺激され，激しい怒りを爆発させては関係を断ち切ることを繰り返してきた。役所や施設の職員に対しても，当初は「鬼のような実母から救い出してくれた救世主」のように思い理想化していたものの，些細なきっかけですぐに複数の対象に向けて敵意をむき出しにした。

Aさんの記憶には，いつもAさんを虐待する冷たく意地悪なモンスターのような実母しかいなかった。そこから逃げ出すように結婚し子どもを授かった時には大きな幸福感と子どもへの愛情に満たされ，舐めるように可愛がったという。しかし，産褥の手伝いに来た実母にその様子を責められ「あんたに子どもなんか育てられっこない」と決めつけられたという体験と同時に，それは崩壊した。混乱し，子どもをどう扱ってよいかわからなくなり，ネグレクトに近い状態となった。二人目を出産直後に夫はどこへともなく姿を消してしまい，実家近くのアパートに転居して手助けを受けつつ仕事もしながら二児を育てていたが，ある日実母から児童相談所にAさんが子どもたちを虐待していると通報された。子どもたちの一時保護中の母親面接において，自分こそ長年実母の虐待を受けた被害者であると訴え，母子関係もやり直したいと希望し，母子生活支援施設への入所が決まったのであった。

入所してすぐに開始した週1回50分のカウンセリングでは，初めのうちは，これまでに関わった人々，とりわけ実母に対する激しい恨みや怒りが語られた。自分だけが子どもを虐待したと責められて施設での不自由な生活を強いられ，もっと長年罪を重ねてきた自分の母親がのうのうと自宅で暮らしているのが理不尽で納得いかないと訴えた。その後，現在関わっている施設や役所の職員や子どもたちに迫害されているという体験も，主要なテーマとして語られるようになった。凍り付いたような空疎な表情を変えずに強い口調で訴えるAさんと過ごす面接室は，冷たく重苦しい緊張感でいっぱいになり，今にも爆発して世界が崩壊してしまうのではないかという空想が筆者を襲った。

施設内心理支援では，Aさんの心理療法の進行よりも，母親としての育児機能の維持や施設での子ども支援継続のための施設職員との関係調整を優先しなければならない。筆者は，共感的に話を聞くように必死で自分をコントロールしながら，どうにかして彼女の気持ちを宥めつつ，攻撃されたと彼女が感じている相手の中に，彼女に対するポジティブで優しい気持ちがあること

を丁寧に説明し橋渡しをすることに努め，自他を傷つけたり，施設を飛び出したりしてしまわないようお願いすることに全力を傾けた。この仕事を継続していくためには，A さんの筆者への陽性転移を維持し，カウンセリングが中断しないように細心の注意を払う必要があった。陰性転移を扱いきれずにカウンセリングが中断になることは，そのまま A さんが施設を出て行ってしまい，家族への支援が切れてしまうことに繋がることが危惧されたためである。他の職員もよく A さんの激しい言動に対応し，頻発する母子の危機的状況に介入し，綱渡りのようにではあるが，なんとか施設内での母子での生活を続けることができている状態であった。A さんが自己コントロールを失って子どもたちを虐待してしまうことがある一方で，その子どもたちに対して断ち切れぬ愛情を抱き，本当は穏やかでよい関係を持てるようになりたいのである，という強い気持ちに立ち返ることのできるような介入を心掛けることで，その綱が切れることは食い止められた。

緊張した生活が続く中，ある面接で，A さんは，これまで一度も食事を子どもたちと一緒にしたことがないと語り，筆者は驚愕した。食卓には子どもたちの食事を準備するが，A さんは背を向けてパソコンに向かうのが常で，そもそも人前で食事をしたことがない，どんな顔をして食べたらいいのかがわからない，というのだ。子どもの頃は，食事中もいつも怒鳴られていて，逃げ出したい気持ちでいた記憶しかなく，ほとんど食べられなかったし何を食べたのかもまったく思い出せない，ある時期から自室に引きこもり食事もそこでしていたとのことであった。筆者は，子ども時代の彼女が，食卓でどんな思いでいたかを思い，胸が強く締め付けられるように感じ，言葉を失った。その空気は，今ここでの面接室での空気のように，冷たく，緊張ではりつめていたのだろう。

A さんは，子どもたちがおもちゃを散らかし食事をこぼしたりすることを，わざと自分を困らせるためにしているに違いないと迫害的に感じると，いたたまれずその報復として暴言や暴力による虐待を繰り返してしまっていた。しかし一方で，自分の母親のようにはなりたくない，子どもを虐待したくないという思いも強かった。子どもたちと食卓を囲まないのは，子どもたちに悩まされたくないと同時に，これ以上虐待もしたくないという，自分も子どもたちも守るための A さんなりの工夫でもあったといえる。また，実家の食卓が温かい笑顔のある楽しい団欒であった記憶がないために，それをイメージし実現することができないのだということも理解された。

そこで，筆者は，A さんに，一緒に食卓を囲むことは，体の栄養に加えて心の栄養を与えることであり，子どもの心の発達に欠かせないものであること，A さんにその記憶がないということは，A さん自身の心の栄養も全然足りていないのではないかと伝えた。そして，A さんが子どもたちと食卓を囲めるようになるために，カウンセリングの時間を利用して居室で一緒に料理をし，食べてみることを提案してみた。そのことで A さんにも心の栄養が補給され，子どもたちにも分け与えることができるのではないか，私がそこでどんな顔をするのか見て，真似をしてみてはどうかともちかけたのである。A さんは「そんな申し訳ない」と言い遠慮しながらも，嬉しそうに恥ずかしそうに，その提案を受け入れた。

当日筆者は，エプロンと三角巾をつけ，とびきりの笑顔で A さんの部屋を訪れた。そして大まかな手順とタイムスケジュールを口頭で伝え，台所にふたり並んで立って，一緒に作った。A さんは，「母と並んで台所に立ったことはない，緊張する」とはにかんで言った。はじめ A さんにやってもらい，思い切り褒めてから必要に応じてちょっとしたコツについてやり方を見せ，真似してもらいまた褒めるというように進めていった。Aさんは「先生褒め上手ですね」と言い嬉しそうに照れた。それはあたかも母が娘に教えるようなやり方であり，他愛もない世間話や冗談も交え，笑いと共に温かく柔らかい空気の流れる時間が共有された。料理が完成すると，一緒に食卓につき，手を合わせて挨拶し食べ始めた。Aさんは美味しいと驚き「先生料理上手ですね」というので，筆者は，「これはAさんが作って，私はお手伝いしただけだから，Aさんが料理上手ということになるわね」と伝えた。美味しいねといい合いながら，次のメニューの相談をしたりして食べ進めた。暫くするとAさんは「お腹いっぱいです！今までお腹いっぱいという感覚がわからなかった。それでどれくらい食べたらいいのかもわからなかったんです。これがお腹いっぱいっていう感覚なんですね！」と実感を込めて表現した。筆者は強く心を揺さぶられ，Aさんを思い切り抱きしめたいという衝動を抑えるのに難儀した。

3回のランチセッションを終えると，Aさんは子どもたちと一緒に食卓を囲む決心をすることができた。Aさんの苦しみはほかにもまだまだたくさんあったし，虐待の頻度や程度はややゆるんだもののなくなることはなかったが，子どもたちの表情は柔らかく豊かになり笑顔が増えてきた。その段階でランチセッションを終了とし，面接室でのカウンセリングを再開，退所まで継続した。

契約期間が終了し退所した後は，施設利用中に繋がった精神科主治医との関係を中心に，支援チームとの関係も切れることなく，Aさんの精神状態に応じて児童養護施設の利用や再統合を何度か繰り返しつつゆるやかな自立を維持できている。

2）Aさんケースへの考察

Aさんの多彩な症状は，原家族で受けた身体的心理的虐待と，学校でのいじめ体験，夫からの暴力とともに，ネグレクト状況によって愛着形成が不充分であったことによるいわゆる愛着障害の影響も大きいと考えられた。この愛着形成に必要であったがほとんど欠損していたと考えられる温かいケアを，情緒を伴いつつ体験することが役に立つかもしれないという仮説の元，思い切って「生活場面」での『家事支援』を行ってみることにした。このランチセッションでは，面接室の中で嫌というほど体験していた“冷たく重苦しい緊張感”とは真逆の“温かい笑顔と安心感”を醸し，体験することを主眼とした。面接室のカウンセリングで行われるような転移や防衛を扱うのではなく，生活場面において，欠損していた体験を補い，心的エネルギーを増やし，自尊感情や自信を深めることを狙った。「子どもたちと一緒に食卓を囲めない，そこでどんな顔をしたらいいのかわからない」というAさんの表明を聴き，筆者の中に，温かい家族の団欒を疑似的にでも一緒に体験することが，この家族に今どうしても必要なのではないか，という強い気持ちが沸き起こったことが，この方法の着想につながった。

虐待を受けた子どもたちが，実の両親とは体験できなかった親子の温かい情緒体験や健康的な日常生活を，両親に代わる，乳児院や児童養護施設，養育家庭などにおいて健康な大人と体験することは，心的発達によい影響をもたらすことは疑いのないことである。子ども時代にそうした支援に繋がることのできないまま母親となった女性たちの，かつて被虐待児として傷つきケアを受けることなく心の奥底に閉じ込められた部分に関わり，ケアしていくことにも大きな意味があると考えられる。Aさんのケースでは，劇的な効果が体験され，その後支援を切ることなく繋がり続けるための，基本的な自他への信頼を育むことに貢献できたのではないかと考えている。他にも，施設職員への転移などを面接室での心理療法で扱ったことも，この変化に影響があった。2年程度の契約期間という短期に最大限の支援を行うためには，このように多角的でインパクトの大きいアプローチも使っていかないと，とても追いつかないという現実もある。施設利用以前には，心理的に近くなった相手との関係を短期間で切ってしまうことを繰り返してきたＡさんにとって，母子生活支援施設でのこうした体験が，重要な変化をもたらしたといえるのではないだろうか。

2. 事例２

1）発達障害があり片付けが苦手なＢさんへの支援の実際

Ｂさんは，ゲーム友だちの男性の『顔が好き』で一緒に暮らし始め，一緒にゲーム三昧の生活をするうちに妊娠した。男性は責任を取ることができず結婚にいたることはなかったが，彼女は彼に似た可愛らしい顔立ちの女の子を授かったのが嬉しいといい，特に彼を責めたり恨んだりする気持ちがなく，けろっとしていた。未婚の母親が出産まで生活できる福祉施設では，Ｂさんが情緒的にも生活技術も未熟であり，現状のまま母親として子どもを養育していくのは難しいだろうと見立てられた。そこで，Ｂさんと話し合い，1年ほど子どもを乳児院に預け，Ｂさんひとりで就労，自立した生活に慣れ，安定したところでひきとるという支援計画がたてられた。その間，Ｂさんは真面目に働き，毎週子どもの面会に通い交流を保ちながら再統合を心待ちにしていた。1年後，まずは母子生活支援施設で職員の見守りと支援を受けて生活し，充分な自信がついたところで地域に出て自立するという目的で入所が決まった。

Ｂさんは20代で，見た目にも幼い印象だった。服装も可愛らしいものが多く，つけ睫毛やカラーコンタクトをつけないとストレスがたまるといい，アニメの登場人物のような風情であった。スマホを使いこなし，各種の最新情報やお得な情報などを検索してよく知っていた。オンラインゲームで『仲良くしている』ネット上の友人がいて「そのうちの一人は『発達障害』の診断を受けている。自分とすごく似ているので自分もそうなんじゃないか，だとしたらどうしたらよいか」相談したいということでカウンセリングを開始した。

Ｂさんが困っていたのは，ゲームやイラストを描くなど好きなことには集中力や才能を発揮できるのに，苦手な片付けなどはまったくやる気が起きず，すぐに面倒くさくなってしまうということであった。実家では母親がすべてしてくれたし，彼との生活ではお互い綺麗好きでなかったので，問題と感じずに楽しく過ごしていたが，子どもとふたりで生活するとなるとそうはいかない。何とかしなければと思うがちっともやる気になれず，いけないとわかっていても放置したままゲームやネットにのめりこんでしまうということであった。

筆者は，まず心理検査を行い，そのデータと，施設での生活状況やカウンセリングの概要などについて情報提供書を作成し，外部の専門クリニックを紹介した。医師によるADHDの診断が確定し，継続診療と薬物療法が開始され，カウンセリングの継続も指示された。しかし，カウンセリングで内面に触れていくことをＢさんは望んでいないようで，職場などで困ったことがあっても「でもそれは大丈夫なんで。私基本的に前向きなんで」と話を切ってしまい，施設職員から聞いていた生活上の他の問題についても一切触れることがなかった。

だた，部屋の片づけについては，葛藤はありそうだったが支援を求めたので，担当の常勤福祉職Yが手の空いているときに居室の片付け支援を行うと同時に，筆者も週1回50分のカウンセリングの時間の中で，Bさんと一緒に片付けをしてみて，どのような対処が可能か考えることとした。

Bさんは，筆者が最初に訪問した際，Yと一緒にした仕事を見せてくれ，「Y先生ほんと尊敬！有難いです」と支援に感謝する言葉を発する一方で，自分のできなさに直面する嫌な気分を必死で堪えているような浮かない表情も見せた。筆者が後者の気持ちを取り上げると，Bさんは同意した。筆者は，そういう気持ちが起きるのは当然のことと伝え，Y先生と比べて駄目だとか，Y先生のようにならねばならないと思うのではなく，Bさんなりの方法，無理なく楽しみながらできる方法を一緒にみつけていこうと提案し，そのためにはBさんの気持ちや意見を教えてもらう必要があるので，思いついたことは何でも伝えてほしいとお願いした。Bさんは，「まずどこから手を付けていいかわからなくて途方に暮れてしまう」ことと「一緒に作業していると先生の要領があまりによくて自分には無理とやる気が萎えてしまう」ことを教えてくれた。そこで筆者は，Bさんが一番難しくやりたくないと感じていることと一番易しくできそうなことを挙げてもらい，前者を筆者，後者をBさんに分担，よ～いドン！で各自始めるのはどうかと提案してみた。Bさんはそのアイディアを気に入り，ゲーム感覚で手際よく作業を進め，終了時間までにお互い目に見える成果を出すことができ，達成感を味わうことができた。そしてこの様子はYとも共有し支援に取り入れ活かしてもらった。ふたりでこうして別々の作業をすることもあれば，収納場所を使いやすくするために一緒にアイディアを出し合って牛乳パック等を使って工作したり，並んで畳に座って他愛もない話をしながら洗濯物を一緒に畳んだり，Bさんの希望を毎回聴くことから初めてさまざまな家事を楽しんで行った。

しかし，毎週訪問するたびに床一面に物が散乱している状況はあまり変化なく，支援開始後半年経った頃，Bさんは，「今は先生方が来てくれるからいいけど，私一人でできるようになんて一生ならないんじゃないかって思う」と投げやりな気持ちを漏らした。筆者は「短期間で身につくものじゃない。小さい頃からお母さんと一緒に楽しく毎日コツコツ何年も積み重ねるから，独り立ちして家事をする時にそのあたたかい思い出とともに穏やかな気持ちでできるようになるのだと私は思っている。今はその積み重ねをしている時期。やがてBさんも必ず少しずつできるようになると信じているから毎週ここに来ている」と伝えた。Bさんは「先生が信じてくれるなら私も信じてみようかな」と言った。

1年経過すると，Yが手を引き，筆者一人の支援で足りるようになった。Bさんは，「自分で自分のスイッチを入れるのが難しい。今は先生が来てくれることがスイッチになっている」といい，私が訪問する時間前に自分ひとりで多少片付けてあるという状態から，新しい場所や今まで放置してきた場所の整頓にも手を付けられるようになってきた。ゴミ出しができないことにはずっと悩んでいたが，ある時突然Bさん自分でその要因を分析し，解決策も考案，実行することができた。それまで時間いっぱいかかっていた作業も半分以下の時間でできるようになり，「先生方が初めて来てくださった頃にはこんなの考えられませんでしたよね！」とBさんは成長を実感しているようだった。「そろそろ私は手を出さずに，側で見ているだけでも大丈夫かも」，と私が言うと，Ｂさんも同意した。

さて，Ｂさんは，心理職との関係の中では触れられたことのない問題をずっと抱え続けていた。それは公共料金が毎回引き落とされず電気やガスを止められがちなことであった。金銭管理が苦手で通帳残高がなくなっているのではないかと職員は推測していたが，Ｂさんはそれを決して認めなかった。しかし前段のセッションの後，Ｂさんはついにそれを認め，自分から職員に通帳を開示し支援を求めたのである。

2）Ｂさんケースへの考察

Ｂさんは入所後 ADHD の診断を受けたが，子どもの頃には母親がカバーするなどして問題にされることはなく成人した。自分でも不全感や違和感を持ちながら，目先の楽しいことに心を奪われ解決しようと思うこともなかった。子どもの世話を自分でしなくてはならない状況になって初めて，支援者から突きつけられる形で問題に直面することとなった。初めのうちそれはＢさんにとって押し付けられたもので，できれば放っておいてほしいという気持ちが強かったと考えられるが，それは自分がそういうタイプの人間でできるようになど決してならないのだという思い込みによるところが大きかったものと思われる。

そこで，まずは支援者主導で“押し付けられている”と感じないよう，Ｂさんが自分の意志で主体的に取り組んでいるという実感を持てるような工夫を行った。Ｂさんの前向きで明るい性格や，新奇さに惹かれアイディアが豊かという ADHD 的な特性が影響して，それはうまくいったと考えられる。

半年間は１週間で元通りになってしまう散らかりをある程度維持するだけの効果しか感じられず，Ｂさん本人も職員の間でも支援の有効性に疑問を抱くことがあった。しかし，Ｂさんの特性として，気の進まないことをするためのスイッチを入れるのに人の何倍ものエネルギーが必要で，習慣化し，気が進まないと感じなくなるまで粘り強く手助けすることが大切であるという見立てを共有することで乗り越えることができた。これは，ひとえに見立てを素直に受け入れることができたＢさんの力である。ケースによってはそう簡単にはいかず，被支援者の成長発達に繋がらないこともあるかもしれない。しかしその場合でも子どもの福祉には貢献しているので支援を継続する意味があると考える。すなわち，母親と一緒にある程度清潔で気持ちの良いあたたかい環境に暮らした数年の経験は，その後の子どもの心の成長発達によい影響をもたらすに違いないからである。１年後には，Ｂさんにも自信がついてきて，自己分析に基づき主体的にもっとよくしようと工夫できるようになっていた。２年近くたち，主体的に生活を創造できる実感を得て自立をイメージできるようになると，セッションの外でも，それまで隠し続けていた問題に主体的に向き合うことができるようになった。これは，Ｂさんが成功体験を積み重ね，自信を深め，人生に本当の意味での希望を見出すようになったためであるといえるのではないだろうか。

Ｖ　「心理療法的家事支援」の可能性

「家事支援」は，福祉職員も必要に応じて行っている仕事である。しかも，通常，居室内のことには家族に任され，職員は介入しないのが原則であり，「家事支援」を行うのは，母親が病気（精神的なものも含む）や怪我，産褥期などで助けが必要で，かつ母親からの依頼があった場合に限られる。心身が比較的健康であり，短期間の手助けで足りる場合には，何の問題もなく支援が活かされる。しかし，抑うつや発達の問題などが影響していて，支援が長期にわたる可能性がある場合には，対象の利用者の「わがままを許す」ことや「甘やかし」になり自立を阻害することになりはしないか，他の利用者に対して「不公平」ではないのか，「うちにも」と支援を求められたらきりがなくなるのではないか，という懸念や迷いが職員に生ずることがある。これは，支援の狙いやゴールが見通せないために，利用者と職員の間で明確な契約ができないことに由来すると考えられる。

そこに役立つ可能性があるのが「心理療法的家事支援」である。その特徴は，次の3点である。

第一に，心理職の専門性である「見立て」を活用することができる。家族の心的状況についての見立てに基づいて，必要な支援の内容とその目的，どのくらいの期間が必要かをある程度明確に示すことで，施設職員全体への理解を求めることができ，他の利用者から問い合わせがあった場合にも説明することが可能となる。

第二は，実際に支援するにあたっての具体的なやりとりに，心理療法の原則を用いることである。すなわち，利用者の主体性を尊重し，こちらが主導権を持つのではなく，利用者が動くその仕方を無条件に尊重し支持すること，共感的に受容しそのことを伝えること，肯定的な言葉を伝え，自尊感情や自他への信頼を深める助けとすることなどがそれにあたる。そうすることで，単なる家事手伝いではなく，家事技術と同時に心的外傷の修復や，成長発達も促進することが可能となる。そしてその状況を他の職員にも差し支えない範囲で伝えることで，他の職員が家事支援にあたる時の参考にしてもらうこともできる。

第三は，支援の現場でふたりそれぞれの心的世界で，またふたりの関係において起きていることを感じ取り理解していくことである。そしてこの理解を，面接室でのカウンセリングに活かしていくとともに，毎回施設職員の間でほどよく共有することで，日常福祉職が行っている支援にも活かすことができる。

筆者の勤務する母子生活支援施設Xでは，ほとんどの世帯が2年程度の契約期間の中で自立を目指して退所しなければならない現実がある。限られた期間の中で，標準的な構造化された心理療法のみで家族を支援し，ある程度安心して退所できるという自信を持ってもらうまでの変化をもたらすことは難しい。「心理療法的家事支援」を用いることは，ある種の情緒的・具体的体験の欠損を補うもので，面接室での心理療法に加速をつけることや，言葉を使って表現することや洞察を得るのが難しい人に支援することが可能になると考えられる。

今回紹介した二例は，その代表的なものである。Aさんのように，母子関係に課題のある世帯では，食卓の状況に問題があることが多く，調理や食事場面に介入し支援することで1回から数回である程度改善することが多く経験されている。Bさんのような片付け支援は，発達障害に起因する場合には時間がかかることが多いが，お互いに辛抱強く続けていくと成果を実感できるようになる場合がある。

しかし「生活場面」に赴いて行うこの支援は，容易に「侵入的」「迫害的」に感じられるおそれがある。そこで，対象者の心理について慎重な見立てを行い，どんなことが起きうるか予測して対応できる見通しを持ったうえで行うことが大切である。次に，実際に支援を行っているときには，当然ながら，受け身的で中立的なスタンスにとどまり続けることは不可能であるし，不自然でもある。基本的にはその姿勢に起点を置き，いつでもそこに立ち返る用意がありつつも，支持的で肯定的な対応や，褒めることや認めることも積極的に行い，対象者に，安心安全で自己評価が高まり自信がつくように，達成感が持てるように支援することも大事である。常に対象者と自分の心の動きを繊細にモニターしながら，今ここで何をするのが最も援助的かを見極め，臨機応変に動いていくことが求められる。

こう書くと非常に難しく困難な技法をきわめているように感じられるかもしれないが，実際には，失敗も，うまくいかないことも多々起きている。けれど，われわれが失敗して，それをどのように受け止め，次につなげていくのかを共に経験していくことも利用者のこころの栄養になることを体験してきた。大事なのは，ともに成長しようという私たちの決意であり，利用者のうちに潜む可能性を信じ続けることではないだろうか。

標準的なカウンセリングでも，母親自身のこころの中の「子ども」の部分に焦点があたることはよくあるが，「心理療法的家事支援」においては，それが言葉だけでなく，全身の五感を通して生々しく体験されることにより，劇的な効果をもたらすことのできる可能性があるのではないかと筆者は考えている。

Ⅵ　おわりに

児童福祉施設において行われる心理臨床支援は，「生活臨床」であり，標準的な構造化された心理療法の高度に変則的な応用であると考えられる。全国の施設で，現場に応じたオリジナルのさまざまな工夫がなされている（子どもの虹情報研修センター，2014）が，筆者の行っているこの「心理療法的家事支援」もそのひとつである。母子生活支援施設で発想された方法であるが，子ども家庭支援センターなどにおける訪問支援や，民間の子育て支援にも応用可能かもしれない。今後さらに実践と振り返りを進め，子どもの心理支援の方法のひとつとして広まるものになるよう努力していきたいと考えている。

文　献

子どもの虹情報研修センター（2014）．平成26年度研究報告書．母子生活支援施設における母子臨床についての研究．第２報：臨床実践に関するヒアリング調査．

厚生労働省（2019）．「社会的養育の推進に向けて」1．社会的養護の現状（p.2）https://www.mhlw.go.jp/content/000474624.pdf（2019年８月２日取得）

Lieberman, A.F., Ippen, C.M.G., Horn, P.V.（2015）. *Don't Hit My Mommy! a manual for child-parent psychotherapy with young children exposed to violence and other trauma.*（*2nd Ed*）. Zero to Three. 渡辺久子（監訳）（2016）．虐待・DV・トラウマにさらされた親子への支援　子ども―親心理療法．日本評論社．

Winnicott, D. W.（1971）. *Playing and Reality.* Tavistock, London. 橋本雅雄（訳）（1979）．遊ぶことと現実．岩崎学術出版社．

第18章

思春期の心理療法過程を支えたペットの意味とその変遷

――自立をめぐる葛藤を抱えること――

阿久津章乃

I　はじめに

思春期の心理療法において，ペットの存在が話題に上がることは少なくない。彼らは，クライエントにとって，家族でありながら，兄弟とは異なる特有の存在である。筆者はこれまで，思春期の心理療法の展開に少なからずペットの存在が影響しているように感じられるケースに出会ってきた経験から，ペットはクライエントにとって，行く先を照らす存在から，寄り添う伴走者，ケアを要する弱った存在，あるいは忘れ去られた存在まで，時によってそのあり方が変容すると考えている。では，心理療法のプロセスの中でペットについて語られるとき，そこにはどのような意味が含まれるのだろうか。

まず，とりわけ思春期においてペットが重要な役割を持つのではないかと考える理由として，思春期に固有の心性が挙げられる。思春期は，第二の分離－個体化過程であり，養育者という愛着対象から，一時的に情緒的な撤収を行う時期である（Blos, 1985）。この時期の子どもの特徴として，「仲間集団における孤立や失敗によって自己愛を傷つけられると，無力感や空虚感と共に分離不安が急激に高まって，母親のもとに駆けもどり，家庭にひきこもろうとする。すなわち，外界で傷ついた自己愛を母親との一体感に基づく幼児的な自己愛性に退行して防衛しようとするのである（齋藤，2005　p.357-358）」。だが，仮に親が行きつ戻りつする安全基地としての機能を十分に持たない場合，思春期の子どもにとって，ペットが自立を支える対象になることがあるのではないだろうか。

次に，移行対象との関連を考えてみたい。移行対象とは，「心的概念である内的対象ではなく，まったくの外的対象でもないような対象」である（Winnicott, 1971）。これが機能する条件とは，内的対象が生き生きとして現実性を持ち，あまりにも迫害的でありすぎることのない場合である。すなわち，移行対象は，幼児によって魅力的である一方，完全に統制できるものでもないことが重要とされる。内的対象のように魔術的統制下に置かれているわけではないが，現実の母親のように外界の統制下に入っているわけでもない（Winnicott, 1971）。ペットは，この移行対象のようにクライエントの内的な世界と外界をつなぐ役割も持っているのではないだろうか。

では，空想の友達 imaginary companion との関連はどうだろうか。直接的な対人接触から身を遠ざけているクライエントにとって，生活環境を変えずに他者について思案することの意味についても考えたい。「子どもが空想の友達を創るのは，現実世界における関係性の欠如を補償したり，一人で遊ぶ時間の寂しさを補償するため（Taylor, 1999）」との情緒的補償仮説が提唱されている（森口，2014）。また，「空想の友達を持つ子どもは，持たない子どもよりも，ナラティブの質が高い（Trionifi and Reese, 2009）」ことや，「過剰な社会的認知能力が目に見えない他者の検出につながる（Boyer, 2002/Barrett, 2012）」ことが示されている。一方，心理療法が必要とされる子どもの中には，ナラティブスキルの乏しさや，社会的認知能力の歪みのある場合が往々にして見られると筆者は捉えている。すなわち，空想の友達を持ちにくい子どもたちにとって，ペットとのつながりは具象的な情緒的補償となっているのかもしれない。

以下に提示する事例は，筆者が初心の頃に経験した事例であり，十分に適切な対応ができなかった事例である。そのことが，クライエントに内在化している母親対象と結びつくことになった。しかし，継続的な面接の中で，筆者なりにクライエントのことを考え悩みながら会っていた。セラピストとして十分な機能を果たせていなかったかもしれないが，実際にはクライエントは筆者との関わりで成長していった。それはどうしてだったのだろうか。クライエントはたびたび面接過程でペットに言及したが，そこにはクライエントなりのメッセージがあり，それを介して筆者はクライエントの理解を幾分進めることができた。本稿では，その意味を改めて考えたい。

Ⅱ 臨床素材

ここで提示する臨床素材は，事例の流れを損ねない範囲で複数の事例から構成することで，個人情報の匿名化に配慮した。

1．事例の概要

クライエントＡは，心理療法開始時，10代半ばの女性である。主訴は，学校に行けない，勉強についていけないことであった。家族構成は，父，母，兄。生育歴は，母親が申し込み票に記載した乳幼児期の発達にはやや遅れがあったが，母親は「発育が早かった」との認識であった。就学前，小学校ともに登校渋りはなく，特定の仲の良い友人もいた。小学校高学年の頃より，学習が難しくなり，中学進学後は腰痛を訴えての欠席が続いた。腰痛改善後も，登校は安定せず，スクールカウンセラーの勧めで筆者の勤める相談機関にて継続相談を開始した。Ａの家庭背景には，休職歴のある父親，障がいのある姉をもつ母親，幼少時に療育を受けていた兄があり，家族は，対外的には丁寧で卒なく振舞うがどこか冷たい印象を抱かせる母親を中心に回っていた。Ａは，すらりと伸びた長い手足とは対照的に幼さを感じさせる服装で，やり取りからは情緒表現が乏しく受け身的な印象を受けた。一方で，心理療法を始めるにあたり，「みんながんばってるのに休んじゃうのはどうしてか」を知りたいと，Ａなりの動機もうかがわせていた。

2. 面接過程

不登校となり集団生活から一年近く遠のいていたＡは，小集団での活動を検討し始めていた。そのことで，もともと抱いていた男性全般に対する恐怖が顕著に強まり始めていた。Ａにとっては，他者からの援助を意図した働きかけさえも，「～される」と被害的に語られ，侵入的に体験されていた。公共交通機関の運転手を例にとるならば，男性運転手の運転には気を抜けない緊張感を抱くが，女性運転手には安心できるとＡは述べていた。筆者は，Ａが表面的な属性のみをもって女性をよい対象として語っている印象を抱いた。セラピー開始時，筆者は，この男性恐怖はいったいどこからくるものなのだろうかと考えていたが，すぐには理解するに至らなかった。

このように，男性は恐怖や不安の対象として，女性は安心できる対象として対比される中で，#29では，「女の子」であるペットが初めてＡにより言及された。ペットはＡの話を「聞いてくれるが何も話さない」ので，Ａは本音を打ち明けられるようであった。#34での「自分が考えていることは誰にも言えない」「母親に自分のことで迷惑をかけたくない。以前母親も落ち込んでしまった」ということばから，Ａが自己主張することは相手を傷つけかねない攻撃性を孕むものと捉えられていると筆者には思われた。Ａにとって，自分の訴えに「何も話さない」ペットは，決して変化を強要しない，かつ揺るがずそこにあり続ける，すなわち現実の母親とは違う理想的な母親的存在であった。「（母親にとって）自分は重い荷物のよう」だと苦悩し自責感を強めるＡの前で筆者はずっしり重たい気分に圧倒された。そして，筆者はそれに耐えかねて〈荷物を少しでもここに置いていけるとよいが……〉と対応した。面接終了後，筆者の心には以下のような思いが去来した。日常での苦しみを少しでも軽くしてあげたい思いで上記の言葉かけを行ったが，その実Ａから伝わる重々しい情緒に動揺し耐え難く感じ，それはＡに伝わったのではないか。結局Ａの気持ちを受け止めるのではなく，日常生活で彼女が普通に振舞えるように勇気づけ，前向きな姿勢を持つことを強要してしまったのではないか。これは，一つには援助的行為を被害的に受け取るＡの傾向が思い起こされたからであり，もう一つには，Ａが母親同様に筆者にも迷惑をかけたように体験したのではないかと感じたからであった。この筆者の思いを裏づけるようにその後の面接でＡは,「聞いてくれるが何も話さない」ペットについて再度述べることがあった。

この局面でのＡと筆者のやり取りは，現実の母親同様，筆者に対して自己主張すると迷惑をかけ傷つけかねないというＡの体験を助長してしまった可能性がある。このように考えると，この時期のペットは，Ａの情緒に適切にチューニングすることのできる理想的な母親ではなく，むしろ情緒を持たないゆえに揺れずにそこにあり続ける対象であったと言えるだろう。ペットは彼女の誰にも受け止めてもらえない情緒の揺るがない受け皿であったのだろう。

さて，面接が少し進んだ#41では，Ａの男性に向けられた攻撃性は，ペットを通して間接的に表現されることがあった。外面がよい一方で家では自分勝手に振舞う父や兄を「ちゃんと怒ってくれる」対象としてペットが語られた。ペットは，Ａ同様，父や兄を嫌っていると表現された。また, ペットの性格について「気が強い」「プライドが高い」「飽きっぽい」と説明する様子には，Ａの内側に隠れたＡ自身の性格が表現されているようであった。その表現に，Ａのわかってほしい思いの裏に簡単にわかられたくないとの相反する思いもあるように筆者には感じられた。このため，Aにペットの話を続けてもらえるように，直接的な介入の代わりに，ペットの話題に触れられなかったセッションでもペットのことを筆者から最後に少し尋ねるようにしていた。これは，Aの情緒を揺るがなく受け止めるペットが，さらにその情緒を代弁する対象として語られていたからである。Aは筆者に直接語ることができない諸々のことをペットを介して伝えているかのようであった。母親同様，筆者にも負担をかけまいと気遣っていたのかもしれないが，一方で，面接は一年以上経過していることもあり，アンビバレンスを抱えながらもAの気持ちをわかってほしいというニードも高まっていたに違いない。それはペットの語りを通して筆者に伝えられていたのであろう。

#44では，一時的に食欲低下や不眠などの身体症状が現れると，いつもは母親と眠るペットが，Aが眠りに就くのを見届けるまで子守唄をうたうように喉を鳴らして添い寝したことが語られた。このときのペットは，Aのことばにもある通り，まるで子守りをする母のようであった。現実の母親は，Aの体調不良を病院で治すものとして対応していたが，ペットとの関わりから，Aはむしろ心理的に抱えられることを求めていることがわかる。上述の通り，Aにとって，心理的に抱えられることは母親に重荷を与えることであり，母親からは得られないものであった。添い寝をしてAに癒しを与えるペットを語ることを通して，Aは筆者にその求めを訴えていたと考えられる。筆者はそのことをAに直接伝えることはしなかったが，Aからその痛切な思いが伝わってきていた。そして，筆者自身も母親と同じようにAを抱えられていないのではないかと不甲斐なく思ったが，どのように対応すればAが求めることで対象を傷つけてしまう不安を緩和させられるのかわからずに当惑していた。

ちょうどその頃，Aが男性の医師と面談できる機会があった。Aには，相談してどうなるかという思いと助言してほしい思いがあったが，迷った末に，筆者の立ち合いのもと医師との面談を申し入れた。結果的には，Aの求めていた助言は得られなかったが，筆者との二者関係では直接的に不満を述べることのできなかったAが，医師という第三者の存在によって，その面談がいかに嫌な体験だったかを筆者に訴えることになった。これまで，Aの中で内的なセラピスト像は母親のようにAを十分に受け止める余裕のない存在であったが，医師面談での筆者の動きは，異なる存在としてAに立ち現れたようであった。この面談で，筆者はAが男性医師に応答することが苦しくなっていることを感じ取り，Aの代理人として面談を切り上げようとした。だが，実際にはAが「大丈夫」と述べたことから，予定通りの時間まで面談は続いた。しかし，この筆者の行動により，Aの情緒に応じて動こうとするセラピスト像が新たに生じたのかもしれない。それまでの筆者はAの気持ちを十分に汲み取ることができないでいた。それを考えると，Aは筆者に失望し，医師面談に救いを求めたのかもしれない。あるいは，筆者では不十分であることを，医師面談を受けることで間接的に伝えていたのかもしれない。医師面談でAの期待した救いを得ることはできなかったが，筆者のAの情緒を察して動いた行動は，病院任せにする母親とは違う対象としてのセラピスト像を生じさせたのだろう。それが，不満を訴えた程度では迷惑がって拒絶しない，あるいは傷ついてしまわない対象との経験に開かれていくことを可能としたと考えられる。

#51で初めて，Aが世話をするという文脈でペットが登場する。母が不在時のペットの振舞いはまるで駄々をこねる幼児のようだが，父からおやつはもらっても決して懐かない「強い女の人

みたい」な側面も見せることが表現された。Aは，自分の気分の変動にかかわらずペットの世話を引き受けることになった。Aは，ペットが寂しさを感じているのではないかと心配し，父と二人の空間に置き去りにされることに不満を抱いていると思っていると語った。筆者はAも寂しく感じているように思えることを伝えると，Aはそれを肯定し，さらにペットが母を探し回らないようにするために先にペットを寝かしつけないと自分も眠れないのだと続けた。Aはペットをなだめ寝かしつけることで，A自身の寂しさや不満を抱えようとしていることを筆者に伝えているようであった。また，このペットの代弁をするAの動きは，まさに医師面談でAの代弁をする筆者の動きと関連しているように思われる。Aは情緒に応答する対象を取り入れ同一化し始めたようであった。

#57では，Aはある同世代の女性と交流し始めた影響で，メイクアップに関心を持つようになったことが語られた。その時期と前後して，Aにペット由来の可能性がある肌荒れが生じた。Aにはペットに触れられなくなるかもしれないとの思いが浮上すると同時に，ペットにも治療の必要性が生じた。その肌荒れにより，皮膚が剥けて新しい皮膚が出てきたが，これはAが脱皮していくことを筆者に連想させた。実際に，Aにはメイクアップという将来のためのスキルを身に付けたいとの健全な意欲が高まっていた。また，肌荒れの治療の過程でAがペットに触れることの躊躇われる状況は，Aの気持ちの代弁者としてのペットとの分離の経験でもあり，ペットを介さずにAが自分の情緒を自身で抱えていく必要性に迫られていたとも考えられるだろう。

この分離経験を経てAは，これまで父の外面のよさを非難するばかりだったが，「自分のためじゃない」仕事に行くのに，家族に「行ってらっしゃいと言われないのはちょっとかわいそう」と表現するなど（#59），これまでの一面的な見方ではない対象の多面性に気づけるようになっていった。このような時期，以前とは違い立ち止まらずに前進しようとするAとは対照的に，ペットが誤って階段から転落する事故（#68）や，ペットが口にすると死ぬ可能性のある食べ物の話（#69）など，弱った存在としてのペットについてAは語った。Aはペットを案じて身動きを取れなくなる感じと，それでも自分は進まなければならない感じという裏腹な気持ちを抱いているようであった。また同時期に，#55では，自分の好きなTV番組について「女の子がその年で見るものではない」と言いながらも一緒になって楽しんで鑑賞する母親のことが語られた。母は冗談めかして言うのだと話すAに，筆者は〈そうやって茶化すことはあるけれど，お母さんはその番組があなたにとって大事なことはわかってくれているようだ〉と伝えるとAは深く頷いた。真正面から，あるいはAの全部を受け止められない母親ではあるが，部分的には機能している。Aもそのような母親を気遣って全部を出さないのではなく，TVの録画の使い方を「教えてもらったけど母親以上に使いこなしてる（#56）」ように母親の十分でない部分を彼女なりの自立という形でカバーしているようであった。この頃には，自分を子ども扱いする母親への不満（#65）や，母親に直に反論したこと（#66）なども語られるようになっていた。このようにAに健全な自己主張が生じると，母親はこれまでAが自力で行ったことのない場所にひとりで行ってみられるようにお膳立てし，実際にそれを達成したことをAは「大冒険」の話として報告した（#67）。後押しにより前進しようとする気持ちと，手助けが必要な自分のままでいたい気持ちの両方を抱えていたAは，面接に現れ続けることで自分が万全でないことを示し続けないと，家族から負荷をかけられ過ぎてしまうということを体現しているようでもあった。Ａは，このように葛藤することに以前よりも耐えられるようになっていた。ペットは，今やＡとは別の気がかりな対象として語られており，ペットはペット，母親は母親，自分は自分という個別性の感覚を得始めているようであった。

そして，高校進学後，定期的に同世代の中で学習する機会を持つようになったＡは，面接の中では担当教員に対する不満や，同級生の視線に感じる戸惑いを口にしつつも，現実には登校を続けており，かなりの疲労を感じながらも大きな達成感を抱いていた。このようなＡを案ずるあまり，筆者は，好きなTV番組が楽しめないとこぼすＡに〈疲れが出たのかもしれない〉とネガティブな側面について返したり，休日に出かけると提出物の仕上げに深夜までかかると言うＡに〈そうすると出かけにくくなる？〉と心配するなど，やや退行促進的に介入していた。しかし，#83で自ら時間割を組み立てる必要があることを語るＡに〈それも自分ひとりで管理するんだね〉と，Ａが「自分で」やろうとしていることを支えると，Ａは授業の選択の仕方を筆者にレクチャーするように生き生きと話した。さらに，学校の予定に合わせてセラピーの間隔を開けてみたいことを自ら筆者に申し出たこと（#95）や，筆者の問いに対して詳細に事情を話さずあえて秘密を持とうとしていたこと（#99）などから，筆者から分離しようとする試みが生じているように見えた。筆者は，Ａがペットを情緒を排泄する「揺るがない受け皿」にし，Ａの「代弁者」に見立て共感し，さらにはＡが求めているケアを自ら行う「ケアされるべき対象」として一体化してたこれまでの状況から，ペットとの分離を経験し自立に向けて動き始めていることを感じていた。そのためにペットや筆者を必要とせずとも葛藤的な情緒を保持することができるようになってきているＡがいると筆者は感じていた。

また，Ａは，歌の上手い異性のクラスメイトに憧れとライバル心を抱いていることや（#85），男性の担任による補講授業に「強い性格の子を思い出してその性格を自分の中に入れ」るようにして自分とは別の性格を演じることで平静を装ったこと（#89），「怖いと思うだけで相手が上になっちゃう」ので，自分から相手を観察してどのような人か分析する（#98）ことで対象化して見られるようになったことなど，Ａ独自の男性恐怖との付き合い方を見出し始めていた。一方，#98で，Ａは母親から，課外活動への参加により帰宅が遅くなるＡを待つペットが，「子を探す親のように家中泣きわめいて歩き回っていた」ことを聞かされていた。この母親による描写から，自立していこうとするＡにむしろ母親側が分離不安を抱いているように思われた。

時期は前後するが，#94・#95では，母親のいない日に限って片付けに困る場所で吐き戻してしまうペットのケアをするＡの苦労が語られた。なんとか自立的になり主体性を発揮しつつあるＡであったが，新たな環境で頑張り消化不良のものを抱える自分を自らケアしている側面があるようにも筆者には感じられた。また，Ａは以前のように筆者を頼り親密さを深めることから距離を置いているようにも感じられた。筆者はそのことを取り上げようとも考えたが，Ａなりの自立のあり方であると考え，Ａのスタンスを支持した。

年明け最初の#100では，新年の抱負として「大人になりたい」と述べ，手始めに母親の呼称を「ママ」から「お母さん」に変えようとしていると話した。Ａは，「『ママ』って呼ぶのは小さい子が母親に，って感じ。（『お母さん』と呼ぶ方が）ありがたみも感じられる。母親がしてくれることに対して」と述べた。直前の#99では，仕事に疲れた母親の代わりに，Ａが洗濯物を畳んだところ感謝されたことを話していた。ここから，Aはいついかなるときも自分の望む理想の母親像でいることを母親に求めるのではなく，限界を持った一人の人として，母親の「してくれる」範囲のことに満足するようになったことがうかがえた。また，#100では，筆者の年度末での退職を告げた上で今後のセラピー継続について希望を尋ねると，Aは「自分も卒業を考えていた」ことを打ち明け，幼なじみに刺激を受けアルバイトを始めることを考えていると報告を続けた。翌回の#101で，アルバイトの選考中で，上手くいかなければ兄が辞める予定のアルバイト先に入らせてもらえばよいと母親から言われたが，「自分で道を切り拓きたい」のでそれは嫌なのだと語った。筆者には，もはや筆者に先導されずとも自分ひとりでやっていけるイメージをAが伝えているように感じられた。同時にこれは，セラピー関係というAを見守ってきた関係が消えいく中で，筆者を心配させないためのAの気遣いでもあったかもしれない。最終回の前のセッションは，Aの体調不良によりキャンセルとなり，最終回の#103は，Aは「間が空いたので……」とこれまでの筆者の言い回しを使い，すでにアルバイトの研修が始まっていることを報告した。仕事を覚えることが大変で，そのための苦労や工夫を話すAの大変さに筆者が焦点化すると，少し白けたような表情を見せたことが印象に残っている。最後に筆者に手紙を渡し，振り返ることなく去って行ったAの後ろ姿を思い返すと，筆者がAの中でいつか忘れ去られることが本当の意味でのセラピーの終結なのかもしれないと感じた。

Ⅲ 考察

1．本事例での治療関係

Aには心理的不調が身体症状に出やすい傾向があったが，初期よりセラピーのキャンセルは少なかった。一方で，周りの援助的行為を侵入的に捉えやすい語りから，筆者には常にどこまで踏み込んでよいものかとの躊躇いがあり，けっきょく介入しないままに終わることも少なくなかったように思う。ことばでは，同世代と同じようにできない自分をわかってほしい気持ちを訴えていたが，その裏にはひとの助けを借りなくても立っていられる自分でありたい思いもあったのではないだろうか。初期から後期に至るまで，筆者は前者の思いをなぞるように関わっていたが，次第にAの方がむしろ前進しようとする気持ちを後押しする筆者の関わりの方を受け入れるようになっていたように思う。

また，Aはセラピーに，作りかけの手芸作品，高校の時間割などの具体物を持ち込み，筆者が一緒に見ることを求めたが，一貫してペットの写真を筆者に見せることはなかった。だが，Aがペットを描写する様子から，ペットがAにどのように甘え，時に離れた場所から見守るようにしているか筆者は十分に思い描くことができた。前者のやり取りは，例えるならば，幼稚園や学校で経験してきたことを子どもが母親に聞いてもらい，その経験を整理し自己の一部として取り入れるような役割をしていただろう。これに対して，後者のやり取りは，A自身にも明確には意識化されていない感情や思いがAの内側にどのように布置されているかを筆者と内的に探索するには，写真のような具体物はかえって妨げになるという意味があったのではないだろうか。

そして，Aにとっては，筆者との関係にどちらの役割も必要であったのだろう。

2. 心理療法過程におけるペットの意味

ペットは，一般にはひとの心を癒す存在として語られることが多い。だが，心理療法過程においては，それだけに留まらない存在であることが本事例からわかるだろう。本事例では，Aとペットの非言語的交流も含めて，Aの内的対象が変化することを支え，Aが自分の感じていることに気付く手がかりにもなっていたと思われる。

ペットは，人とモノの中間の存在であり，クライエントにとっては，相手の評価を気にしなくてもよい他者である。これはすなわち，ペットには過度に脅かされないとも言えるだろう。他方で，モノとは違い，完全に放り出したままにすることはできないので，クライエントがペットに直接的に何らかの働きかけをすることもあれば，当然，ペット側からのアクションもある。

分離のテーマが再来する思春期という時期にペットが果たす役割は，どのようなものであろうか。不十分な母親に対して完全をもとめようとする思いをうまく諦められるようになることは，母親との閉じられた関係の中では成立し得ない。そこで，ペットの存在が母親との間に三者関係をもたらすと考えられる。Aの場合，母親との二者関係では，Aの健康的な側面しか受け止められない母親と，それ以外の部分も認めてほしいAという関係性であった。しかし，ペットの存在によって，母親がAを頼りにするといった新たな関係性が立ち上がってきた。また，Aの急激な変化にあたかもAが本物かを確かめるかのように執拗にペットがAの耳の匂いを嗅ぐことが続いたが，これはAとペット独自の関係で，ペットが母親の代わりにAとの離れがたさやAの成長への驚きを表していたのかもしれない。さらに，同一化する対象が母親からペットへ移り変わることの意味もあると考えられる。これは，思春期に必要となる同世代の同性とのつながりを作りにくかったAにとって，ペットの存在が同世代の同性との関係への足がかりとなったという見方である。

文　献

Barrett, J.L. (2012). *Born believers: The science of children's religious belief.* New York, NY: Free Press.

Blos, P. (1985). *Son and father: Before and beyond the Oedipus complex.* Macmillan Publishing company, Inc., NewYork. 児玉憲典（訳）(1990). 息子と父親. 誠信書房.

Boyer, P. (2002). *Religion explained: The evolutionary origins of religious thought.* NewYork, NY: Basic Books.

森口佑介（2014). 空想の友達―子どもの特徴と生成メカニズム―. 心理学評論, 57, 529-539.

根本真弓（2008). 無意識から生成される空想にみる孤独感に関する一考察―心理臨床実践の素材から―. 京都大学大学院教育学研究科紀要, 54, 491-504.

齋藤万比古（2005). 思春期の病態理解. 臨床心理学, 27, 355-360.

Taylor, M. (1999). *Imaginary companions and the children who create them.* New York, NY: Oxford University Press.

Trionifi, G., & Reese, E. (2009). A good story: Children with imaginary companions create richer narratives. *Child Development,* 80 (4), 1301-1313.

Winnicott, D.W. (1971). *Playing and Reality.* Tavistock Publication Ltd: London. 橋本雅雄（訳）(1979). 遊ぶことと現実. 岩崎学術出版社.

第19章

ろう難聴児・者の心理的支援

――医学モデルと社会モデルの狭間で心理職として求められること――

賀屋祥子

I　はじめに

20年近く前，聴覚障害を持つ子どもたち，いわゆるろう難聴児[注1)]とその保護者が参加するイベントに参加していた時のことである。数人の男児の集団が成人男性ろう者に何かを質問していた。二次性徴を迎えた彼ら特有の疑問であった。成人ろう者は子どもたちの「なぜ？」にユーモアを交えて答えながら，彼らにも質問を投げかけ，語りが深まり，当時手話の初学者であった私にもわかるくらい生き生きと，そして和気あいあいとした時間が展開されていた。手話という彼らにとって自然な言語で情緒的なやりとりができること，そして当時，盛んに叫ばれ始めていたろう者のロールモデルの存在を大きく感じた瞬間でもあった。次の瞬間，私に声をかけてきた人がいた。その輪の中にいる一人の子どもの父親であった。「楽しそうですね。彼らは何を話しているのでしょうか？」その顔は楽しそうな時を過ごすわが子をうれしく思うと同時にさみしさも感じる複雑な表情であった。このシーンは20年近くたった今も私の中に残っている体験である。ろう難聴児の9割は聴者[注2)]の親から生まれると言われている。この父親もまた，聴者であった。意外に思われるかもしれないが，ろう難聴であるわが子が何らかの形で手話を習得していても，親は手話ができず，基本的には家庭の中では手話以外の，たとえば子どもが親の口を読み取ったり補聴器で音を聞き取ったりというコミュニケーション方法がメインであることも，実はこの世界には多いことなのである。もし，手話を理解していればこの父親は男性のロールモデルとして，彼らの中に参加できたのだろうか。彼の息子がろう難聴であることに関わらず悩みを抱えた時に

注1）聴覚障害者の呼称はその使い方を巡って実にさまざまな考え方がある。医学的には聴力の程度によって「ろう」と「中等度難聴」「軽度難聴」等を使い分け，一方で，詳細はのちに述べるが，日本語と異なる文法を持つ日本手話を母語とし独自の文化とアイデンティティを持つ者を「ろう者」，日本語が母語である者を「難聴者」，また本人のアイデンティティによって使い分けることもある。山口（2003）は「ろう」と「難聴」の区別は一律不変なものではないと述べている。本論文ではさまざまな年代と教育背景を持つ聴覚障害者を対象としていることから，ことばの定義あるいは特定のろう難聴者自身がアイデンティティを表明している場合を除いては主に「ろう難聴者（児）」ということばを用いる。

注2）聞こえる人のこと。特にろう者，難聴者との対比で使われることが多い。健聴者という呼称もあるが，聞こえるという優位性に基づいているという考え方から，本論では聴者ということばを用いる。

父と語り合えることはこののちあったのだろうか—。

先天的な聴覚障害者（以下，ろう・難聴者）は平成18年度の厚生労働省の調査では約28万人存在すると言われており，ろう難聴児は1000人に一人の割合で生まれていると言われている。国内では木村ら（1991）の「ろう文化宣言」を端緒として手話を母語とした異なる文化を持つろう者の存在が認識されつつある。しかしながら一方で，現在も手話以外の教育をベースに育てられているろう難聴者が存在し，一般の学校への進学，いわゆるインテグレーションをして聴者の中で教育を受けるろう難聴児が存在していることも事実である。このような背景を考えるとき，ろう難聴者に関わる心理専門職としてはやはり手話を母語としたろう者やろう文化に対する理解だけではなく，年代ごとに，また，個々のクライエントごとにどのような教育背景をもつのか，その人個人のアイデンティティはどのように成り立ってきたのかに心を向けながら関わる必要があるのではないだろうか。その中には当然，年代や場所問わず言語剥奪[注3)]の経験を持っている者もいるだろう。ろう難聴児の心理的支援は今後ますます必要とされると考えられるが，まだ専門的知識を身に着けた心理職は国内には少なく，ろう学校ではに独自に予算を組んで少しずつスクールカウンセラー等の派遣が始まっているものの，2020年現在では特別支援学校に対して教育委員会からのスクールカウンセラー等心理職の専門家は派遣されていない状況である。筆者はもともと一般の学校のスクールカウンセラーとして臨床をスタートさせたが，一般の学校の中でろう難聴児，また，一保護者としてのろう難聴者，また学校とともに児童生徒を育む立場からのろう難聴児の支援に携わることが少なからずあった。これらの経験と文献をもとに，ろう難聴者支援が今，どのような方向に向かっているのか，また，心理職として求められることは何か，具体的な事例を提示し，文献と照合し整理しながら検討を行いたい。なお，事例提供には許可を得ているが個人情報が特定されない程度に内容に修正を加えている。

Ⅱ　聴覚障害という医学モデルとろう難聴者という社会モデル

国連が2006年障害者権利条約において障害の社会モデルを提唱し，日本が2014年に条約に批准してから6年が経過しようとしている。ろう難聴者に対する理解を村瀬（2000）は以下のようにまとめている。①聴覚の障害とはコミュニケーションの障害であること，②聴者の言語感覚や構文構造とろう難聴者のそれとは異なること，③障害の程度，発現はさまざまであり，それらは生育環境や時代（口話の強調から，手話，指文字の表現を次第に認めるろう教育の変遷）とも輻輳していること，④手話には伝統的手話と文法的手話，さらに独自の身振りなどさまざまであること，そして⑤適切な教育，養育 経験が損なわれている場合が少なくないことの5点である。先に述べた木村らの「ろう文化宣言」によってろう者，ろう文化の認知は一気に広まり，現在で

注3）ろう難聴児の場合，聴者同士の母子のような自然な音声のやり取りを通しての音声言語獲得は非常に難しい。補聴器や人工内耳等を利用して音を入れることは可能だが，装用までに時間がかかり，完全でない音からことばを読み取ったり聞き取ったりする訓練や発話する訓練も伴う。そのような環境では当然さまざまな情報が伝わらない状態が常々生じることになり，それは彼らの言語発達に大きな影響を与える，すなわち言語を剥奪された状態に晒すことになるのである。言語剥奪とその心理的影響について詳しくはNeil S Glickman「Language Deprivation and Deaf Mental Health」を参照されたい。

は各地方自治体で手話言語条例の制定や，ろう難聴者を対象として電話に代わる公的通話サービスの導入検討等，ろう難聴者に対して言語の保証をもとにした環境整備が進み始めている。しかし，ろう難聴者をひとくくりに「ろう文化」ということばでくくりにくい特徴には，それぞれの教育や言語獲得，あるいは言語剥奪の経験が非常にさまざまであることに加え，医学モデルとしての聴覚障害というとらえ方がいまだに根強いことも挙げられる。そのため，補聴器や人工内耳[注4]等の装用をベースにした聴覚口話法[注5]など音声言語を主とした言語指導が第一選択肢として医療機関から提示されることが多い。一方で，手話を第一言語とし，書記日本語を身につけるバイリンガル・バイカルチュラル教育[注6]も国内で実践を深めており，模索が続いている。

しかし，現在も生まれてすぐにろう難聴だと分かった際には医師から補聴器や人工内耳以外の選択肢を提示されないことも多い。医学モデルとしてとらえた場合，あくまで聴覚障害は「聴覚の欠損」として扱われる。この見地から捉え，ろう難聴であることが精神障害のリスクを高めるという指摘もある。しかしながら，本当に聴覚障害であることそのものがすなわち精神障害のリスク直結するのであろうか。聴覚障害は聴覚情報が入りにくいという以外に,「見えない障害」「コミュニケーションの障害」であるという特徴があると言われている。「見えない障害」とは，補聴器に気付かなければ聴者とほとんど変わらず，その外見的な特徴からも誤解が生じやすいことを指している。また，「コミュニケーションの障害」については，情報が十分得られず対人関係で気まずい思いをすること（滝沢，1995）や，意志を表明する，討論する，話題や感情を共有するなどの情報 の発信や交流に制約があること（高宮・藤田，2005）を指している。これらの特性ゆえに周囲から孤立することも多く，聴覚障害は社会的な障害ともいうことができると述べられている（藤巴，2002；濱田，2000)。それに加え，濱田（2000）は，ろう難聴者自身がその障害の見えにくさのために，どのような難しさがあり，どのような解決方法があるのか理解できないことも多いと述べている。 ろう難聴者にとって配慮要求の困難さがいかに深刻な問題であるかに ついて山口（1997）は，自らの障害には実際社会での生活でどのような困難があるか，たとえば補聴器を通しての音声の不完全さや口の読み取りの大変さなどを説明するのが難しいだけでなく，聴者の方もその説明から何が困難なのかをイメージするのが難しいこと，さらに聴者の無理解や偏見などが加わり，理解を求める意欲が押しつぶされて精神的に不安定になる場合もあることを指摘している。これらのことを考えると，聴覚障害があることそのものが精神障害のリスクを高めるのではなく，周囲の聴者もろう難聴者自身でさえも理解しにくいこの障害の持つ特徴や配慮要求の難しさが社会的障壁となり精神的な不安定さにつながるリスクを高めているので

注4）音を電気信号に変え，蝸牛に入れた刺激装置（電極）で直接聴神経を刺激する装置である。手術で側頭部を切開しに蝸牛に埋め込む必要がある。人工内耳を通して聴く音は機械的に合成された音であるため自然音とは異なる。また，聞き取れるようになるためにリハビリテーションが必要である。

注5）残存した聴力を補聴器や人工内耳で最大限活用しながら，話者の唇や舌の動きを読み取る「読話」とろう難聴者本人が口や舌の動きを訓練して獲得する「発話」からなる。ろう難聴者自身は補聴器を付けていても自分の声までは聞こえないことも多いため，自分自身の発音が正しいかの判断は難しく，聴者からのフィードバックを受けながら繰り返し訓練を行うことになる。

注6）二言語二文化，つまりこの場合は「日本手話と書記日本語」「ろう文化と聴者の文化」のこと。第一言語としての手話をしっかりと身に着け，第二言語として書きことばとしての日本語を身につけていく教育のこと。

はないかと考えられる。その社会的障壁にこそ心理的支援が必要なのではないだろうか。

Ⅲ　ろう難聴者の教育と心理的発達

医学モデルと社会モデルはその二つのモデルの論争に留まらず，当然ながらろう難聴児の教育にも大きな影響を与えている。ろう難聴児の教育は言語指導も含め100年以上前から行われ，早期教育が必要という観点から，多くがろう学校の幼稚部や難聴児通園施設などにおいてことばの訓練を受けている（吉川，1998）。国内においては音声日本語の獲得が尊重され1960年代からキュードスピーチ法[注7)]やトータルコミュニケーション[注8)]の台頭，聴覚利用を加えた聴覚口話法が大きく取り上げられていたが，1990年代後半からようやくろう学校で少しずつ手話が導入されるようになった。現在日本手話[注9)]を第一言語とし，書記言語を第二言語としたバイリンガル・バイカルチュラル教育法も徐々私立ろう学校等で取り上げられ始めている。

2019年度現在，日本においてろう学校（一部聴覚特別支援学校）は公立が104校，私立が2校の計106校存在している（青少年白書，2018年）。2007年度より特別支援教育が施行されたことにより，盲・ろう・養護学 校の呼称が「特別支援学校」に改正された。このため，平成19年度以降，正確なろう学校の在籍人数は資料からは計ることはできないが，平成18年度 まで公立ろう学校には6，544人のろう難聴児が在籍していた（文部科学省白書，2007）。しかし，少子化もあいまって最盛期であった昭和35年の2万人以上に比べて在籍人数は3分の1以下になっている。 ろう学校の特徴として一学級あたりの子どもの数が数人程度であり，小さな集団の中で過ごしている。少人数の手厚い指導が受けられる反面同じ学校に通い続け，中学校に入学してから卒業するまで同じ集団の中で過ごす例もあり，さまざまな個性に触れる機会が少なく，友人同士の関係や役割が固定化しやすいともいえる。また通常学級からろう学校の小学部・中学部・高等部に転入してくる児童も多く，幼少期からろう学校で教育を受けてきた児童と転入してきた児童でコミュニケーション方法が異なる場合もあり，児童同士の意思疎通がスムーズにではないこともある。 ろう学校においては学年や学部あるいは学校を超えた大きな集団での活動の工夫やそれぞれの個性や教育背景を尊重できるような関係作りに対して教員側のより一層の配慮が求められる。社会性は集団での活動や生活におけるさまざまな経験を通じて発達するものだが，地域や学校の実情に応じて，集団活動の機会が制限されたり社会的経験が制約されたりすることも少なくない。それゆえ聴者と共に社会生活を営む際の対人上のマナーなどを体系的に学習できるような取り組みも必要となる（澤，2006）。

先に述べたようにろう難聴児の教育はろう学校がその役割を多く担っているが，インテグレーションを選択するケースも増えてきている。インテグレーションとは，「障害のある子どもを通

注7）手の形と手の置かれた場所，そして口形を組み合わせて口話法の補助とする方法。国内では地域ごとに手の形や場所が異なるため，同じキュードスピーチであっても場所や学校が変わると伝わらないことが多い。

注8）ろう難聴児がコミュニケーションをするのに役立つ手段のすべてを認め，明らかにし，すべて使うようにという理念。選択肢としては口話，スピーチ，手話，聴覚利用，書きことば，指文字，絵などが含まれる。

注9）ろう者の中で生まれた手話。日本語とはまったく異なる文法をもっている。

常学級に入れること」を意味し，すなわち，ろう難聴児が通常学級に通うことを意味する。インテグレーション増加の要因として，聴覚障害の早期発見，早期教育の効果，補聴器の性能の向上，人工内耳装用等による聴覚活用可能な児童の増加に加え，ろう学校の減少が挙げられる。(岩田，2008；木村，2003；美濃・鳥越，2007；武田，1991；山埜，1987；鷲尾，2002)。インテグレーションを選択したろう難聴児の保護者の多くは，ろう難聴であるわが子に対して早期から聴者の中で生活することによって聴者の社会で生きていく力が育って欲しいと願っている（岩田，2008）。黒田・鷲尾・松本(2002)は小学校におけるノートテイク支援[注10)]の可能性を示し，木村・中川(2003)は，多くの通常学級においてろう難聴児に対する支援としては席の位置を前にする，聞こえの環境を保障するため机の足にテニスボールをつける[注11)]，授業中のFMマイク[注12)]の使用などの物理的な支援がなされていると述べている。

また，比較的軽度・中度の難聴児のために昭和30年ごろからろう学校と通常学級の中間に位置するものとして難聴学級が公立小，中学校に設置されている。しかしながら，難聴学級の形態は地域によってさまざまである。難聴学級では，それらの困難さがより大きな問題へと拡大しないよう，また，その子ども本来の発達を保障し豊かな人格の形成を目指して必要な指導・援助を行うことを目標としている（村上，1996)。難聴学級未設置校の場合，特別な支援がない状況で聴者と共に通常の口頭での説明のみで授業を受けることになる。その場合，ろう難聴児が聴児と同様に分かりやすい授業を受けたり，楽しく学校生活に参加したりすること，また大勢の友だちと気もちを共有することが大きな課題となってくる。難聴学級でのサポートは学習面でも心理面でも非常に大きな意味を持つと考えられるが，支援の有無に関わらず，聴者の中で学ぶ場合に会話が通じにくい，聴者とかかわるのが不安になる，学習がしにくいなどの不便さや困難さが生じる可能性がある。さらに，子どもの発達の過程の中で，それらの不便さや困難さが学習意欲の低下，コミュニケーションの障害，学習の遅れ，心理的な不適応，集団への不適応など，より多くの問題へと拡大していく恐れがあることは十分に留意しておく必要があるだろう。

インテグレーションや医学モデルをベースに教育を行っていくことはAudism（聴能主義）という考え方にも結び付く。Audismとは1977年にトム・ハンフリーズ氏が提唱した概念で，すなわち「聞こえること」の文化に立った見方や考え方のことである。たとえば“よく聞き取れること”や“きれいな発音ができること”という観点もこのAudismに基づいたものと言っていいだろう。木村（2007）はAudismについて4種類の定義を紹介している。(1）個人の能力は効力と聴者らしい行動に基づいて判断されるという考え（Humphries, 1975)，(2）“聞こえる”ことの支配，再構築，そして訓練をデフコミュニティの中に権威付けようとすること（Lane, 1992)，

注10）授業中の音声情報を書き取り，伝えていく方法。近年では大学でも合理的配慮の一つとしてノートテイクを実施するところが増えてきている。パソコンで実施する学校も増えている。

注11）聴者の耳は聞きたい音に焦点を当てて聞くことができるような力が備わっているが，補聴器は周囲や話者の音を増幅する反面，周りの雑音も同じように増幅するという特徴がある。特に小，中学校などではよくある机を移動させる時の床と机の脚がこすれる音は補聴器を付けているろう難聴者にとって非常に耳障りなのである。テニスボールを机の脚につけることでこすれる音を軽減させることができる。

注12）補聴器にFM受信機を付け，話者がFMマイクを使用することで，ろう難聴者の付けている補聴器に音を飛ばすシステム。自然な音とは異なるが，音の明瞭度はある程度高くなると言われている。

(3) 聞こえる能力が優先される社会のこと（Adapter from Wellman），(4) ろう者を音声中心に適用させせようとする，言い換えるならば言語とは人間の象徴であるが，あくまでもそれは話すものであるという考え，すなわち，音声言語を持たないろう者は十全な意味で人間とはみなされず問題視されること（Bruggemann1999, and Bahan and Bauman）である。ハーラン・レイン（2007）はこの Audism についてろう者社会を支配し，再構成し，ろう者社会に権力を行使する聴者の方法であり，それを行使する者としてろう難聴児・者を対象にしている教員や通訳者，心理学者やソーシャルワーカーなども含まれると述べている。

この考え方を踏まえて聴者の中で生活することがすなわち聴者の社会で生きていく力が育つことなのかと考えると，そこには疑問符が付く。つまり同じ学びの場に「存在」することと「知識を吸収し」クラスメイトや教員と「考えを交わすこと」とはまったく別のことだからである。補聴器を装用して認識しづらい音からことばや文脈を予測し，同じ教科書のページを開き，黒板を書き写すだけでは参加しているといえないのではないだろうか。そこには相当な細かな見取りと支援がなければ，言語剥奪と呼ばれる状況が恒常的に存在することになると言えるだろう。賀屋（2009）はインテグレーションを経験したろう難聴者が支援を求める中で，ある一定の時期，特に思春期において支援に対するあきらめや拒否感が生じやすいことを示唆している。また，古賀・菅沼（2008）は日本で唯一聴覚障害専門精神科外来を設けている滋賀県琵琶湖病院の事例報告からは，インテグレーション経験のある 30 ～ 40 代のクライエントが思春期や青年期の課題を現在も引きずっていることが多いことが示されている。このことはつまり，Audism にさらされやすいろう難聴者の教育に対する警鐘として捉えることができる。

以下，事例を通して，具体的に検討していきたい。

【事例１：小学校低学年のＡ子】

１歳で高度難聴であることが分かり，補聴器装用。聴覚口話法の訓練を受け，ＦＭマイクを利用しながら通常の小学校に入学した。Ａ子さんの発話はとても明瞭で，一見集団についていけるかのように見え，教員たちは「きれいな発音ね。賢い子ね」と安心していた。ある音楽の授業で運動会の歌の練習をしていると，彼女は突然「みんなが私に意地悪をする！」と叫んだ。教員も児童も何が起きたのかはわからず，教室はざわめいた。「彼女に聞こえやすいように」と教室の前方に置かれたＦＭマイクに子どもたちの元気な歌声が一斉に入っていたのである。教員がよかれと思ってとった行動だったが，補聴器はあくまで音を増幅する機械であり，ＦＭマイクもまた届けられる音の大きさを自動的にコントロールしてくれるわけではない。例えるなら，イヤホンを付けた耳にいきなり割れたラジオの音が最大のボリュームで入ってくるのに近い状況が起こったのである。そのことを SC が伝えると教員はすぐにマイクを調整した。しかし，しばらく彼女は「みんなはわざとやっている」と涙ぐんだ。時間を取って彼女自身の大きな音が飛び込んできたときの衝撃や気持ち，友人への思い等聞いたのち，ようやく，どのような状況が起きたのかを話し合うことができるようになった。

たとえばスクールカウンセラーが観察していた授業でこのような状況が起こったのだとすれ

ば，教員やクラスメイトに何が起きたのかを説明し，その場で対処することももちろん必要である。また，教員自身が気づいて機材の調節をすることも必要だろう。だが，環境を調整するだけではなく，ろう難聴児自身がどう体験し，何を感じ伝えたかったのかをくみ取り，何が起きたのか，周囲がどういうつもりだったのか説明すること，これからどうしていくかを考える過程がインテグレーション環境では非常に大切になると考えられる。また，本事例では日ごろの生活でも行動に遅れを取らないように終始周囲に気を配る彼女が見て取れ，それを筆者から伝えると担任も思い当たる部分があるようだった。いくら本人が周囲に気を配っていても細かな誤解やすれ違いは生じやすく，コミュニケーションの場が広がるにつれてその機会は増えるものと思われる。インテグレーションの場合にはことばの定着だけでなく，ろう難聴児が周りとのやり取りをどのように感じているか，どのような支援を必要としているか，言語剥奪が起きていないかを細やかにサポートする必要がある。

Ⅳ　家族支援としてのろう難聴者支援

木島（2004）は，①通常の学級に通うことを良しとする価値観，②生後すぐに受けることが可能となった新生児スクリーニング等で「要再検査（つまり，ろう難聴の可能性あり）」と告げられた親の不安，③早期発見が優勢思想に行き着く危険性に関して議論の必要性を訴えている。母子の関係性へのリスク，初期の危機的環境，母親や家族の心理的安定を図るための個別的状況に応じた早期支援が必要であること，母親の不安や孤独を軽減し安定した育児と母子関係の形成を可能にする積極的な早期支援体制の構築が必要であるとも述べている。それは言い換えるならば突如ろう難聴の可能性を提示されたことで，それをどのように受け止めればよいか寄り添い適切な情報を提示し，当たり前に思っていた音声言語を通した愛着形成が難しい場合にどうやって愛着を育めばよいのか混乱する状況に介入することともいえる。鷲尾（1990）は，両親援助は両親の情緒面に対する援助と養育技術的側面の援助があり，その方法としてはカウンセリング，デモンストレーション講座に分けることができると言及している。そして，養育技術的側面が乳幼児期の療育においてまさに本質的なところであるとも述べている。これらのことを考えると，子どもがろう難聴の可能性があると指摘された時点で，その場の医療的なケアや言語選択だけに限らない家族の動揺への寄り添い，社会モデルの提示，保護者への発達的観点に基づいた情報提供や親子のかかわり方などにまつわる支援が家族の心理的な安定には欠かせない観点である。また，早期にどれだけこれらの支援を得られたかが家庭におけるろう難聴に関する理解，ひいては子どもとのかかわり方の理解と情緒的な交流に結びついていく。さらに，それぞれの方法を選択した時の長期的な視座も提供される必要があるだろう。

たとえば，聴覚口話法を主体として家庭の中で養育をしていた場合，家庭の中ではどのようなことが起きるだろうか。日本語の定着をはかることはできるかもしれないが，Audismを基にした考え方の場合はことばの定着や聞き取り・読み取りの力に重きが置かれやすく，どうしても会話の過程には目が向けられにくく，結論だけが伝えられ，やりとりを通じた情緒的な交流が困難で慢性的なコミュニケーション不全が生じやすい可能性がある。長年聴覚障害児者の心理臨床にかかわってきた経験から河﨑（2004）は，コミュニケーション不全は精神病理を生む可能性があること，コミュニケーションを保証した関係性は情緒や感情の修復体験となること，幼少期からろう難聴者の立場を尊重した豊かなコミュニケーション環境の中で成長することがろう難聴児者の情緒的社会的な適応力を育てると述べている。

一方で，手話を母語として子どもを育てていく場合[注13)]の家庭支援には何が必要なのであろうか。親が聴者で子どもが聴者の場合は，多くが当然のように子どもは親の母語で育てられる。しかし，ろう難聴児に日本手話で子育てを行う場合，保護者が手話を第一言語とするろう者である以外，日本語という母語ではなく第二言語の手話で子育てをすることになるのである。この事実に対する保護者の不安はとても大きいものではないかと思われる。子どもに日本手話による言語獲得を目指すとき，専門家から保護者への支援はろう難聴児に対するのと同じくらい非常に重要な位置を占めるのではないだろうか。確かに，ろう難聴者が音声日本語を獲得するときとは異なり，保護者が手話を獲得するときには機能的な障壁はない。しかしながら，保護者にとって手話は第二言語であるため，使いこなすスキルや文化的理解は母語話者のそれとは異なる。保護者は違う文化を持つとはいえど，ろう文化[注14)]と聴文化の橋渡しとして，ろう難聴児と社会との間に存在する立場し，時にその文化の理解者として聴者の社会とろう者の社会をつなぐ役割を担う立場であるともいえる。言語の背景にある文化や保護者自身の母語とは異なる手話による言語発達のエビデンスを元にした継続的な理解は専門家から提供される必要があるだろう。乳幼児期だけでなく，学齢期以降の保護者のサポートも必須であるといえる。

長瀬・池谷（2005）はろう学校高等部に在籍するろう難聴児を持つ保護者に対するニーズ調査から保護者への情報提供はあまりないものの，保護者は子どもの成長に応じた情報を求めていることを指摘している。斎藤（2001）はこれからの聴覚障害児の教育の課題は，思春期の年齢にいる聴覚障害児の両親支援であると述べており，市場（2002）も，思春期の生徒たちが，障害認識に関してさまざまな困難を抱えていると考えると，その年齢の子どもを持つ保護者に対してもより積極的な支援が必要だと述べている。

平川（2016）は「社会の最小単位は家族である」と述べている。社会の最小単位が「家族」であるとするならば，身近な大切な存在として保護者に対してろう難聴児の言語発達や心理的側面からの理解のフィードバックは欠かせない。濱田・間根山（2007）は早期から聴覚活用教育を受けた当事者の自己肯定感に関する調査の中でどの時期においてもコミュニケーションに困り感を抱えやすいこと，解決の糸口として大切な人として受け止めてもらえた経験を挙げている。藤巴（2002）は，障害受容の中で対人関係については，聴者の交流の中での消極的な対人関係か

注13）多くのろう難聴児の場合，視覚的な言語である手話は自然に触れられ，習得ができる言語である。そのため，生活の中で日常的に手話で語り掛けていくことで音声言語と同様に育んでいくことが可能である。しかし，本論で述べているように多くのろう難聴児の保護者にとって手話は自分の母語ではなく，また，視覚的なイメージを元にした率直な表現の仕方など，同じ日本にいながら異なる文化を持つ側面があるため，家庭でも自然に手話に触れ，コミュニケーションができる環境を作るために保護者が手話やろう文化について学び，獲得できる場が必要である。

注14）ろう文化について詳しく知りたいという方は，現代思想編集部編「ろう文化」，木村晴美著「日本手話とろう文化―ろう者はストレンジャー―」，佐々木倫子著「ろう者から見た多文化共生」などを参照していただければと思う。

ら，聴者とろう難聴者の両者との交流の中で積極的な対人関係へ変化していくことが見られたこと，コミュニケーション手段の多様化と個性化も見られたことを挙げている。これはアイデンティティの確立に伴い自己認識が肯定的なものへと変化したことが考えられ，生き方のモデルとなる同胞との出会いだけではなく，理解ある聴者との出会いが重要であると述べている。

聴覚口話法での養育においては，ろう難聴者自身は言語剥奪の経験や障害認識をどのようにとらえていくか，また，ろう難聴児の家庭や学校生活でのふるまい方にどのような背景があるのか等，総合的な理解を保護者もしていく必要があるし，理解をするためのフィードバックが発達段階ごとに必要となるだろう。保護者へのフィードバックは，手話での養育においても重要な観点ではないかと考える。ろう難聴児がたとえば手話を母語として育った場合には，高等教育機関や社会に出た時の聴者の文化とのギャップにどのように接しどのように対処していくか，たとえば大学においてどのように合理的配慮を求めていくかをろう難聴児本人に示していくと同時に，ギャップに接した時のショックに対する理解と親としてのかかわり方などに寄り添いながらサポートしていく必要があるだろう。ろう難聴者としてのロールモデルを示すことで解決する場合もある。一方，困難さを抱えた時に，ろう難聴者本人や家族に寄り添うことのできるろう難聴者の文化モデル，そして医学モデルについても精通している心理専門職も必要になるだろう。冒頭で述べた思春期のろう難聴児の親への支援もまさにこの観点が必要なのでないかと考えられる。

V　多文化的アプローチとしてのろう難聴者支援と心理専門職に必要なこと

このようにさまざまな観点からの理解が存在し，またさまざまな教育的な背景を持つろう難聴者は，社会的障壁ともいえるコミュニケーションに対する不全感から情緒面の不安定さが生じやすい状況といえる。坂田（1990）は，ろう難聴者自身のコミュニケーションの状態の不安定さや，コミュニケーション状態への意識や障害認識が否定的であることは，対人関係や情緒のあり方のまずさももたらしていると述べている。しかしながら心理的な不適応や困難を伴うろう難聴者に直に接する機会の多い生活相談員，ケースワーカー，手話通訳士などが，本来ならば専門的な訓練を経た心理臨床家が遂行すべき役割を引き受けざるを得ない実情が生じている（河﨑，1996）。それは一つにはろう難聴者に対する専門的な知識をもつ心理職の不在があることが理由である。教育現場においても，インテグレーションの場では難聴学級の教員等がろう難聴児の心理的な支援まで行っていることも多く，またその難聴学級の教員も専門的知識を持ったものばかりではないのがとは言いにくいのが現状である。

国内ではろう難聴者支援においてはとりわけ教育，福祉，医療，そして心理の分野が混在しているが，アメリカのギャロデット大学に代表されるように，海外ではろう難聴者のメンタルヘルス専門職の養成プログラムが開設され，ろう者独自の文化の理解に基づいた心理的支援の必要性が叫ばれている。日本においては，河﨑らが日本心理臨床学会において毎年自主シンポジウムを開催し重要性を呼び掛けている。ソーシャルワークの観点から原（2008）は多様な障害実態を持つろう難聴者は社会の中での少数派であるが，相談支援の観点で概観すると，彼らの生活上の諸問題はすべてのライフサイクル上のステージで起こりうる諸問題を対象とすることになると述べている。そのような意味ではソーシャルワーカーに限らず，ろう難聴者の支援を行う心理専門職も彼らの文化に対する対応力，いわゆるカルチュラルコンピテンスを持つ必要があると考えられる。しかしながら，心理援助の専門領域全体を見渡すと，文化や言語の多様性に対応したサービスに対する関心は高いとは言えず（大西，2010），どのような課題があるか，またどのようにその課題に対応可能か具体的な議論は遅れている。また，教育や福祉分野の関係領域での実践の場を中心に，潜在的な利用者のニーズを把握し，「カウンセリング」に限らない援助の形を模索しつつ，心理援助機能を位置づけていくことが課題である。

多文化対応のモデルとして在住外国人を対象とした心理援助実践を例にとると，利用者のニーズにあったサービスの形を明らかにすると同時に，サービスの必要性や専門家の多文化対応力の育成の重要性を社会に向け訴え，新しいサービスを社会に根付かせていくことを必要としていた。このため専門家は，社会全体を実践の対象と捉え，ニーズの把握，さらに援助関係者と協働することや環境へ働きかけていく多次元的な役割が求められていた。このことを考えると，ろう難聴者の心理的支援に携わるときにもクライエントのニーズの把握とその関係性のなかでのやりとりにとどまらず，環境への働きかけなどの多面的な役割が求められると考えられる。また，そのような役割を担うときに，まずは支援者自身のAudism対する自己理解が必要であろう。これは聴者でもろう難聴当事者でも持ちうるものであり，ろう難聴者で心理専門職を勤めている者の場合は自分自身はどのようにして育ち，Audismをどのようにとらえているか，聴者の心理専門職も自分自身の中にあるAudismや支援に関するバイアスについて常に意識しながら関わる必要性があるといえる。また，いかなる手段を用いて治療を行う場合にも，支援者がクライエントであるろう難聴者のコミュニケーション媒体になじんでいることが大きな要件（村瀬，2003）であり，その観点から考えると手話を母語とした専門職の育成とそれを支える組織は今後ますます重要になってくると言える。

【事例２：成人ろう女性】

この女性とは，彼女の子どもが学校転入時にスクールカウンセラーとして出会った。女性は「私の言語」として誇らしげに手話を用い，子どももろう者特有の日本手話と音声日本語とをとてもスムーズに使い分け，一見和やかな親子関係が展開されていた。しかし「通訳がいないので」と子どもを連れてきたことがＳＣである筆者には気がかりであった。通訳のシステムを知ってはいるものの利用することに億劫なのか，または通訳か通訳者の延長上にある聴者に対して心を開くことが難しいのではないかと感じられた。子どもの学校生活は一見スムーズであったが，頻繁に提出物を忘れ，教員の中ではいわゆる「家庭のだらしなさ」として認識されていた。あるとき，子どもが登校を渋り母が心配して来談をした。担任とＳＣ，母子で話をしたときには，子が自分自身の気持ちを話すことができるようにＳＣが通訳とファシリテートを担い，母もわが子への心配を子どもと担任に語ることができた。友人トラブルについては担任から毅然とした対処を行うことを約束しその場は終わったように見えた。だが，母自身からは「自分の日本語の読み書きに自信がなく提出物が出せない」ということばを端緒に言語剥奪をされてきた自分の生育史を語り始めた。言語剥奪の背景からリテラシー[注15]もままならず，聴者と関わるというときにその先どのように対処をしてよいか分からず立ちすくむという状況が生じていたのである。

河﨑（2004）はスクールカウンセラーが全国の小中学校に派遣され始め，かつては何の支援を受けることもなかったろう難聴者を親に持つ子ども，いわゆるCODA（Children of Deaf Adults）が心理的なケアの対象として目の前に現れていることを述べている。そうした子どもたちには世代間伝達の問題も絡んでおり，親となった過去を背負うろう難聴者を叱責するのではなく，彼らと共に頭を抱えこれまでとは異なる関係体験を与える重要性を指摘している。この事例はまさにそれを具現化しており，ろう難聴児・者が社会と真につながって生きていくために何が必要なのか，そのために心理職ができることは何なのか常に問い続ける必要があると言える。

Ⅵ　まとめと今後の課題

本稿では，一般の学校で出会ったろう難聴児・者の事例をもとに，ろう難聴児者の心理的支援について概観した。ろう難聴者の心理的支援は心理的支援の中でも非常に個別性が高いといえる。そこには医学モデルとしての聴覚障害と社会モデルとしてのろう難聴者という見方があること，支援者の中にもその見方が混在している。その混沌の中にろう難聴者は置かれ，それぞれの教育的背景や生育史を持つに至っている。特にインテグレーション下では適切な継続的支援が実施され難い状況があり，そのことでろう難聴児者はコミュニケーションに対する不全感を持ちやすく，その後の聴者とのかかわりや支援を求める際にあきらめや拒否感を生じさせやすい。一方で，近年手話を母語として教育も行われ始め，その重要性が注目されているが，その際には聴者としての文化を持つ保護者への教育的かつ心理的支援も欠かせない。エビデンスを基にした情報提供のさらなる充実が求められるだろう。

このような混在する価値観の中でろう難聴児者の支援に心理職が携わるときは，1対1の関係に留まらず，クライエントとの関係性や主体性を尊重しながらも，周囲への働きかけも必要なことが多い。心理職自身はろう難聴児者の言語である手話を使えるかどうかだけでなく，ろう難聴者のクライエントが持つそれぞれの文化的背景を理解し，心理専門職自身が無意識に持っているAudismを自覚した上で，関わりを行っていくことが何よりも大切であると考えられるだろう。

文　献

藤巴正和（2002）．難聴者の障害受容過程に関する一考察．ろう教育科学，44（1），13-23.
濱田豊彦（2000）．障害受容しているとされる中途聴覚障害者に関する調査研究．東京学芸大学紀要 第1部門 教育科学，51, 171-178.
濱田豊彦・間根山祥行（2007）．早期から聴覚を活用した教育を受けた聴覚障碍者の自己肯定感に関する研究―当事者とその保護者へのアンケート調査を通して―．ろう教育科学，49（2），67-85.
原順子（2008）．聴覚障害ソーシャルワークの専門性・独自性と課題．四天王寺大学紀要，49, 139-151.

注15）読み書きの力のこと。近年では読み書きに加え状況に合わせてことばを使いこなす力を指すことも多い。

Harlan Lane.（1999）. *The Mask of Benevolence: Disabling the Deaf Community*. Dawn Sign Press. 長瀬修訳（2007）. 善意の仮面—聴能主義とろう文化の闘い. 現代書館.
平川美穂子（2016）. 参加—耳が聞こえないということ—. ジアース教育新社.
市場祐子・小田候朗（2002）. ろう学校における障害認識への教育的かかわりについての調査研究. 国立特殊教育研究所長期研修　研究成果報告書.
岩田吉生（2008）. 難聴学級設置校における教育の現状と課題に関する検討—難聴学級担任教員のインタビュー調査を通して. 愛知教育大学教育実践総合センター紀要, 11, 313-318.
賀屋祥子（2009）. 通常学級在籍経験のある聴覚障害児・者の支援に関する研究. 早稲田大学人間科学学術院　修士論文.
河﨑佳子（1996）. 聾者の心理療法と「ことば」 聴覚障害者施設における心理相談の試み. 心理臨床学研究, 14（1）, 75-85.
河﨑佳子（2004）. きこえない子の心・ことば・家族　聴覚障害者カウンセリングの現場から. 明石書店.
木島照夫（2004）. 新生児聴覚スクリーニングの現状と課題—事例の検討を通して—. 全日聾研第3分科会レポート.
木村晴美・市田泰弘（2000）. ろう文化. 青土社.
木村素子, 中川辰雄（2003）. 障害児に対する通常学級教師の役割：法令, 意識調査, 実践からの検討. 横浜国立大学大学院教育学研究科教育相談・支援総合センター紀要, 3, 25-40.
黒田有貴・鷲尾純一・松本裕子（2002）. 通常の学級で学ぶ難聴児への教育補助員による学習支援—ノートテイク支援を中心として. 聴覚言語障害, 31（3）, 129-136.
古賀恵理子・菅沼昭友（2008）. 聴覚障害者の心理臨床 2. 第3章 集団精神療法の視点から. 日本評論社, 55-74.
美濃孝枝・鳥越隆士（2007）. インテグレーションをしている聴覚障害児童・生徒に対する支援のあり方に関する調査—本人の語りからの分析ろう教育科学, 49（2）, 47-66.
村上宗一（1996）. 難聴言語障害児童生徒の学校教育—通級による指導の実際—. 協同医書出版.
村瀬嘉代子（2000）. 第10回日本描画テスト・描画療法学会ワークショップ資料.
内閣府（2018）. 青少年白書. .
長瀬さゆり・池谷尚剛（2005）. 聴覚障害児を持つ保護者支援のあり方—全国聾学校調査からみた保護者支援—岐阜大学教育学部研究報告教育実践研究, 7, 255-273.
大西晶子（2010）. 多文化化する日本社会における心理援助の現状と今後の課題について東京大学留学生センター教育研究論集, 16, 43-55.
坂田浩子（1990）. 聴覚障害者の自我同一性形成について. ろう教育科学, 32（2）, 61-81.
澤隆史（2006）. 聴覚障害. 本郷一夫・長崎勤（編）. 特別支援教育における臨床発達心理学的アプローチ—発達障害への支援における発達的観点. 別冊発達（28）, ミネルヴァ書房, 131-138.
高宮明子・藤田継道（2005）. GHQ-30による調査からみた難聴者・中途失聴者のメンタルヘルス特殊教育学研究, 43（4）, 279-290.
武田修（1991）. 小学校における聴覚障害児の学校適応状況—調査報告—. ろう教育科学, 33（2）, 45-71.
滝沢広忠（1995）. 聴覚障害者の心理的諸問題：中途失聴・難聴者のこころの悩みに関する調査から. 札幌学院大学人文学会紀要, 58, 23-26.
山口利勝（1997）. 聴覚障害学生における健聴者の世界との葛藤とデフ・アイデンティティに関する研究. 教育心理学研究, 45（3）, 284-294.
山口利勝（2003）. 中途失聴者と難聴者の世界—見かけは健常者, 気づかれない障害者—. 一橋出版.
山埜信（1987）. 普通学級に在籍する聴覚障害児の学級における適応について—ソシオメトリーによる友人関係を中心に—. ろう教育科学, 29（1）, 25-37.
吉川昌子（1998）. 聴覚障害児のコミュニケーションスキル発達に関する研究. 中村学園研究紀要, 30, 51-57.
鷲尾純一（1990）. 聴覚障害幼児の療育をめぐる諸問題. 聴能言語学研究, 7（1）, 1-11.
鷲尾純一（2002）. インテグレーション環境で学ぶ聴覚障害児・者への教育的支援. 特殊教育学研究, 39（4）, 91-97.

あとがき

クリニックを開設して15年目になる。この節目にスタッフの臨床的知見をまとめた本を出そうということになった。集まった論文を読むと，いずれもクライアントさんのこころに寄り添おうとする素晴らしいものばかりである。このスタッフと一緒に日々仕事ができていることを心から誇りに思う。特に，吉沢先生は日常臨床の多忙な中で編集の労を取ってくださった。吉沢先生なしにはこの本は成立しなかったであろう。

また，この機会に改めてお礼を申し上げなくてはならない方がたくさんおられる。廣橋省三先生，志村実夫先生，内村英幸先生，大隈紘子先生，小倉清先生，この方々の導きがあって，その延長にこのクリニックが在ると思う。村田豊久先生は大学の先輩でもあり，私にとっては子どもの臨床においてはるか前を走っておられた先達である。今回もとても示唆に富む「推薦の辞」を書いてくださった。

研修医のころ「患者さんに教わる」と言われていたが，まさしくその通りであった。すべてのクライアントさんに感謝を申し上げる。

編集者の中村奈々さん，そして装幀を快く引き受けてくださった笠井正博先生にもお礼を申し上げたい。笠井先生とは，クリニックの待合室の絵を探しているときに妻が笠井先生の展示会に立ち寄ったのがご縁であった。本当にさまざまなご縁に支えられていることを感じる還暦の今日この頃である。

最後に，共にクリニックを始めた妻の貴子が遺した言葉を記す。

「こころに寄り添うことは生きるに寄り添うこと。素晴らしい皆様それぞれのやり方でクライアントさんのこころに寄り添って差し上げてください。見守っております」

2020年　冬のおわりに

松谷克彦

執筆者一覧

■編著者紹介

松谷克彦　第1章・第2章・第3章・第10章・あとがき

1985年　九州大学医学部卒業
精神科医
ファミリーメンタルクリニックまつたに院長，世田谷区保健福祉センター嘱託医，東京都児童相談所協力医，都内養護施設嘱託医
『森田療法を超えて』（金剛出版，1992）（共著）
『現代のエスプリ「家族療法と行動療法」』（至文堂，1990）（共著）
『現代のエスプリ「行動療法」』（至文堂，1990）（共著）
『共同治療者としての親訓練ハンドブック』（二瓶社，1996）（共訳）

吉沢伸一　序章・第4章・第7章

2004年　青山学院大学大学院文学研究科博士前期課程臨床心理学コース　修了
臨床心理士，公認心理師，子どもの精神分析的心理療法士（NPO法人子どもの心理療法支援会）
ファミリーメンタルクリニックまつたに
『子どもの精神分析的セラピストになること―実践と訓練をめぐる情動経験の物語』（金剛出版，2020）（共編著）『精神分析／精神科・小児科臨床セミナー 総論：精神分析的アセスメントとプロセス』（福村出版，2019）（共著）『新訂増補 パーソナリティ障害の精神分析的アプローチ―病理の理解と分析的対応の実際』（金剛出版，2019）（共著）『スクールカウンセリングの「困った」を解決するヒント48』（大修館書店，2019）（共著）『子どものこころの生きた理解に向けて―発達障害・被虐待児との心理療法の3つのレベル』（金剛出版，2017）（共訳）『心的変化を求めて：ベティ・ジョセフ精神分析ワークショップの軌跡』（創元社，2017）（共訳）

■著者紹介　（五十音順）

相澤みゆき　第8章

2004年　千葉大学大学院教育学研究科修士課程　修了
臨床心理士，公認心理師
ファミリーメンタルクリニックまつたに，すみだ福祉保健センター，ほか

阿久津章乃　第18章

2013年　お茶の水女子大学大学院人間文化創成科学研究科　人間発達科学専攻発達臨床心理学コース博士前期課程　修了
臨床心理士，公認心理師
ファミリーメンタルクリニックまつたに，ほか

飯野晴子　第6章

2005年　横浜国立大学大学院　教育学研究科学校教育臨床専攻臨床心理学コース　修了
臨床心理士
ファミリーメンタルクリニックまつたに，親と子・保育士さんのためのカウンセリングオフィスビオラボ，ほか
『内なる女性』（星和書店，2014）（共訳），『発達障害・被虐待児のこころの世界』（岩崎学術出版社，2017）（共訳），『子どものこころの生きた理解に向けて』（金剛出版，2017）（共訳）

井本早織　第11章

1998年 Teachers College, Columbia University, Master of Education in Counseling Psychology　修了
臨床心理士，公認心理師
ファミリーメンタルクリニックまつたに，スクールカウンセラー
「さまざまな異文化適応と学生相談：その心理的課題とアイデンティティーに関わる研究のレビューから」（成蹊大学学生相談室年報（24）p3-11; 2017.）

岡本亜美　第5章
1999年　白百合女子大学大学院発達心理学専攻修士課程　修了
臨床心理士
ファミリーメンタルクリニックまつたに，個人開業
『自我心理学の新展開』（ぎょうせい, 2010）（共著），『新訂増補　パーソナリティ障害の精神分析的アプローチ―病理の理解と分析的対応の実際』（金剛出版, 2019）（共著），『短期力動療法入門』（金剛出版, 2014）（共訳），『ピグル』（金剛出版, 2015）（共訳）

桂玲子　第13章
2003年　日本女子大学大学院　人間社会研究科心理学専攻博士課程前期　修了
臨床心理士，公認心理師
ファミリーメンタルクリニックまつたに，保育所巡回相談員
「子育て支援の可能性を探る―予防的心理臨床実践の場としての子育て支援グループ―」（財団法人安田生命社会事業団2001年度研究助成論文）（共著），「子どもの感情を育むということ－自分の感情を自分のものとして‘感じる’ことの大切さ，そして難しさ」（平成16年度多摩市立教育センター相談室紀要）

亀居美紀　第12章
2001年　東亜大学大学院総合学術研究科臨床心理学専攻博士前期課程　修了
臨床心理士，公認心理師
ファミリーメンタルクリニックまつたに，ほか

賀屋祥子　第19章
2009年　早稲田大学人間科学研究科　修了
臨床心理士，公認心理師，手話通訳士
元ファミリーメンタルクリニックまつたに，学校法人　慶應義塾　協生環境推進室

代裕子　第15章・第17章
1985年　東京都立大学人文学部人文科学科心理学専攻　修了
臨床心理士，公認心理師，臨床動作士
ファミリーメンタルクリニックまつたに，公立学校スクールカウンセラー，ほか
『わかりやすい「解離性障害」入門』（星和書店，2010）（共著），『女性心理療法家のためのQ & A』（星和書店, 2007）（共著）『社会的養護における生活臨床と心理臨床 多職種協働による支援と心理職の役割』（福村出版, 2012）（共著）

湯野貴子　第9章・第14章
1995年　国際基督教大学大学院教育学研究科博士前期課程 修了
臨床心理士
ファミリーメンタルクリニックまつたに，日本プレイセラピー協会
『ケースの見方・考え方―精神分析的ケースフォーミュレーション』（創元社, 2006）（共訳），『虐待とトラウマを受けた子どもへの援助』（創元社, 2013）（共訳），『子どもと親の関係性セラピー治療マニュアル』（日本評論社, 2015）（共訳），『心理職の専門性―公認心理師の職責―』（NHK出版, 2020）（共著）

脇谷順子　第16章
2011年　The Tavistock and Portman NHS Foundation Trust & University of East London, Professional Doctoral Curse 修了
臨床心理士，公認心理師，児童青年精神分析的心理療法士（英国：子どもの心理療法士協会）
ファミリーメンタルクリニックまつたに，杏林大学保健学部，認定NPO法人子どもの心理療法支援会
『児童養護施設の子どもへの精神分析的心理療法』（誠信書房, 2018）（共著），『子どものこころの生きた理解に向けて』（金剛出版, 2017）（監訳），『精神分析から見た成人の自閉スペクトラム』（誠信書房, 2016）（共著），『児童心理療法ハンドブック』（創元社, 2013）（共監訳），『乳幼児観察入門」（創元社, 2019）（共監訳），『子どもと青年の精神分析的心理療法における親とのワーク』（金剛出版, 2019）（共監訳）

こころに寄り添うということ
子どもと家族の成長を支える心理臨床

2020 年 10 月 20 日　印刷
2020 年 10 月 30 日　発行

編著者　松谷克彦・吉沢伸一
発行者　立石正信

装画　笠井正博
装丁　臼井新太郎
印刷・製本　三協美術印刷

発行所　株式会社 金剛出版
〒 112-0005　東京都文京区水道 1-5-16
電話 03-3815-6661　振替 00120-6-34848

ISBN978-4-7724-1792-1　C3011　　Printed in Japan ©2020

JCOPY〈(社) 出版者著作権管理機構 委託出版物〉
本書の無断複製は著作権法上での例外を除き禁じられています。複製される場合は，そのつど事前に，出版者著作権管理機構（電話 03-5244-5088，FAX 03-5244-5089，e-mail: info@jcopy.or.jp）の許諾を得てください。

好評既刊

Ψ金剛出版　〒112-0005 東京都文京区水道1-5-16　Tel. 03-3815-6661　Fax. 03-3818-6848
e-mail eigyo@kongoshuppan.co.jp　URL https://www.kongoshuppan.co.jp/

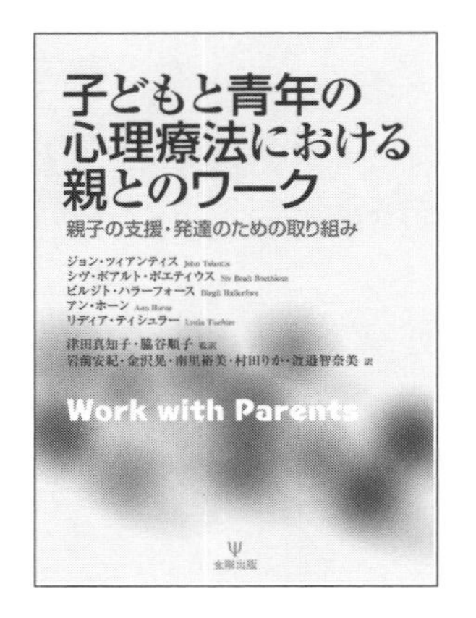

子どもと青年の心理療法における親とのワーク
親子の支援・発達のための取り組み

[編]ジョン・ツィアンティス　シヴ・ボアルト・ボエティウス　ビルジト・ハラーフォース
アン・ホーン　リディア・ティシュラー
[監訳]津田真知子　脇谷順子
[訳]岩前安紀　金沢晃　南里裕美　村田りか　渡邉智奈美

養育環境や生来的な困難から健やかな成長が難しい子どもや青年への心理的援助の必要性はますます高まっている。子どもの心理療法は子どもの親との取り組みなしには成立しない。本書ではセラピストによる臨床経験を通して親とのワークの問題点を考察していく。　本体3,800円＋税

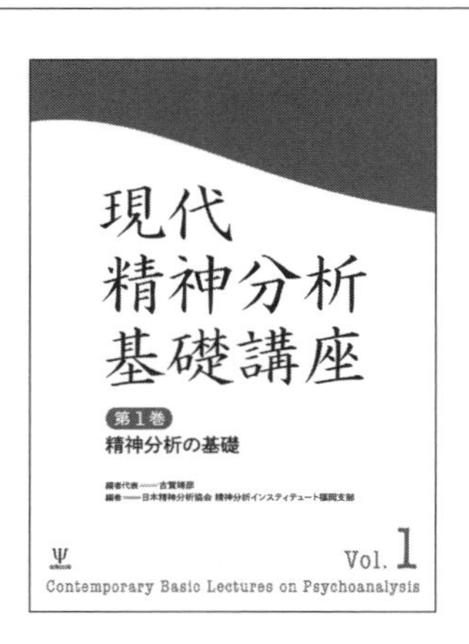

現代精神分析基礎講座

第1巻　精神分析の基礎
第4巻　精神分析学派の紹介2
――自我心理学,自己心理学,関係学派,応用精神分析

[編者代表]古賀靖彦
[編]日本精神分析協会 精神分析インスティテュート福岡支部

1996年から現在も続く精神分析インスティテュート福岡支部主催の精神分析セミナーでの講演をまとめた。全5巻で構成された基礎講座のなかでも，第1巻では精神分析の基礎の基礎を紹介している。第4巻では自我心理学，自己心理学・関係学派／応用精神分析を紹介。　各本体3,800円＋税

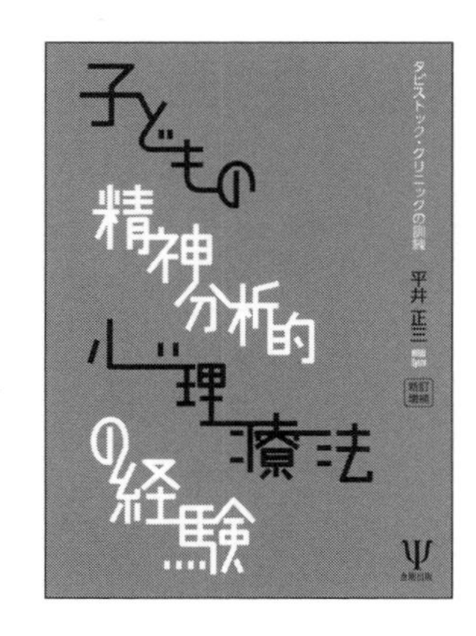

新訂増補
子どもの精神分析的心理療法の経験
タビストック・クリニックの訓練

[著]平井正三

〈子ども〉を育むことは，時間をかけてじっくりと手間暇かけるしかないこと，またその手間を惜しんではいけないことは，親なら誰しも知っていることである。それが「精神分析の営み」である。初版の刊行から6年，著者が不十分だと感じていた，わが国での子どもの精神分析的心理療法訓練の現状を批判し，何が必要であるかを説いた章を加えて改訂新版とした。「質」を大切にしている著者の心理臨床経験の集大成。　本体3,200円＋税